New BRUSH-UP

福井 勉 編

新/ブラッシュアップ
理学療法

新たな技術を創造する臨床家88の挑戦

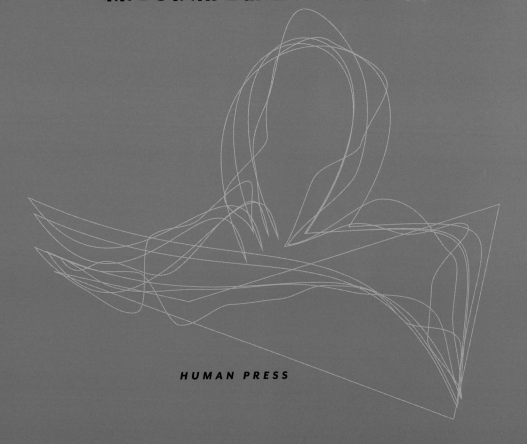

HUMAN PRESS

序

　本書の前身である「ブラッシュアップ理学療法」を出版してから5年間が経過した．本書は12年間続いている文京学院大学生涯学習センター「理学療法士ブラッシュアップコース」の講師および参加者に原稿を依頼，あるいは募集してまとめたものである．このコースは，1年間にわたりさまざまな講師の考えを聴講しながら自分の考えを構築するというものである．講師のさまざまな考えを聞かされた後，自分の視点を公表するという少々乱暴なトレーニングである．本書の主旨は，誰かの理論ではなく「自分が考えたという自負」が要件である．つまり，理学療法の治療にある程度の創造性が集約されていることになっている．

　日々の臨床を10年続けていれば，何かその中に光るものがあるはずである．ある事象を見過ごしてしまうか，あるいはなぜかと思い着目するかで，臨床はまったく違うものになる．小さいことの蓄積が重要なのである．視点の違いが評価や治療の違いになり，付加価値が蓄積され普遍性に発展する場合もあれば，そのまま萎んでしまう場合もある．筆者自身，ある時点では注力したことが実らずに，数年後に何かに触発されて再びエネルギーを注いでも，発展しないこともあれば，進展する場合もある．

　いずれにしても経験を蓄積することは，成長過程として重要である．さらに発展途上の応用科学であれば新規性が求められるのはいうまでもない．それなのに，セラピストの経験知を高めるためのゴールドスタンダードは残念ながら見当たらないのである．卒業したての新人は，何かの支えに頼ってでも不安を払拭したい．当然のことである．治療職の誇りには，歴然とした治療効果がほしいからである．本書がそのアイデアのきっかけになってほしいと強く願うものである．

　一方で，独自性の定義は難しいのも事実である．類似したアイデアが述べられていても引用文献がない場合，いくら注意を施しても，経験知のプロセスか否か判断不明の場合もある．それに対応するため編集委員会を設け，複数のレフェリーを配置して原稿を吟味させていただいた．残念ながら上梓に至らなかった原稿もあるが，次の機会に創造を蓄えていただきたいと願っている．

　本書は，執筆要綱の送付時に目次がないというきわめて稀な書籍である．また前回同様，編者の理解度を遥かに超越した原稿も多く含まれている．この点については，その発想に着目していただき，執筆者の思いを善意で受け止めていただければ幸甚である．臨床経験というと簡単ではあるが，評価は深遠である．理学療法という素晴らしい仕事を改めて考える契機となってほしい．

　発刊にあたり，多大な貢献と叱咤激励をいただいたヒューマン・プレスの濱田亮宏氏には本当にお世話になり，最後には缶詰も経験させていただいた．また編集委員としてだけではなく，多面的にご援助いただいた，山田英司先生には心より深謝申し上げたい．

　2017年　秋　東京本郷にて

文京学院大学　福井　勉

新ブラッシュアップ理学療法──新たな技術を創造する臨床家88の挑戦

Brush-up

Contents

頭部・頸部

1. 目の運動から身体を整える ▶吉野 透 ... 2
2. 二重視に対する理学療法──振動刺激を用いた方法 ▶新井恒雄 ... 6
3. 頭頸部の安定化に対する評価とアプローチ ▶上田泰久 ... 9
4. 頸部疾患に対する舌骨へのアプローチ ▶柴田泰行 ... 13
5. 顎関節のアライメント評価と理学療法への展開 ▶財前知典 ... 17

上肢

6. 肩甲骨運動の新たな定義と肩甲骨運動制御障害の改善エクササイズ ▶木藤伸宏 ... 22
7. 肩関節外転位保持機能を即座に改善する ▶常盤直孝 ... 28
8. 壁叩き動作による肩関節機能の改善 ▶杉山隆廣 ... 32
9. 肩甲上腕関節保護機能に対してのスクリーニングテストの一案 ▶山口光國 ... 35
10. 手の皮膚評価から肩の反応を引き出す方法 ▶川井誉清 ... 40
11. 肘関節後方インピンジメントにより生じる疼痛を改善する ▶林 典雄 ... 43
12. 橈骨遠位端骨折症例における手指障害に対する評価──肩関節に着目した検討 ▶平田史哉 ... 47
13. 手のPIP・DIP関節屈曲運動を改善させる ▶紙谷浩喜 ... 51
14. 上肢機能障害を末梢から評価し改善を図る ▶長谷川 諒 ... 54

15. 上肢のリーチング動作を用いた脊柱の vertical extension に対する課題志向型のトレーニング ▶石井慎一郎 ... 59

体幹

16. 片側性腰部痛・頸部痛に対する胴体区分を考慮した治療展開 ▶竹上公介 ... 64
17. スポーツにおける望ましい姿勢の獲得——広背筋ストレッチと胸椎の選択的な伸展 ▶小泉圭介 ... 68
18. スポーツ場面における胸椎の回旋可動域を拡大する ▶松田直樹 ... 72
19. 体幹の回旋性のコントロールについて——頭位を可及的に中間位に保持した下部および上部体幹で生じる reciprocal（交互的）な回旋運動 ▶柿崎藤泰 ... 76
20. 腰背筋膜のスティッフネス改善とスウェイバックの是正 ▶星 翔悟 ... 81
21. 下位肋骨に対する用手的呼吸介助手技により体幹機能が向上する ▶加藤太郎 ... 84
22. 体幹伸展運動に伴う腰痛への介入 ▶原口勇介 ... 88
23. 円背患者の脊柱伸展を促すアプローチ ▶安中総一 ... 92
24. 成長期における腰椎分離症の治療戦略——マネジメントと理学療法アプローチ ▶田渕俊紀 ... 96
25. 体幹深層筋の個別評価の可能性 ▶伊藤友哉 ... 100
26. 急性腰痛に対する内臓ストレッチ ▶神谷秀明 ... 103
27. 腰背部痛に対する恥骨からのアプローチ ▶柴田剛宏 ... 107
28. パーキンソン病の腰曲がりに対する理学療法アプローチ ▶望月 久 ... 110
29. 片麻痺者の体幹を発達過程から考える ▶上條史子 ... 116
30. 弾力性ある体幹部をつくるアプローチ法 ▶藤田昌宏 ... 121
31. 座圧が均等に分散された骨盤アライメントの構築——腰部多裂筋に着目して ▶木村友紀 ... 125
32. 口輪筋を使った呼気運動により腹腔内圧を高める ▶布施陽子 ... 129

33. 下腹部に術創部を有す症例に対する運動機能および頻尿症状の改善のためのアプローチ──男性の腹部と下部尿路，股関節の筋膜連結を考える
　▶田舎中真由美　133

34. 腰椎・骨盤・股関節複合体を正中化する　▶吉﨑和人　139

35. 体幹のデローテーション　▶石井美和子　143

36. 体幹下部-骨盤-股関節の軟部組織正中化について　▶福井 勉　148

37. 坐骨結節から骨盤前傾運動を改善する　▶粂原由梨　152

38. においが体幹機能に与える影響　▶岡山博信　156

下肢

39. 歩行動作改善に対する骨盤側方運動の一視点　▶奥村晃司　160

40. 歩行立脚相の重心側方移動の不足を軽減する　▶津田泰志　164

41. 歩行における矢状面での大腿骨回転運動に着目する　▶杉山健治　167

42. 大内転筋の活動を把握し高める方法　▶中俣 修　171

43. 頸部から股関節可動域を変化させる　▶原 歌芳里　176

44. 人工股関節置換術術後のリハビリはいらない!!　▶永井 聡　179

45. 術後早期に股関節屈曲運動の適正化を図るには　▶湯田健二　184

46. 歩行時の股関節伸展に伴う負荷を軽減する方法　▶建内宏重　188

47. 立脚期前半にトレンデレンブルグ徴候およびデュシェンヌ徴候を有する症例の歩行動作を改善する──股関節周囲の筋の硬さに着目した介入
　▶近藤崇史　192

48. 人工股関節全置換術施行後患者の歩容改善エクササイズ　▶西村圭二　197

49. 機能解剖学に基づいた脛骨大腿関節のROMエクササイズ　▶山﨑 敦　201

50. 膝関節の独立した運動を獲得する　▶山田英司　205

51. 荷重位における膝関節伸展運動機能障害に対してのアプローチ
　▶森口晃一　211

52. 変形性膝関節症患者の歩行時痛を軽減する　▶近藤 淳　216

53.	変形性膝関節症の痛みの特徴　▶田中 創	220
54.	変形性膝関節症に対する大腿四頭筋の筋力訓練の再考　▶上原卓也	223
55.	運動失調症に対しての身体重心位置に着目した膝立ち位練習について ▶楠 瑛津子	226
56.	踵骨−下腿の運動連鎖の動態コントロール　▶江戸優裕	230
57.	足関節靱帯損傷に対する評価と対応　▶柳 宗	234
58.	足部剛性の低下に対する治療アプローチ──足圧中心を偏位させた しゃがみ込み評価の利用　▶大田幸作	238
59.	踵骨後部滑液包炎に対する多角的アプローチ　▶栗田洋平	243
60.	足部外側荷重での歩行を改善する方法　▶山口槙介	247
61.	スクワット動作の観察と評価方法──矢状面に着目して　▶磯 あすか	250
62.	片脚スクワット動作を安定させるには？──前額面に着目して ▶西村沙紀子	256
63.	ヒトの荷重応答機能の構築──上行性運動連鎖に着目して　▶新保雄介	260
64.	質量バランス制御理論に基づく荷重方向から考えた下肢の徒手誘導による リラクセーション　▶安里和也	263
65.	荷重位の下肢機能を評価し改善する──体幹の傾斜と対側下肢の移動による 運動力学的アプローチ　▶小柳磨毅	266
66.	下肢機能分化を考慮した理学療法の展開　▶廣澤 暁	271
67.	機能的脚長差へのアプローチ──前額面の立位アライメントと 動的パターンの修正　▶飯田 開	275
68.	骨の応力に着目した歩行の作り方　▶髙木健太	279
69.	歩行立脚期における下肢のねじれ応力を減少させる　▶大川孝浩	283

姿勢・動作のコントロール

| 70. | 背臥位について考える──人工呼吸器装着患者，寝たきり患者において
姿勢・運動機能を考慮し理学療法介入をする　▶黒岩澄志 | 288 |
| 71. | 相対的回転リズムにおける不良座位姿勢に対するアプローチ　▶藤井保貴 | 292 |

72.	パーキンソン病患者の起立の特徴と理学療法　▶有賀崇紀	297
73.	立位姿勢の特徴に合わせたポジショニングによりコンディショニングを図る方法　▶清水暁彦	301
74.	立位でのアップライト姿勢を臥位からつくる　▶忰田康平	307
75.	立位・歩行の動的安定を目指す　▶齋藤智雄	311
76.	脳卒中片麻痺患者の歩容改善に向けたアプローチ　▶佐藤房郎	317
77.	脊柱の機能に基づき四肢を連動させる　▶服部京介	321
78.	脊柱運動から脛骨大腿関節の回旋運動を改善させる──身体の弯曲構造から捉えたアプローチ　▶小原裕次	325
79.	全身の身体機能改善で投球動作とともに球速とコントロールを向上させる　▶小林弘幸	329
80.	姿勢の変化は血行動態に影響するのか　▶正保 哲	333
81.	結合組織性制限の存在する関節運動の促し方　▶土持宏之	336
82.	身体内らせん圧を利用した問題点の抽出と臨床　▶中野洋平	341
83.	バランスボールを使用して身体の連動性（調節）を高め，運動療法につなげる　▶永田慎伍	346
84.	急性期の脳卒中リハビリテーション──身体の軸形成を意識して　▶中村浩明	350
85.	動作獲得のために身体環境を整える　▶具志堅 敏	354
86.	患者のさわり方の秘訣　▶荒木 茂	357
87.	がん患者をみるための心得　▶田仲勝一	359
88.	患者のセルフマネジメントを継続させるための行動目標設定　▶矢野雅直	313

頭部・頸部

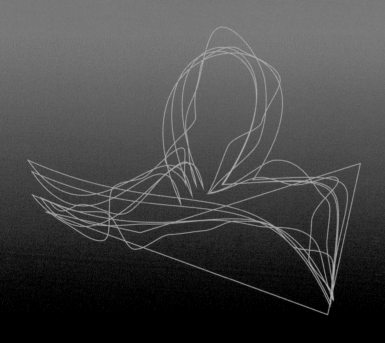

1 目の運動から身体を整える

吉野　透／農協共済中伊豆リハビリテーションセンター

Clinical Points
1. 意識や注意を自由にするため，視空間に着目する
2. 身体は無意識に視線のずれる動きを避け，見続けられる動きを行う
3. 単純な上下左右ではない，外眼筋の選択的な評価とトレーニング

着眼点

目は口ほどに物をいう．もし，優しい眼差しが得意なら，円滑な人間関係が築きやすいかもしれない．

テレビの視聴，スマートフォンの使用，車の運転など，目を使うことなしでの生活動作は難しい．

誰しも自分自身の身体運動において，ちょっとした硬さや動きづらさはある．そのような機能低下を改善させることで，動作や生活の安楽さがもたらされることは多いのではないだろうか．目の運動機能も，また同じである．

視空間は無限である．一つの感覚をもって切り離せるものではないが，自分から離れたものの形や距離について，視覚は比較的はっきりした情報を与えてくれる．身体や運動に不快を感じ，意識が身体のどこかに集中している人は多い．セラピストが注意や意識のオーバーユース（overuse）を生じさせていることもある．そのような時は，目に関する運動やイメージを加え，注意や意識を自由にしたい．

本稿では，ほんの一時，目や視線に意識をおいてもらうことで，身体を動きやすくする手法を紹介する．

基　礎

1．眼球運動

評価および治療で着目する眼球運動は，滑動追従眼球運動（smooth pursuit eye movement），衝動性眼球運動（saccadic eye movement），前庭動眼反射（VOR：vestibulo-ocular reflex）の3種である．

眼球運動は，頭部運動と協調しており，滑動追従眼球運動や衝動性眼球運動の運動範囲の拡大に応じて頭部運動が生じる．そのため眼球運動が制限されると，頭部運動による代償が生じる．頭部運動は，絶対空間上での頭部の位置や向きの変化として捉える．

VORによって，頭部運動が生じても指標

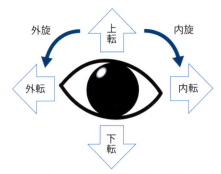

図1 本稿における眼球運動の表現（右眼）

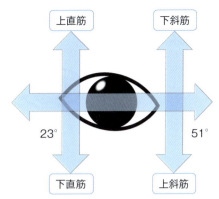

図2 外眼筋の走行に基づいた運動方向の例（右眼）

を注視し続けることができる．VORは，内転・外転や上転・下転のみでなく，視軸まわりに回旋も生じる．視軸は，中心視野を通る，視線方向の軸とする．本稿での眼球運動の表現方法を図1に示す．

VORが生じづらい方向へ頭部を向ける，傾けることを，ヒトは無意識的に避ける．それは目に関する運動機能が，身体の動きへ影響する一例である．目が動きやすくなり，指標を見続けられるようになることは，頭部および身体の自由な向きや傾斜へとつながる．

2．外眼筋

頭蓋に対して眼球を動かす作用をもつ筋肉は，6種の外眼筋である．例えば，内側直筋と外側直筋は水平面での回転運動に作用し，上直筋と下直筋は矢状面から23°外向きの面での回転運動を生じさせ，外転位で上転・下転と，内転位で視軸まわりの回旋に作用する．また，上斜筋と下斜筋は矢状面から51°内向きの面での回転運動を生じさせ，外転位で視軸まわりの回旋と，内転位で上転・下転に作用する．

単純な上転・下転では，外眼筋の評価は行いづらい．片目ずつ，外向きや内向きからの上転・下転を観察すると，外眼筋の選択的な評価や治療が行いやすい．外眼筋の走行に基づいた運動方向の例を図2に示す．外眼筋の評価および治療においては，開眼または閉眼という課題が伴いやすいことに注意をする．

評価と治療

1．頸部側屈の可動域制限に対して（図3）

1）評　価

頸部側屈の可動域が制限されていることは多い．頭部を側屈するとVORによって傾斜側の目は内旋するが，この眼球運動の機能低下と頸部側屈が関係していることがある．

内旋作用のある上直筋（特に外側に停止する筋線維）の収縮に着目して，両眼視や単眼視での「H」方向の滑動追従眼球運動や衝動性眼球運動を観察する．運動方向の切り替わりの初動，運動中の滑らかさ，可動域制限の有無を評価する．

2）治　療

上直筋の収縮を促すには，外転位からの上転を行う．反対側の目は，相手やこちらの手などで優しく覆い，光を遮る．最初は開眼で行い，こちらの指などを追視させる．まぶたが制限になりうるため，閉眼または力を抜いた薄目を指示して，こめかみや側頭部を上下に往復するように追随させながら外転位からの上転を促す．最後に，前方を注視させながら頭部を遮閉側向きにしてから下向きにすることで，VORによる目の外転位からの上転，つまり上直筋の収縮を促す．

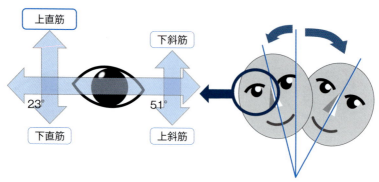

図3 頸部側屈制限に対して

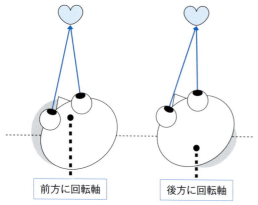

図4 頭部前方位姿勢に対して

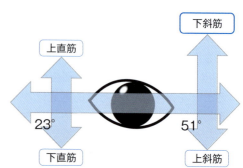

図5 片足着地の不安定性に対して

2．頭部前方位姿勢に対して（図4）

1）評　価

　左右を向く時の頭部運動の回転軸に着目する．頭部前方位姿勢では，軸が後方にあることが多い．軸が後方にあるほど，頭部の前にある眼球の移動距離は大きくなる．例えば，居室や訓練室程度の空間において，前方を注視して顔の向きを変える課題は，頭部の回転角度が同じならば，軸が前方にあるほど，眼球の移動距離，そして眼球運動の角度が少なくなる．

2）治　療

　両眼視または単眼視で，前方注視をしながらの頭部運動を行う．ポイントは，できるだけ楽に頭を動かしたり見続けられたりするように心がけさせることである．頭部運動の回転軸が，少しずつ前方化することを狙う．

3．片脚着地の不安定性に対して（図5）

1）評　価

　両脚で軽く飛んで，片足で着地する運動課題を観察する．健常者でもわずかなふらつきや左右差を見つけやすい．不安定性のある側の眼球運動をみると，初動での遅延，運動中の揺れ，最終可動域での動揺などが観察されることがあり，目からの介入が活かせる可能性がある．

2）治　療

　不安定性のある側の下斜筋に着目し，内転位での上転を行う．目を軽く閉じ，もしくは力の抜いた薄目で，片側ずつ，鼻筋の裏，眉間の裏，まぶたの裏，脳の底面などをみようとさせる．がんばらず，できなくてもかわない心持ちで，優しく，ゆっくりリラックスした状態で，休憩を多くとりながら行う．セラ

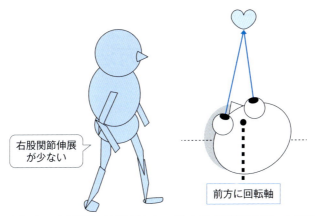

図6 歩行中の右股関節伸展が少ない時の前庭動眼反射による評価例

ピストの指を対象者の鼻筋や眉間などにおき，内転位での上転・下転をイメージさせる．

この治療により良好な結果となりうるが，メカニズムは検討中である．スマートフォンやノートパソコンなどを長時間使うことで，内転位での下転作用である上斜筋が短縮している可能性がある．また，斜筋の持続的な収縮は，眼軸（眼球の前後径）を長くし，眼窩内での目の転がりを制限する可能性を考える．下斜筋の収縮によって，上斜筋の伸張と下斜筋の弛緩を促し，また眼軸が短くなり，眼窩内で目を転がしやすくなるのかもしれない．その他，片眼を遮閉し，側方注視をすると，開眼側に胸郭や頭部が偏位する印象をもつ．

4．歩行への応用
1）評 価

歩行時，左右どちらの股関節伸展角度が小さいだろうか．また，背臥位で左右どちらの股関節外転の可動域が小さいだろうか．そのふたつに対して，目の観点からの治療が活かせる可能性がある．

歩行時の股関節伸展位は，歩隔や歩幅によるが，ここでは外転と内旋，荷重を伴うと捉えて進める．骨盤の向きは股関節伸展位の脚側を向き，顔は概ね正面を向くため，脊柱としては反対側への回旋位をとる．

右股関節伸展・外転・内旋，その荷重肢位でのなんらかの機能低下がある時の眼球運動の評価例を図6に示す．脊柱左回旋時に，目がなんらかの制限をもたらせていないか，VORを観察する．直立した座位や肩幅程度に足を開いた立位で，前方を注視して顔や顔と胸郭を左へ向ける．さらに，前方注視を続けながら顔を上下に向け，右上直筋，右下直筋，左下斜筋，左上斜筋の機能を確認する．

2）治 療

評価は治療にもなりうる．前方を注視して顔や胸を左へ向けてVORを楽に行うには，前述のforward head postureに対してのように，頭部の回転軸を前方にするため，その結果，右への重心移動を行うことになる．各筋の評価方法と介入は，前述の「1. 頸部側屈の可動域制限に対して」と「3. 片脚着地の不安定性に対して」を参考にしていただきたい．

🔷 目 標

体調や環境はいつも変化するため，注意や意識はできるだけ自由に，何かに捉われないような身体づくりを心がける．目指すは気のおけない仲間ならぬ，気のおけない身体である．

2 二重視に対する理学療法
―振動刺激を用いた方法

新井恒雄／三枝整形外科医院 リハビリテーション科

Clinical Points
1. 空間的定位
2. 重心と筋緊張
3. 振動刺激

はじめに

　Gibson[1]は，動物の知覚システムとして環境への注意のモードという視点から5つのシステムがあると提唱している（図1）．視覚システムは姿勢の変化や移動を知覚する．頸部・体幹の分節性の低下および頸部筋の過緊張からの体性感覚は，視覚・前庭系とも統合する．情報を統合する際には体性感覚情報も入力[2]させる．つまり，空間上での自己定位を正確にさせるためには体性感覚情報，すなわち筋緊張とアライメントも重要になる．したがって，視覚を適切な情報に認知するためには，頸部の筋だけではなく体幹機能も重要な評価項目となる．筆者は二重視を呈する症例が理学療法により症状改善することを幾度か経験し報告してきた[3〜7]．これらの症例は，痛み再発の不安，段差に対する不安，日常生活に対する不安など，身を守る自己保存の過剰反応，または自己防衛の過剰反応が生じていることが共通している．過剰な防衛反応は筋緊張を高め，身体を硬くするため，体幹の

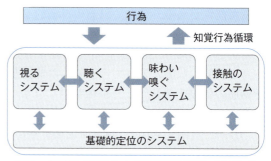

図1　知覚システムと知覚行為循環（文献1）より引用）

分節性は失われる．その結果，身体の調和が崩れて身体運動が画一的になり体性感覚情報が変化する．こうした状況がさらに不安や緊張を高め悪循環に陥り，制御不能になったと考えられる．二重視を眼球制御筋の協調運動障害と考えれば，過剰な防衛反応による筋緊張の異常の一つとも捉えることができる．本稿では，筋の協調運動障害からの二重視に対し，振動装置を併用して体幹の骨アライメントと筋緊張を改善し，体性感覚情報を適切にすることで症状が改善した治療を紹介する．

治療方法

使用器具として，POWER PLATE®，30 Hz，60秒，LOW（以下，PP），TheraBand Professional Exercise Ball 65 cm（以下，バランスボール），Redcord頸椎スリング（以下，スリング），Redcord Stimula，30 Hz，レベル3に設定（以下，スティムラ），Takada bed製トリーセクション3A昇降式電動ベッドフットスイッチ操作（以下，ベッド）を用いる．

評価項目

①体幹・頭部・頸部のアライメント，②スリング下での頸部筋緊張の左右差，③ベッド上での肩甲骨の左右高低差，④ベッド上での胸郭のアライメント，⑤胸郭・骨盤帯を左右に揺し体幹の分節性の5つを評価する．

治療手順

1．方法①─体幹（胸郭）に対して

患者は，PP上での座位よりバランスボールに腹部が接するよう（必要に応じてクッションを使用）前屈位になる．両上肢は，その重さをバランスボールに預けるようにする（図2）．下部胸郭の右背面にセラピストの手をあて，肋骨の長軸方向に沿って下部胸郭を前方回旋および内方化を促すように圧力をかける（図3a）．肋骨に対する圧力は，痛みを伴わない範囲での強さとし，PPの振動を開始する．振動が止まりしだい，上部胸郭の左背面にセラピストの手をあて，肋骨の長軸方向に沿って上部胸郭を前方回旋および内方化を促すように圧力をかけ（図3b），PPの振動を開始する．次に，このアプローチを下部胸郭の左背面（図3c），上部胸郭の右背面へと位置を変えてPPの振動を開始する（図3d）．最終的に，胸郭の肋骨形状の左右差が限りなく小さくなることが好ましい．

2．方法②─頸部から体幹（胸郭）に対して

頭部をベッドを下げて頸椎スリングに吊るす．下位頸椎から上位頸椎にかけてベッドを

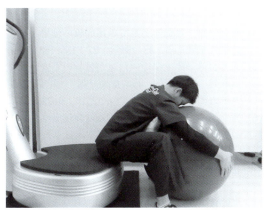

図2　PP上での座位でバランスボールを使用（矢状面）

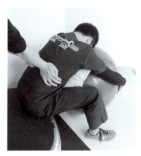

a．右下部胸郭誘導

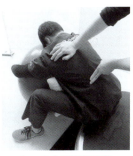

b．左上部胸郭誘導

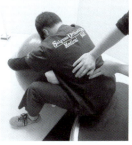

c．左下部胸郭誘導

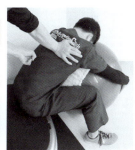

d．右上部胸郭誘導

図3　肋骨の回旋操作

昇降し，矢状面上のアライメントを合わせる（図4）．肩峰と乳様突起が同一線上になることが好ましいが，変性疾患を有する患者では，その特徴を考慮しながら動きを整える．はじめに上位胸椎の後方化および回旋を修正するように棘突起と横突起を押し上げながらスティムラを併用する（図5）．次に下位頸椎から上位頸椎にかけて修正する．後頭下の筋膜に制限がある場合は，後頭骨から牽引を行う．頭頂部より下腹部を狙い長軸方向へ圧迫しながらスティムラを使用する（図6）．アライメントが整い，深部筋の活動する状態が準備できると，腹部からの反発力を確認できる．頭頂部から深部筋の連結が整った状態で，さらに長軸圧を増やすと両下肢まで力が伝達される．この時，多くの患者が下腹部に自律的に力が入ることを内感する．

おわりに

二重視の原因が体性感覚からの筋の協調運動の障害であれば，治療後，即時的に二重視の改善または軽減が得られる．空間上での自己定位を正確にすることが二重視の改善に有用な一技術であると，筆者は考えている．

◆ 文　献 ◆

1) Gibson JJ（著），古崎　敬（訳）：生態学的視覚論―ヒトの知覚世界を探る．サイエンス社，1985
2) 樋口貴広，他：姿勢と歩行―協調からひも解く．三輪書店，2015，pp224-229
3) 新井恒雄：知覚システムの協調障害に対する入谷式足底板の効果―足底板による中枢神経系への関与 第2報．第6回身体運動学的アプローチ研究会，2011
4) 新井恒雄：運動器としての足底板の効果とその持続性を考える．靴の医学　27：155-158，2014
5) 新井恒雄：荷重関節の問題が体幹の不安定性を引き起こした症例．柿崎藤泰（編）：胸郭運動システムの再建法．三輪書店，2016，pp232-247
6) 新井恒雄：視覚障害に対する身体運動学的アプローチの効果を考える　第51回日本理学療法士学術大会，2016
7) 新井恒雄：視覚障害に対する身体機能的アプローチの効果を考える―各診療科の医師を悩ませた症例から．第53回日本リハビリテーション医学会学術集会，2016

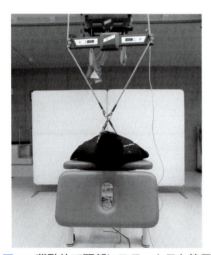

図4　背臥位で頸部にスティムラを使用

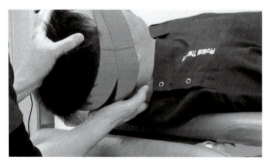

図5　背臥位で頸部にスティムラを使用した胸椎操作

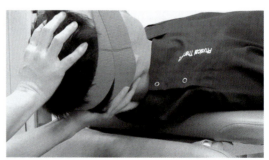

図6　背臥位で頸部にスティムラを使用した頭部圧迫

3 頭頸部の安定化に対する評価とアプローチ

上田泰久／文京学院大学 保健医療技術学部

Clinical Points

1. 環椎後頭関節の関節間力の適正化
2. 筋再教育による環椎後頭関節の安定化
3. 座位姿勢の改善による障害予防

はじめに

　頭頸部の安定性を獲得するためには，後頭骨の後頭顆と環椎の上関節面（以下，環椎後頭関節）の位置関係を評価して適切にアプローチすることが重要である．例えば，VDT（visual display terminals）作業などのデスクワークでは，頭頸部の片側性の側屈・回旋を伴う運動が多く，運動パターンの偏りにより後頭骨と環椎の位置異常（以下，環椎後頭関節の不適合）を引き起こしやすい．環椎後頭関節の不適合は，下行性に運動連鎖を波及させて体幹のアライメント障害を生じさせる．体幹は質量が大きく，体幹のアライメント障害は動作の障害にもつながりやすい．そのため，環椎後頭関節の不適合を改善させることや不適合の要因を追求することは頸椎の退行変性疾患に対する理学療法を展開するうえで重要になる．本稿では，筆者が臨床で実践している環椎後頭関節の不適合を改善させる方法と不適合の要因を探る方法について，評価とアプローチに分けて解説する．

環椎後頭関節の評価とアプローチ

1. 評　価

　頭頸部の安定性は，図1のように保たれており，環椎の上関節面には頭蓋の重量と頸部伸筋群による収縮を合算した力（以下，関節間力）が加わる．頭頸部を安定させるためには，環椎後頭関節の適合性を維持しながら関節間力を関節面全体で支えることが必要である．この関節面の適合性を評価するうえで，環椎の上関節面を図2のように4区画に分けると臨床的に応用しやすい．頭頸部の安定性が高い症例では，環椎後頭関節の適合性が高く，関節間力は関節面の4区画で均一に分散される．この場合，頭頸部の安定性に関与する表層筋である僧帽筋や胸鎖乳突筋の過剰な収縮は，ほとんど認めない．一方，頭頸部の安定性が低い症例では，環椎後頭関節の適合性が低く，関節間力は関節面の4区画で均一に分散できない．この場合，関節面の4区画の圧縮を均一にするために圧縮が減少して

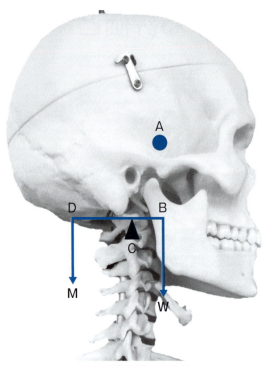

図1 頭頸部の安定性

頭蓋の重心（A），荷重点（B）は頭蓋の重心（A）から垂直に延長した部分，支点（C）は環椎後頭関節，力点（D）は頸部伸筋群の付着部を示す．頭蓋の重量によりかる力（W），頸部伸筋群の収縮によりかる力（M）とすると，環椎後頭関節の関節間力はW＋Mになる

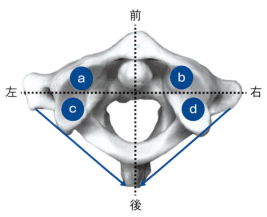

図2 環椎の上関節面

矢印は下頭斜筋，aは左前方，bは右前方，cは左後方，dは右後方の関節面を示す．頭頸部の安定性が高い症例では，下頭斜筋の働きに左右差はなく，環椎後頭関節の適合により関節間力を左前方（a）・右前方（b）・左後方（c）・右後方（d）の関節面で均一に分散できる

いる側の僧帽筋や胸鎖乳突筋の過剰な収縮で頭頸部の安定性を保つ傾向がある．筆者の経験では，左前方の圧縮が減少している場合は左胸鎖乳突筋，右前方は右胸鎖乳突筋，左後方は左僧帽筋，右後方は左僧帽筋の過剰な収縮で代償することが多いと感じている．臨床では，図3のように座位姿勢で頭蓋上から徒手的な荷重を加えて，表層筋の過剰な収縮の改善度を評価して，圧縮が減少している区画を判断している．

2．アプローチ

まず，徒手で軸椎棘突起を安定させながら後頭下筋群の下頭斜筋の再教育（図4）や軸椎を安定させる頸半棘筋の再教育を行う．この筋再教育により環椎を正中位に戻して，翼

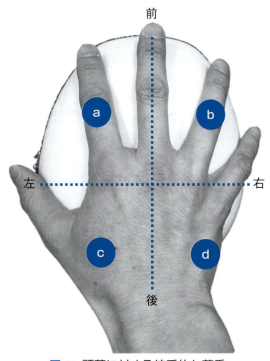

図3 頭蓋に対する徒手的な荷重

縦の点線は鼻梁と外後頭隆起を結んだ線，横の点線は左右の外耳孔を結んだ線を示す．左胸鎖乳突筋に過剰な収縮がある場合，第2指で徒手的な荷重を加える（a）．右胸鎖乳突筋に過剰な収縮がある場合，第4指で徒手的な荷重を加える（b）．左僧帽筋に過剰な収縮がある場合，母指球で徒手的な荷重を加える（c）．右僧帽筋に過剰な収縮がある場合，小指球で徒手的な荷重を加える（d）

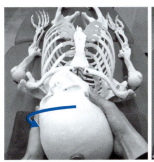 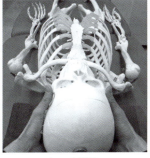 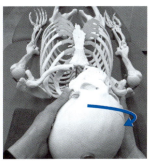

a．左回旋への誘導　　　　b．中間位　　　　c．右回旋への誘導

図4　後頭下筋群の再教育

　中間位（b）で環椎横突起と軸椎間を走行する下頭斜筋を触診する（下頭斜筋は深層に位置するため頭半棘筋など表層筋を介して触診する）．回旋の運動範囲は20°程度に規定して，セラピストが患者の頭部を他動運動で誘導する．患者が回旋の運動範囲を理解できたら，左回旋時（a）には左下頭斜筋，右回旋時（c）には右下頭斜筋が収縮するよう自動介助運動で誘導する．この際，胸鎖乳突筋の過剰な収縮に注意する．最後に患者が自動運動で下頭斜筋を収縮できるか確認する

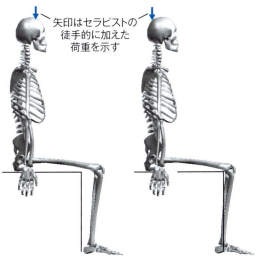

a．屈曲の徒手的な荷重　　b．伸展の徒手的な荷重

図5　徒手抵抗による効果判定

a：徒手的な荷重により屈曲モーメントを増やして，頸部の伸筋群の反応を確認する
b：徒手的な荷重により伸展モーメントを増やして，頸部の屈筋群の反応を確認する

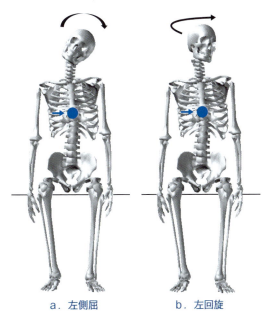

a．左側屈　　　　b．左回旋

図6　上位頸椎が優位な運動パターン

　●は上半身質量中心，色矢印は上半身質量中心が左側へ偏位していることを示す．上位胸椎が右側屈位を呈する座位姿勢で左側屈（a）・左回旋（b）を行うと，下位頸椎の運動が出現しにくいため上位頸椎の運動で過剰に補うことが多い

状靱帯などに伸張ストレスが加わらないような後頭骨-環椎-軸椎の上位頸椎アライメントへと修正する．次に，頭頸部の深層筋である後頭下筋群や椎前筋の促通後に表層筋の促通を実施する．最後に，頭頸部の安定性が獲得できたか，座位姿勢でセラピストの徒手的な

荷重による屈曲や伸展の外的モーメント（図5a, b）に対して，頭頸部を保持できるか確認する．環椎後頭関節の不適合が改善すると，徒手的な荷重に対して頭頸部の深層筋と表層筋（深層筋が優位）で内的モーメントを生じさせて頭頸部をしっかり保持できるようになる．

運動パターンの評価と運動療法

1．評　価

図6のように，上半身質量中心が左偏位した症例では，左側屈時と左回旋時では下位頸椎と比較して優位に動く運動パターンが出現しやすい[1]．左側屈の運動パターンでは，環椎の上関節面の左前方および左後方の圧縮は増大し，右前方および右後方の圧縮が減少すると考えられる．また，上位頸椎は側屈可動域も少ないことから側屈を制御する翼状靱帯などにも伸張ストレスを加えることになる．左回旋の運動パターンは，環椎を左回旋方向へ誘導する．この上位頸椎が優位な運動パターンにより，環椎が過剰に左回旋位となり，後頭骨は逆回旋（右回旋）に誘導されやすい[2]．そのため，環椎の上関節面の左前方および右後方の圧縮は増大し，左後方および右前方の圧縮は減少すると考えられる．これらの結果から，環椎後頭関節の不適合が生じて環椎の上関節面の4区画に均一な圧縮が加わらず頭頸部の安定性は低くなると考える．本来，上位頸椎は靱帯などで強固に連結されて一つのユニットとして機能している．しかし，上位頸椎が優位な運動パターンでニュートラルゾーン[3]（関節・靱帯・筋による影響をほとんど受けずに運動できる範囲）を超えた運動を反復させると，側屈・回旋を制御する翼状靱帯などに伸張ストレスを加え続けて静的安定化機構の破綻につながり，環椎後頭関節の不適合を引き起こすと考える．

2．アプローチ

頭頸部の運動のニュートラルゾーンは，屈曲・伸展では約10°，側屈では10°以下，回旋では約35°である[3]．このニュートラルゾーンを超える運動では，関節・靱帯・筋による影響を大きく受ける．つまり，ニュートラルゾーンを超える運動パターンでは，関節・靱帯などの静的安定化機構，筋などの動的安定化機構に対する力学的負荷を増大させる．そのため，ニュートラルゾーンを超えない運動でデスクワークができるよう環境を設定することも重要になる．

また，頭頸部は体幹の上に位置するため，体幹から上行性へ運動連鎖が波及して頭頸部の運動にも影響を及ぼす．そのため，体幹と頭頸部の相互関係を考慮して運動パターンの偏りが過剰に出現しないような座位姿勢へと改善することも重要である[1]．

◆ 文　献 ◆

1) 上田泰久：頸部・頭部に対する理学療法技術の検証．福井　勉，他（編）：理学療法MOOK17 理学療法技術の再検証―科学的技術の確立に向けて．三輪書店，2015，pp84-94
2) 井合　洋，他：上位頸椎の三次元運動解析．脊椎脊髄　8：475-479，1995
3) Oatis CA（著），山﨑　敦，他（監訳）：オーチスのキネシオロジー原著第2版―身体運動の力学と病態力学．ラウンドフラット，2012，pp518-527

4 頸部疾患に対する舌骨への アプローチ

柴田泰行／呉整形外科クリニック

Clinical Points
1. 舌骨
2. 肩甲舌骨筋
3. 水平運動

はじめに

舌骨に対するアプローチは，嚥下や発声機能の改善を目的に行われることは報告されている．しかし，頸部の疾患を有する患者に対して舌骨へのアプローチを行っている報告は少ない．整形外科外来では，しばしば頸部の疾患を有する患者を担当することがある．日々臨床を行う中で，頸部の疾患を有する患者は舌骨の可動性に問題があるケースが多いと感じる．また，舌骨の可動性が改善することにより，症状の改善や可動域の改善がみられることを経験する．

舌骨周囲の機能解剖

舌骨は，他のいかなる骨にも直接的に付着部を有していないが，非常にたくさんの軟部組織が付着している．舌と顎からの筋肉は上前面から舌骨に付着し，側頭骨からの筋肉と靱帯は上後面から付着する．また，胸骨や鎖骨からの筋と外喉頭筋は下方から舌骨に付着する．舌骨に付着している主な筋群は3つ存在し，①舌筋群，②舌骨上筋群，③舌骨下筋群に分けられる．それぞれの主な働きは，①舌を動かす，②喉頭および舌骨を上方へ移動させる，③喉頭および舌骨を下方へ移動させる，④舌骨を固定し顎を開くである．このように明確にされている舌骨の動きは，発声時や嚥下時に前額面上で上下移動することである．

水平運動

一方で舌骨を頸部との関係性でみていくと，頸部の動作時に舌骨の水平面での運動を確認することができる（図1，2）．

肩甲舌骨筋

舌骨の水平面上のベクトルを考えるうえで重要なのが肩甲舌骨筋である．Zemlin[1]は，肩甲舌骨筋の下腹は肩甲骨上縁からほぼ水平前方に走行して中間腱で停止し，上腹は中間

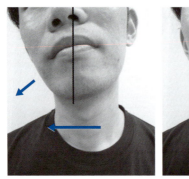 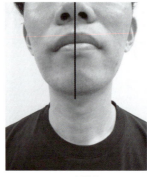 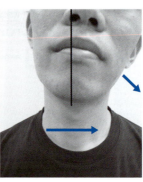

a．右側屈　　　　　　b．中間位　　　　　　c．左側屈

図1　頸部を側屈した時，舌骨は側屈側に水平移動する

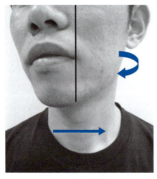 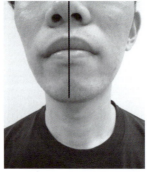 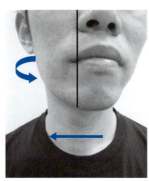

a．右回旋　　　　　　b．中間位　　　　　　c．左回旋

図2　頸部を回旋した時，舌骨は回旋側と反対へ水平移動する

腱を起始とし，垂直やや内側に走行すると述べている．肩甲舌骨筋の走行から前額面上でのベクトルを考えると，下方へのベクトルと側方へのベクトルが存在することが示唆される．また，Bartrow[2]は肩甲舌骨筋は頭部および頸部の側屈の機能を有するとも述べている．

評　価

1．可動性の評価
①甲状軟骨の直上で舌骨を触診し，母指と示指で両側より軽く挟む（図3）．
②舌骨を左右に動かし，水平面上での可動域の左右差を評価する．

2．頸部側屈での評価（図4）
①甲状軟骨の直上で舌骨を触診し，母指と示指で両側より軽く挟む．
②舌骨を触知したまま被験者は頸部を左右に側屈する．
③舌骨の側屈側への移動量を左右で比較する．

3．頸部回旋での評価（図5）
①甲状軟骨の直上で舌骨を触診し，母指と示指で両側より軽く挟む．
②舌骨を触知したまま被験者は頸部を左右に回旋する．
③舌骨の回旋側と反対方向への移動量を左右で比較する．

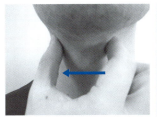 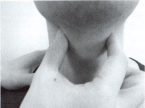 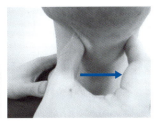

a．右水平移動　　　　b．中間位　　　　c．左水平移動

図3　舌骨の他動的な可動性の評価

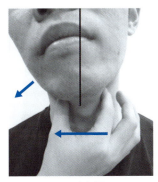 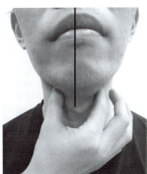 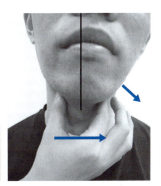

a．右側屈　　　　b．中間位　　　　c．左側屈

図4　頸部側屈時の舌骨の可動性の評価

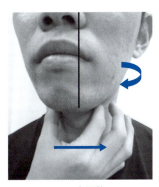 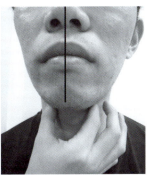 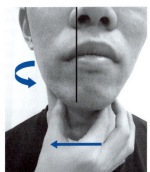

a．右回旋　　　　b．中間位　　　　c．左回旋

図5　頸部回旋時の舌骨の可動性の評価

肩甲舌骨筋のストレッチ

1．方法①（図6）

① 一方の肩甲骨を固定する．
② もう一方の手で舌骨を把持し対側へ水平移動させる．
③ 肩甲骨上縁と舌骨の間に母指をあて，肩甲舌骨筋のストレッチを行う．

2．方法②（図7）

① 一方の肩甲骨を固定する．
② もう一方の手で舌骨を把持し対側へ水平移動させる．
③ 頭部を同側へ側屈する．

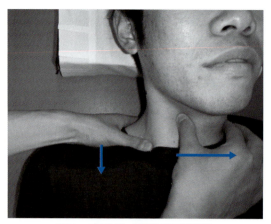

図6　方法①（背臥位で行う）

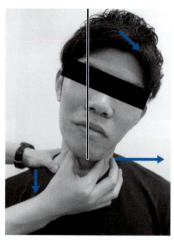

図7　方法②（座位で行う）

3．方法③（図8）

①一方の肩甲骨を固定する．
②もう一方の手で舌骨を把持し対側へ水平移動させる．
③頭部を対側へ回旋する．

おわりに

　Schünkeら[3]は，肩甲舌骨筋の作用は頸筋膜を中間腱で緊張させ，内頸静脈の開通性を維持すると述べている．舌骨の可動性が改善されれば，頸筋膜の緊張も改善されることが示唆される．さらに付け加えるならば，舌骨の可動性の評価は頸筋膜の可動性の評価になりうると考える．

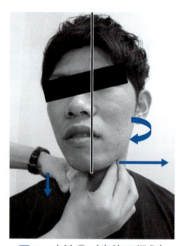

図8　方法③（座位で行う）

◆ 文　献 ◆

1) Zemlin WR（著），舘村　卓（監訳）：ゼムリン言語聴覚学の解剖生理　原著第4版．医歯薬出版，2007，p262
2) Bartrow K（著），中山　孝（監修）：顎関節の徒手理学療法．ガイアブックス，2013，p23
3) Schünke M，他（著），坂井建雄，他（監訳）：プロメテウス解剖学アトラス．医学書院，2007，p258

5 顎関節のアライメント評価と理学療法への展開

財前知典／広尾整形外科 リハビリテーション科

Clinical Points
1. 顎関節のアライメント評価
2. 身体運動との関係
3. 頸椎と体幹の運動療法

顎関節の偏位

下顎は懸垂器官であるため，軟部組織や筋緊張の影響によって偏位をきたしやすい．しかし，臨床においては下顎の偏位を徒手的に矯正しても結果がでないどころか，身体の動きに悪影響を及ぼすことが多い．下顎における偏位の多くは噛み合わせによって生じるのではなく，身体の平衡を補償するために，結果として偏位するものと，筆者は捉えている．つまり，上顎である頭蓋の位置を補正するために下顎が偏位し，頭蓋の位置は脊柱の補正とし偏位していることが多い．臨床的には，下顎の偏位を評価することによって，頸部および体幹の誘導方向の予測が可能である．

顎関節の評価

顎関節の偏位を矢状面，前額面，水平面で評価する．上顎中心垂直線を仮想設定し，その仮想線を基準として下顎中心垂直線で左右偏位（図1）を，また左右の乳様突起からそれぞれの下顎枝後縁までの距離で水平面上の回旋偏位を評価する（図2）．

頸椎運動との関係

水平面と前額面の下顎の偏位と頸椎の運動

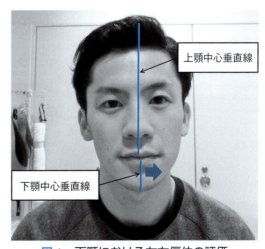

図1 下顎における左右偏位の評価
上顎中心垂直線に対する下顎中心垂直線の左右偏位を評価する

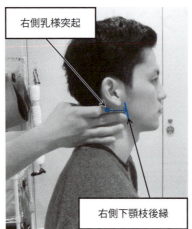
a．右側からの下顎回旋評価

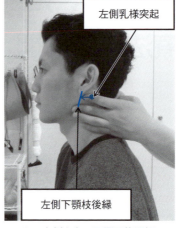
b．左側からの下顎回旋評価

図2　下顎における回旋偏位の評価
　左右の乳様突起からそれぞれの下顎枝後縁までの距離を計測し，回旋偏位を評価する．右側の距離が左側と比較して長い場合は，下顎が左回旋していることになる

方向には関連があると考えられ，下顎の偏位方向に頭蓋を合わせるように頸椎の運動を行うと動作や他関節機能の改善が得られやすい．つまり，下顎が左に偏位していた場合は頸椎の左側屈運動および誘導を行い，下顎が左回旋偏位（右乳様突起と右下顎枝後縁の距離が長く，左乳様突起と左下顎後縁の距離が短い）している場合は頸椎の左回旋運動および誘導を行う．下顎の前後偏位に関しては，下顎骨の個体差が大きいために基準が明確とならず，頸椎の屈曲・伸展運動や誘導にて評価を行う必要がある．具体的には，頸椎屈曲運動後に歩行や立ち上がり，前屈動作などを評価し，その後に頸椎伸展運動を行って，同様の動作で頸椎屈曲運動後と伸展運動後のどちらが改善しているかを評価する．頸椎屈曲運動と下顎前方移動および閉口動作が関連し，頸椎伸展運動と下顎後方移動および開口動作が関連する．背臥位で評価する場合は下肢伸展挙上動作で観察可能であり，頸椎の伸展誘導と屈曲誘導のどちらが下肢伸展挙上動作を行いやすいかを評価する（図3）．

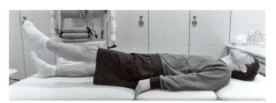
a．頸椎伸展運動を伴う下肢伸展挙上

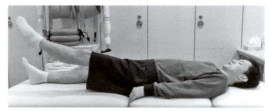
b．頸椎屈曲運動を伴う下肢伸展挙上

図3　頸椎屈曲・伸展誘導による下肢伸展挙上の評価
　頸椎伸展運動を伴った下肢伸展挙上動作と頸椎屈曲運動を伴った下肢伸展挙上動作のどちらが動作を行いやすいかを評価する

体幹との関連

　下顎が左偏位している場合は，運動連鎖により上位胸郭は右並進誘導，下位胸郭は左並進誘導，骨盤は右並進誘導で，体幹の前額面上での安定性が向上する（図4a）．反対に下

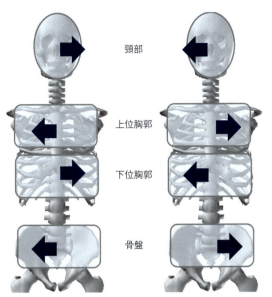

a．下顎左偏位の誘導方向　　b．下顎右偏位の誘導方向

図4　下顎の左右偏位と頸部・体幹の前額面での誘導方向

下顎が左偏位している場合は，運動連鎖にて上位胸郭は右並進誘導，下位胸郭は左並進誘導，骨盤は右並進誘導で，体幹の前額面上での安定性が向上する（a）．下顎が右偏位している場合は，上位胸郭は左並進誘導，下位胸郭は右並進誘導，骨盤は左並進誘導で，体幹の前額面上での安定性が向上する（b）

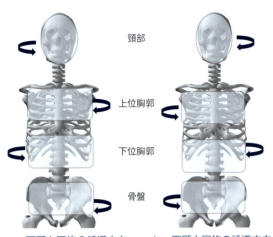

a．下顎左回旋の誘導方向　　b．下顎右回旋の誘導方向

図5　下顎の回旋偏位と頸部・体幹の水平面誘導方向

下顎が左回旋している場合は，上位胸郭は右回旋誘導，下位胸郭は左回旋誘導，骨盤は右回旋誘導で，体幹の水平面上での安定性が向上する（a）．下顎が右回旋している場合は，上位胸郭を左回旋誘導，下位胸郭を右回旋誘導，骨盤は左回旋誘導で，体幹の水平面上での安定性が向上する（b）

顎が右偏位している場合は，上位胸郭は左並進誘導，下位胸郭は右並進誘導，骨盤は左並進誘導で，体幹の前額面上での安定性が向上する（図4b）．また，下顎が左回旋している場合は，上位胸郭は右回旋誘導，下位胸郭は左回旋誘導，骨盤は右回旋誘導で，体幹の水平面上での安定性が向上する（図5a）．反対に下顎が右回旋している場合は，上位胸郭を左回旋誘導，下位胸郭を右回旋誘導，骨盤は左回旋誘導で，体幹の水平面上での安定性が向上する（図5b）．

運動療法

下顎の左偏位を呈している場合は，頸椎は左側屈誘導，上位胸郭は右並進誘導，下位胸郭は左並進誘導，骨盤は右並進誘導で体幹の安定性が向上することが多い．患者自身に並進運動や側屈運動を行ってもらうためには，セラピストが抵抗をかけながら行う．具体的には座位にてセラピストが骨盤の右側方から左並進方向に抵抗を加え，その抵抗に抗するように骨盤の右並進運動を行う．骨盤の右並進運動を持続しながら下位胸郭の左側面から右並進方向にセラピストが抵抗を加え，その抵抗に抗するように下位胸郭の左並進運動を患者自身が行う（図6a）．下位胸郭の左並進運動を保持したまま，上位胸郭の右側面から左並進方向にセラピストが抵抗を加え，その抵抗に抗するように上位胸郭の右並進運動を行わせる．上位胸郭の右並進運動を持続させながら頭蓋骨の左頰骨弓から頸椎の右側屈方向にセラピストが抵抗を加え，その抵抗に抗するように頸椎の左側屈運動を患者自身が行う（図6b）．逆に，下顎の右偏位を呈している場合は，まったく反対の運動となる．並進運動の程度は，腸肋筋の緊張が左右同程度と

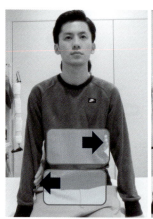 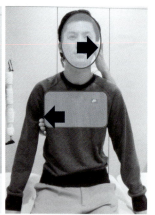 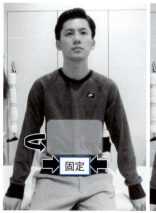 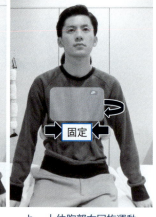

　a．下位胸郭左並進運動　　　b．上位胸郭右並進運動

図 6　下顎の左偏位と頸部・体幹の前額面運動

　セラピストが骨盤の右側方から左並進方向に抵抗を加え，その抵抗に抗するように骨盤の右並進運動を行いながら，下位胸郭の左側面から右並進方向にセラピストが抵抗を加え，その抵抗に抗するように下位胸郭の左並進運動を行う（a）．そして，上位胸郭の右側面から左並進方向にセラピストが抵抗を加え，その抵抗に抗するように上位胸郭右並進運動を行わせながら頭蓋骨の左頬骨弓から頸椎の右側屈方向にセラピストが抵抗を加え，その抵抗に抗するように頸椎の左側屈運動を行う（b）．

　　a．下位胸郭左回旋運動　　　b．上位胸郭右回旋運動

図 7　下顎の左回旋と頸部・体幹の水平面運動

　セラピストが患者の骨盤を両側方から把持し，患者自身で下位胸郭を左回旋運動させる（a）．そして，セラピストが下位胸郭を両側方から保持し，患者には上位胸郭で右回旋誘導を自動介助運動で行わせる（b）

なることを目安とすると臨床効果が得られやすい．
　下顎の左回旋を呈している場合は，頸椎は左回旋誘導，上位胸郭は右回旋誘導，下位胸郭は左回旋誘導，骨盤は右回旋誘導で体幹の安定性が向上することが多い．具体的には，座位にてセラピストが患者の骨盤を両側方から把持し，患者自身で下位胸郭を左回旋運動

させる．その時，セラピストは患者の骨盤を把持しながら両示指で左回旋を誘導し，自動介助運動にて回旋運動を行わせるようにすると効果が得られやすい（図 7a）．その後は，セラピストが下位胸郭を両側方から保持し，患者には上位胸郭で右回旋誘導を自動介助運動で行わせる（図 7b）．そして，頸椎左回旋はセラピストが左頬骨弓から頸椎右回旋方向に抵抗を加え，患者自身にはその抵抗に抗して左回旋運動を行う．逆に下顎の右回旋を呈している場合は，まったく反対の運動を行う．

上肢

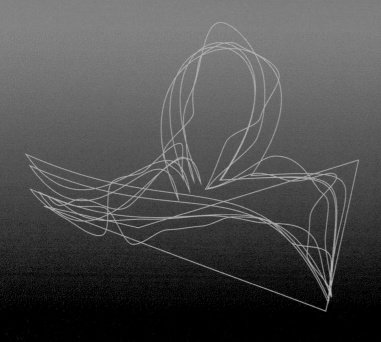

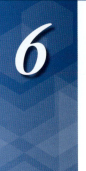

6 肩甲骨運動の新たな定義と肩甲骨運動制御障害の改善エクササイズ

木藤伸宏／広島国際大学 総合リハビリテーション学部

Clinical Points

1. 肩甲骨アライメントの適正化
2. 胸鎖関節での鎖骨の後退運動の改善
3. 肩鎖関節での肩甲骨の上方回旋・外旋・後傾運動の改善

はじめに

　肩関節痛を発症する人の原因となる異常運動は，大きく分けて，肩甲骨の異常運動，上腕骨の異常運動，もしくは両者が混在している状態にサブグループ化することができる．特に肩甲胸郭関節で行われる肩甲骨運動は，肩甲上腕関節と肩峰間のスペースを確保するために重要であり，その異常運動は肩峰下滑液包炎，上腕二頭筋長頭腱炎，そして腱板損傷などの構造学的損傷や病態発症につながると推測されている[1]．肩甲骨運動は，従来より胸郭上の肩甲骨運動（図1）として教えられてきた．しかしながら，近年の磁気センサーによる肩甲上腕関節の運動解析の進歩により，胸鎖関節での鎖骨運動に伴う副次的な肩甲骨運動と肩鎖関節で起こる肩甲骨運動によって再定義され，それは国際的にも受け入れられてきている[2,3]．従来の定義と比較して，肩甲骨異常運動を修正する場合，具体的にどこの関節のどの方向への運動機能障害が痛み，違和感，不安定感につながっているか判別しやすい．

肩甲骨運動の定義

1．胸郭上の肩甲骨運動（肩甲胸郭関節）

　肩甲胸郭関節は，解剖学で定義される関節ではなく，運動学な観点から関節と呼ばれてきた．その運動は，前進運動と後退運動（図1a），挙上と下制（図1b），内転と外転（図1c），上方回旋と下方回旋（図1d）として定義されている．図1に示しているように，胸郭上での肩甲骨運動は胸鎖関節での鎖骨運動による副次的運動と肩鎖関節での肩甲骨運動が分離されていないため，最終出力と現れる肩甲骨運動異常は観察できるが，具体的に，どこの関節のどの方向への運動を修正すべきかについて示唆できない．

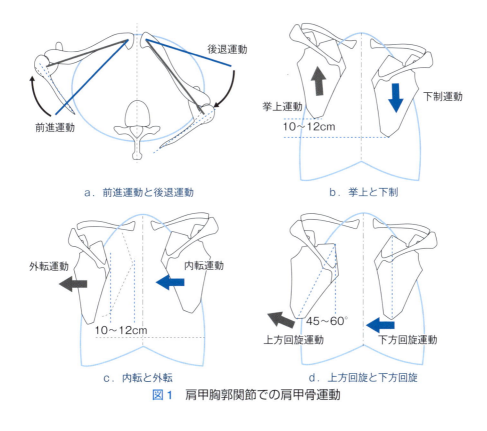

図1 肩甲胸郭関節での肩甲骨運動
a．前進運動と後退運動
b．挙上と下制
c．内転と外転
d．上方回旋と下方回旋

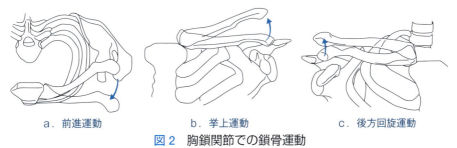

a．前進運動　b．挙上運動　c．後方回旋運動
図2　胸鎖関節での鎖骨運動
前進（a）と後退，挙上（b）と下制，そして後方回旋（c）と前方回旋

Ludewig ら[2,3]による新たな定義

1．胸鎖関節での鎖骨運動

胸鎖関節での鎖骨運動は，前進と後退（図2a），挙上と下制（図2b），そして後方回旋と前方回旋（図2c）に定義される．

2．肩鎖関節での肩甲骨運動

肩鎖関節での肩甲骨運動は，内旋と外旋（図3a），上方回旋と下方回旋（図3b），そして後傾と前傾（図3c）に定義される．

肩甲骨における運動機能障害の特定のためのアライメント検査と運動検査

以下に示すアライメント検査と3つの運動検査を行い，胸鎖関節と肩鎖関節での運動機能障害を特定する．運動機能障害とは，運動の不履行，過度な運動，不足している運動，

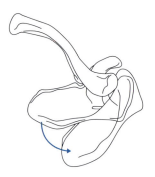 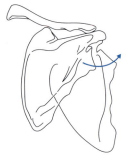 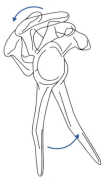

　　a．内旋運動　　　　　　　　b．上方回旋運動　　　　　　　c．後傾運動

図3　肩鎖関節での肩甲骨運動

内旋（a）と外旋，上方回旋（b）と下方回旋，そして後傾（c）と前傾

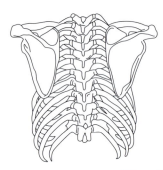

【肩甲骨の正常アライメント】
①19°　胸鎖関節で鎖骨は後退（retraction）
②6°　胸鎖関節で鎖骨は挙上（elevation）
③41°　肩甲骨内旋
④5°　肩甲骨上方回旋（あるいは脊椎に対して平行）
⑤13.5°　肩甲骨前傾
⑥第2～7胸椎間に位置する
⑦肩甲棘基部は第3胸椎の高さ
⑧肩甲棘基部と胸椎棘突起の距離は約7.5cm

図4　肩甲骨のアライメントの例

制御されていない運動が起こることを意味する．特定した運動機能障害を徒手的に修正し，その状態で痛み，違和感，不安定感が出る運動・動作を行い，症状の変化を観察する．また，運動のスムーズさ，初期運動対応までの時間の短縮など，運動の質的側面の変化も得られているかを確認する．

1．肩甲骨のアライメント（図4）

　正常な肩甲骨アライメントの参照を図4に記した．

2．肩甲骨の運動検査①—肩甲骨挙上運動（図5）

　被験者は座位で，肩甲骨を挙上する．この時，検者は鎖骨運動の邪魔をしないように触診し，鎖骨に起こる運動を確認する．正常であれば，胸鎖関節で起こる鎖骨運動は，挙上→後方回旋→後退運動が起こる．

3．肩甲骨の運動検査②—上肢矢状面挙上運動（図6）

　被験者は，座位にて肘関節伸展位で上肢の矢状面での挙上運動を行う．この時，検者は鎖骨と肩甲骨運動の邪魔をしないように，それぞれの骨を触診し，起こる運動を確認する．正常であれば，胸鎖関節で起こる鎖骨運動は後方回旋→後退→そして140°以上の挙上にて鎖骨の挙上運動が顕著に観察される．一方，肩鎖関節では肩甲骨上方回旋→100°を越えたところから後傾と外旋が起こる．

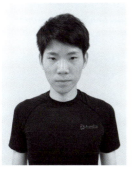
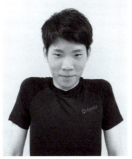

a．開始肢位　　　　b．終了肢位

図5　肩甲骨の運動検査①—肩甲骨挙上運動
被験者は，立位または座位で肩甲骨を挙上する．この運動検査は，自動運動で行うのが原則であるが，はじめに他動にて可動範囲を確認する

4．肩甲骨の運動検査③—上肢前額面挙上運動（図7）

被験者は，座位にて肘関節伸展位で上肢の前額面での挙上運動を行う．この時，検者は鎖骨と肩甲骨運動の邪魔をしないように，それぞれの骨を触診し，起こる運動を確認する．正常であれば，胸鎖関節で起こる鎖骨運動は，後退→後方回旋→そして140°以上の挙上にて鎖骨の挙上運動が顕著に観察される．一方，肩鎖関節では肩甲骨上方回旋→100°を越えたところから後傾と外旋が起こる．

肩甲骨運動機能障害の治療

肩甲骨運動機能障害を起こす原因として，肩鎖関節および胸鎖関節での関節可動性障害と運動制御の問題に大きく分けることができる[4]．関節可動性障害の場合は，制限されている関節運動の方向をさらに詳細に評価し，筋・筋膜系，関節系，結合組織系をターゲットとした徒手理学療法が効果的である．運動制御の問題では，運動処方を行い，運動の量と質ともに改善する．ただ，闇雲に筋力トレーニングやカフ・エクササイズを行っても運動制御の問題は改善しない．肩甲骨を安定化させる機能が十分に習得できていない状態で治

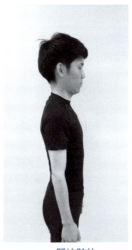
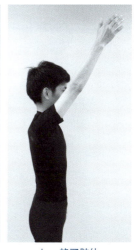

a．開始肢位　　　　b．終了肢位

図6　肩甲骨の運動検査②—上肢矢状面挙上運動
被験者は，座位にて肘関節伸展位で上肢の矢状面挙上運動を行う．この運動検査は自動運動で行うのが原則であるが，はじめに他動にて可動範囲を確認する

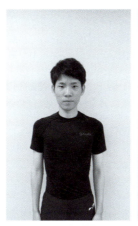
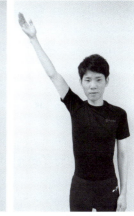

a．開始肢位　　　　b．終了肢位

図7　肩甲骨の運動検査③—上肢前額面挙上運動
被験者は，座位にて肘関節伸展位で上肢の前額面挙上運動を行う．この運動検査は自動運動で行うのが原則であるが，はじめに他動にて可動範囲を確認する

療の難易度を著しく上げると，肩甲上腕関節の異常運動につながり，構造障害と病態を発症する可能性がある．評価に基づき，どのような運動がもっとも効果があるかを確認しながら処方する．

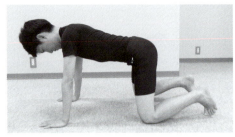
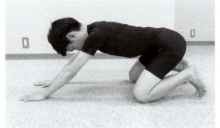

a．開始肢位　　　　　　　　　　　　　　b．終了肢位

図8　肩甲骨運動制御を改善するための方法①
四つ這いでの殿部後方移動に伴う上肢挙上運動

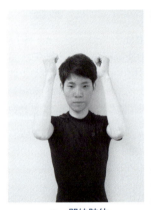
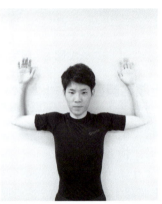
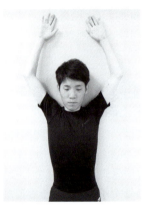

a．開始肢位　　　　　b．肩関節小平外転　　　c．bの肢位から壁に沿って
　　　　　　　　　　　　　　　　　　　　　　　　上肢を挙上する

図9　肩甲骨運動制御を改善するための方法②
壁に背を向けて立った状態からの両上肢の上方滑り運動

1．方法①（図8）

　両手と両膝関節・下腿・足部前面を床につけた四つ這いにて，頭部・頸椎・胸椎・胸郭のアライメントを整える．両肩は両手の真上に位置させ，股関節屈曲を用いて殿部を踵のほうに移動させる．その時に，上肢は挙上位となるが，頭部・頸椎・胸椎・胸郭のアライメントは保たれ，なおかつ胸鎖関節での鎖骨の後方回旋と後退運動，肩鎖関節での肩甲骨の上方回旋運動が起こすことを意識して行う．自分での制御が難しい場合は，治療者が鎖骨と肩甲骨の位置を正しい位置に徒手的に誘導し行う．

2．方法②（図9）

　壁に背を向けて立ち，肩関節外転90°，肘関節屈曲90°，前腕回内位で上肢を壁につけた肢位を開始肢位とする．この時に，胸鎖関節での鎖骨の後退が十分に起こっていることを確認する．この肢位を維持することで胸鎖関節での鎖骨のアライメントはニュートラル肢位となる．そして，両上肢を壁に沿った状態で上方に滑らせ，両肘関節を伸展する．この時に肩鎖関節での肩甲骨上方回旋が十分に起こっていることを確認して行う．肩鎖関節での肩甲骨上方回旋運動が不十分な場合は，徒手的に修正する．肩関節に痛みを訴える場合は，痛みを感じない角度まで行う．挙上位

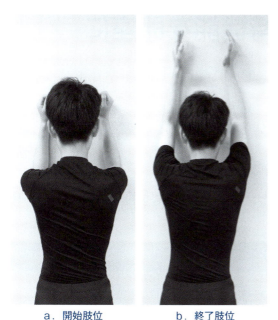

a．開始肢位　　　b．終了肢位
図10　肩甲骨運動制御を改善するための方法③
壁に向かって立った状態からの両上肢の上方滑り運動

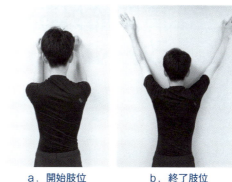

a．開始肢位　　　b．終了肢位
図11　肩甲骨運動制御を改善するための方法④
壁に向かって立った状態からの両上肢の外上方滑り運動

にて5秒ほど保持した後に，開始肢位まで戻す．

3．方法③（図10）

肩関節屈曲90°，肘関節屈曲90°で，前腕と小指外側を壁につけた状態で壁に向かって立つ．これを開始肢位とする．この時に胸鎖関節での鎖骨の後退が十分に起こっていることを確認する．この肢位を維持することで胸鎖関節での鎖骨のアライメントはニュートラル肢位となる．そして，両上肢を壁に沿った状態で上方に滑らせ，両肘関節を伸展する．この時に肩鎖関節での肩甲骨上方回旋が十分に起こっていることを確認して行う．肩鎖関節での肩甲骨上方回旋運動が不十分な場合は，徒手的に修正する．肩関節に痛みを訴える場合は，痛みを感じない角度まで行う．挙上位にて5秒ほど保持した後に，開始肢位まで戻す．

4．方法④（図11）

肩関節外転45°，肘関節屈曲90°で，前腕と小指外側を壁につけた状態で壁に向かって立つ．これを開始肢位とする．この肢位から両手を斜め外側方向に壁に沿って滑らせ，肘関節を伸展させる．この時に胸鎖関節での鎖骨の後退，肩鎖関節での肩甲骨上方回旋・外旋・後傾が十分に起こっていることを確認して行う．肩鎖関節での肩甲骨上方回旋運動が不十分な場合は，徒手的に修正する．肩関節に痛みを訴える場合は，痛みを感じない角度まで行う．挙上位にて5秒ほど保持した後に，開始肢位まで戻す．

◆ 文　献 ◆

1) Ludewig PM, et al：Alterations in shoulder kinematics and associated muscle activity in people with symptoms of shoulder impingement. *Phys Ther*　80：276-291, 2000
2) Ludewig PM, et al：Motion of the shoulder complex during multiplanar humeral elevation. *J Bone Joint Surg Am*　91：378-389, 2009
3) Ludewig PM, et al：The association of scapular kinematics and glenohumeral joint pathologies. *J Orthop Sports Phys Ther*　39：90-104, 2009
4) Kibler WB, et al：Current concepts：scapular dyskinesis. *Br J Sports Med*　44：300-305, 2010

7 肩関節外転位保持機能を即座に改善する

常盤直孝／川越整形外科

Clinical Points
1. 第1肋椎関節の位置異常を修正する
2. 小菱形筋を機能させる
3. 徒手療法の技術向上が不可欠である

はじめに

　肩関節は，広義に胸鎖関節，肩鎖関節，肩甲胸郭関節，第2肩関節，肩甲上腕関節の5つの関節に分類される．肩関節を外転位で保持する場合，それぞれの関節が適切に機能し安定することが重要であることはいうまでもないが，着目すべきは椎間関節と肋椎関節の安定性の強化である．例えば，肩関節外転運動を行う場合，椎間関節や肋椎関節は支点として重要な機能を有する．また，肘関節伸展位で肩関節を外転する場合，肩関節の運動軸から手指先端までの質量が大きな負荷となり，肩関節外転位を保持するためには上肢質量に応じた内部肩関節外転モーメントを発揮できるための身体機能が必要となる．そのため，椎間関節と肋椎関節の機能低下があると，それがわずかなものであっても支点として機能せず，内部肩関節外転モーメントを十分に発揮できなくなり，上肢の可動性や筋機能に大きく影響する．

　臨床では，わずかな負荷がかかっただけで肩甲骨を適切な位置に維持できず，肩甲骨が下方回旋し，肩関節外転位保持が困難なケースが多く見受けられる．こうした機能低下は，肩こりや頸部から上肢の筋緊張亢進を招き，応力が神経に作用すると神経機能にも影響を及ぼすことになる．高齢者や実年層，スポーツ選手など幅広い層にみられる現象であり，椎間関節と肋椎関節の安定性が改善することにより肩関節外転位保持が可能となり，重量物を持ち上げたり，上肢の質量を保持しながら自由に動かすことが可能となる．本稿では，第1肋椎関節の安定性の改善と小菱形筋の機能に着目し，その評価と治療の方法について述べる．

小菱形筋について

　小菱形筋は，第6・7頸椎棘突起から起始し肩甲骨内側縁上方（肩甲棘の高さ）に停止し，肩甲骨を内側上方に引く作用がある．小菱形筋は，大菱形筋とともに肩甲骨内側縁で前鋸筋と連結し，肩甲骨の安定性に貢献している．

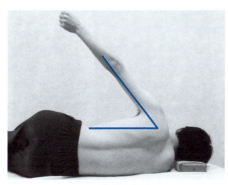 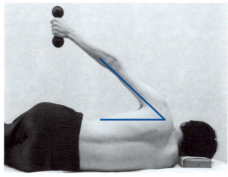

a. 重錘負荷前　　　　　　　　　　　　b. 重錘負荷後

図1　肩甲骨固定性評価①―徒手操作前

肩甲骨の固定性を評価する．図では2 kgの重錘負荷で評価しているが，ブレイクテストでもよい．第1肋椎関節の適合性が不良な場合，外部肩関節内転モーメントを加えると，肩甲上腕関節の機能異常がなければ，肩甲骨は下方回旋し肩関節外転位を保持できない

単独で大きな筋力を発揮することは困難であり，大菱形筋や前鋸筋とともに肩甲骨上方回旋のフォースカップル（force couple）に作用する他の筋群とともに肩甲骨の動的安定性に大きく貢献している．小菱形筋は，その走行と筋量から筋出力を調整することで肩甲骨の下方回旋に対する位置異常をモニタリングする役割があると考える．つまり，小菱形筋が機能することで他の筋群と共同して肩甲骨を適切な位置に維持し，肩甲胸郭関節の安定性を得ることが可能となる．

評　価

患側を上にした側臥位とする．この時，体幹が前方へも後方へも回転しないように，リラックスできる位置とする．頸部にも余分な緊張が入らないように枕の高さに注意する．患者の上肢をセラピストの手でゆっくり持ち上げ，約45°外転位で保持し，さらに上腕骨内側上顆と外側上顆を結んだ線が，肩甲骨面と一致する位置をとる．患者に，上肢をそのまま保持するように指示する．セラピストは，ゆっくりと患者の上肢から手を離す．その際に，患者が自分の上肢の質量に対応して肩関節を外転位保持できているかどうかを確認する．肩甲骨の安定性が低下している場合，肩関節を外転位で保持できず，肩甲骨が下方回旋し，肩関節が内転する場合がある．この時，肩甲上腕関節で動いているのか，肩甲胸郭関節で動いているのかを評価する．肩甲上腕関節で動いている場合は，腱板機能が低下している可能性がある．肩甲胸郭関節が下方回旋する場合，肩甲骨の安定性が低下していることが考えられる（図1）．

方法①（図2）

セラピストは，第1肋椎関節上で第1肋骨下縁に指をおき，後方回旋する方向に軽く誘導する．決して，強く動かしてはならない．徒手操作でわずかな刺激を与え，肋骨に後方回旋の動きを誘導する．強く動かしすぎると患者の筋緊張が増し，正確な動きを誘導できない．セラピスト自身が与えた徒手操作に，患者の身体がどのように反応しているか集中して指先から情報を得る必要がある．次に肋骨頭に指をあて，わずかな圧迫を加えながら後方回旋を誘導する．関節適合性が良好になると抵抗感がなくなり，関節の位置異常が修正され，ニュートラルな位置に修正されたと判断する（図3）．わずかであっても，抵抗感

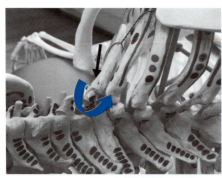 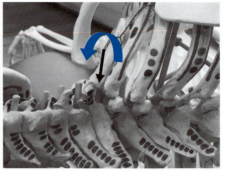

a．第1肋椎関節の適合性を改善する方法　　b．第1肋椎関節の適合性を不良にする方法

図2　第1肋椎関節の徒手操作の方法

a：右肩関節を例に示す．左図のように第1肋椎関節の肋骨頭の下方を少し前方に押し込み，第1肋骨の後方回旋を起こす．この操作により，肋椎関節の安定性が確保され，小菱形筋が機能し，肩甲骨の安定性が増して肩関節外転位保持が可能となる
b：逆に第1肋椎関節の上方を少し前方に押し込み，第1肋骨の前方回旋を起こすと，第1肋椎関節は不安定となり，小菱形筋の機能が低下し，肩甲骨の安定性が低下して肩関節外転位保持が困難となる

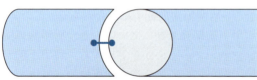

a．関節適合性が改善した場合

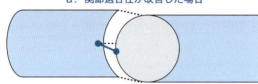

b．関節適合性が不良な場合

図3　肋椎関節を上方からみた模式図

a：関節の適合性が良好な場合，凹凸の法則が適切に機能し，関節の生理的運動（構成運動）が可能となる．そのため肋骨の可動性が確保され，肋骨運動に必要な関節モーメントの発揮も容易となる
b：関節適合性が不良な場合は，凹凸の法則がうまく機能せず，荷重伝達機能が低下し，関節可動性と関節安定性を同期することができなくなる．関節の生理学的運動が制限され，肋骨の可動性が低下し，肩甲胸郭関節の安定性の低下を招く

を強く感じたら刺激が強すぎることになる．徐々に抵抗感がなくなり，軽く抜けるように感じたら，小菱形筋が収縮しているボリュームを確認する．この操作により，肩甲骨の胸郭上での安定性が増し，上肢の外転位保持が可能となる（図4）．これらの操作が正確に行われているかどうかを確認するためには，先ほどと逆の操作をする．すなわち，第1肋骨を前方回旋するように，先ほどと逆の操作を行う（図2b）．この操作で第1肋椎関節は関節適合性が低下し，第1肋椎関節の荷重伝達が不十分となり，肩甲骨の外転位保持機能が低下し，肩関節を外転位で保持することが難しくなる．日本人に多い円背やスウェイバックなどの特徴的なマルアライメントを有する患者は，もともとこうした関節位置の異常をきたしていることが多い．このような患者は，肩甲胸郭関節の安定性が低下し，肩甲上腕関節機能の低下を招き，関節構成体に生理学的許容範囲を超えた力学的応力がかかり，さまざまな病態を招くことにつながる．

方法②

患側を上にした側臥位で，股関節・膝関節屈曲位でリラックスさせる．仙骨を腸骨に対して前方に軽く圧を加える．決して，強く圧

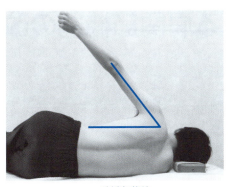 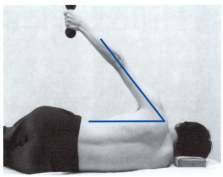

a．重錘負荷前　　　　　　　　　　　　b．重錘負荷後

図4　肩甲骨固定性評価②—徒手操作後
第1肋椎関節の適合性が良好になると，2kgの重錘を負荷しても肩関節外転位保持可能であり，強い外部肩関節内転モーメントを発生させても問題なく保持できる

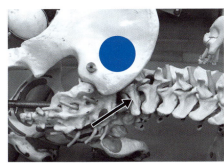 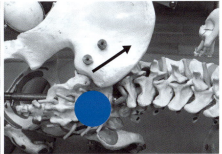

a．仙腸関節の適合性を改善する方法　　b．仙腸関節の適合性を低下する方法

図5　仙腸関節の徒手操作の方法
a：矢印の方向に仙骨をわずかに前方に圧迫をかけ，腸骨に対する仙骨の前方移動を誘導する．仙腸関節がニュートラルな位置になると荷重伝達機能が向上し，肩関節外転動作における固定源として機能し，肩関節外転位保持が容易となる（丸印は固定，矢印は動かす方向を指す）
b：逆に仙骨に対して腸骨を上前方に誘導するように軽く圧迫を加えると，仙腸関節の荷重伝達機能が低下し，肩関節外転動作における固定源としての機能が低下し，肩関節を外転位で保持することが困難となる（丸印は固定，矢印は動かす方向を指す）

迫してはならない．次に腸骨に対して前方に誘導するように軽く刺激を入れ，5～10秒保持する．この時，仙骨に圧迫を加える抵抗感が軽く抜けるまで刺激を入れる．適切な位置まで動いたら，それ以上刺激を入れる必要はない．仙腸関節がニュートラルな位置に修正されるまで刺激を入れる（図5a）．この操作で仙腸関節の荷重伝達機能が改善され，肩関節外転運動における固定源としての機能が改善する．肩関節を外転位で保持し，肩関節外転位保持機能が改善しているかどうか評価する．逆に腸骨を前上方に誘導すると，仙腸関節の荷重伝達機能が低下し，肩関節外転運動における固定源としての機能を果たさなくなり，外転位保持が困難となる（図5b）．徒手療法の技術向上がこれらの評価（仮説立証）のポイントとなる．

8 壁叩き動作による肩関節機能の改善

杉山隆廣／高島平中央総合病院 リハビリテーション科

Clinical Points
1. 遠位部の連続動作による近位部の安定化
2. 同時収縮による肩関節機能の安定化
3. オーバーヘッド動作の機能改善

はじめに

腱板機能不全などの患者に対して，肩関節回旋筋群の筋力訓練としてセラバンドなどを用いた多くの方法がある．その中でより機能的かつ，協調性が必要なエクササイズとして叩き訓練を紹介したい．なお，先輩PTがやっていた腱板エクササイズを15年間も工夫・改良し，さらに変化とバリエーションが増えたので紹介する．

壁叩きの目的

その目的として，①肩甲帯の安定性向上，②肩関節回旋筋群の筋力強化，③体幹の安定性向上，④上肢機能協調性の向上があげられる．

壁叩き動作（基本形）

1．スタートポジション（図1，2）

壁の前に正対して立ち，肩関節屈曲・外転

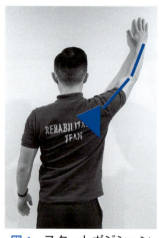

図1　スタートポジション

140°周辺，肩甲骨面上（ゼロポジション）で壁を連続して叩く．この際に重要なのは，肩甲骨と上腕骨の位置関係である．基本的には，ゼロポジションでアライメントを行わなければ高い効果は期待できない．

2．効　果

内旋・外旋・中間位にて叩くことにより，

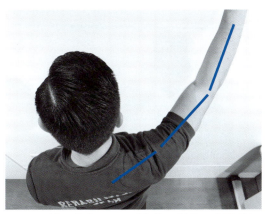

図2 ゼロポジション（内旋・外旋・中間位）

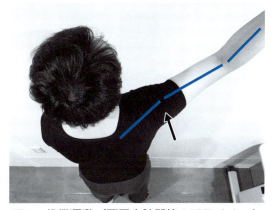

図3 代償運動（肩甲上腕関節のアライメント異常）

肩甲下筋，棘下筋，棘上筋などが同時収縮し，安定位を維持する．また，ゼロポジションを保持するためには肩甲棘と上腕骨が一直線上にあることが重要であり，叩くことにより肩甲胸郭関節上での内転・外転運動が生じる．叩き動作を繰り返す中で，肩甲骨部において徐々に収縮感覚が起こる．

3．叩き方

上肢全体で叩くようにし，肩関節の回旋および肘関節の屈曲・伸展は起こらない状態で，肩甲骨の内転・外転で壁を叩く動作を繰り返す．叩き動作，はじめはゆっくりと同一の位置で連続的に叩く，徐々にスピードを早くし，強さを強くしてリズミカルに叩く．叩くという動作の目的は，強い衝撃を与えることではない．最終的には細かく強く叩くことが，より効果を出すためには重要である．手関節による動きや肩関節の内旋・外旋により叩かれることも多く，特にスピードが早くなるとよくみられる．しかし，目的が手関節の協調性の向上や，肩関節の内旋・外旋運動の強化であれば，その動作を強調することは間違いではない．

4．代償運動（図3）

肩甲骨のウィンギング，肩関節のアライメント異常，腰椎の過剰伸展や体幹での代償がみられた場合は運動を中止する．また，それらの代償運動は評価としても捉えられる．肩甲骨の偏位が起こる場合は肩甲骨の安定性の低下が，また体幹過伸展などの代償がみられる場合は体幹の安定性の低下が示唆される．壁叩き動作を正しく繰り返すためには，体幹および肩甲帯の安定性がより機能的なポジションで繰り返されることが重要となる．

壁を叩く動作による影響

壁を叩く動作によって，①同時収縮による安定性向上と②支点の変更の影響が考えられる．例えば，壁を叩く運動では，叩くまでの運動は開放性運動連鎖で，支点は胸鎖関節にあり，末梢部が作用点となる．壁を叩いた瞬間に閉鎖性運動連鎖となり，支点は壁に触れた部分となって，作用点が肩甲骨と変化する．その時，肩甲帯に不安定性があると肩甲骨が偏位し，翼状肩甲になる場合やゼロポジションから逸脱してアライメント不良となってしまう．

日常生活やスポーツでのオーバーヘッド動作への活用

日常生活の中でオーバーヘッド動作は，高い所の物を取る，洗濯物を干す，窓を拭くなど，多くの場面みられる．また，投球動作や

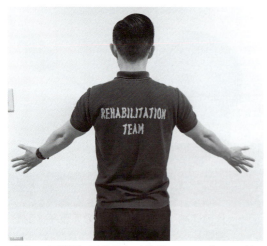

図4　両側性の壁叩き（体幹へのアプローチ）

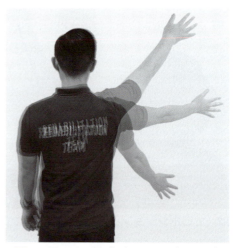

図5　壁叩き（各角度でのアプローチ）

テニスのサーブやボレー，バレーボールのアタックおよびサーブ，水泳の入水からのキャッチ時など，多くのスポーツ動作の中で肩関節の機能低下によるオーバーヘッド動作の障害は多くみられる．このような動作では，オーバーヘッドのポジションが不安定になることが多く，その不安定な位置での高負荷な動作が障害につながっていると考えられる．

肩関節の安定性向上には，インナーマッスルの強化が重要となる．その中で壁叩き運動は，より機能的なポジションでの筋力強化とスピードや協調性の改善に使用可能である．また，壁叩き動作の反復は機能的ポジションの学習効果も期待できる．

オーバーヘッド動作に必要になるのは，手が上がるようになることだけではなく，その位置での機能的活動である．投球動作においては，トップの位置から加速期のいわゆる肩関節にかかる負担は大きくなるポジションにおいてであり，特に壁叩き運動が効果を上げる．

壁叩き変法

1．体幹不安定に対して（図4）

両上肢にて壁叩きを行わせることで，体幹の回旋ストレスをなくし，屈曲・伸展方向への刺激となる．なお，肩関節面上では30〜45°外転位にて行う．

2．肩甲骨不安定に対して（図5）

ゼロポジションでの位置の壁叩きではなく，肩甲骨面上でのエクササイズを外転30°・45°・60°・90°・120°と角度を変化させながら行う．

おわりに

筆者は，今までに臨床上で腱板機能に対するさまざまなエクササイズを行ってきたが，どれも実際の動きの中で機能しているようには感じなかった．壁叩き運動は，オーバーヘッド動作の中ではより機能的であり，競技復帰時の動作獲得の過程では非常に有効である．オーバーヘッドスポーツの中でも上肢の角度変えながら，より競技動作に近いところで繰り返すことができ，いろいろな使い方ができる運動である．例えば，水泳の入水時にはより大きな屈曲位でかつ肩甲骨の上方回旋位で行わせる．また，肩関節反復性脱臼のラグビー選手では脱臼肢位に近い位置で繰り返すことで反応スピードの強化に使用することができる．

9 肩甲上腕関節保護機能に対しての スクリーニングテストの一案

山口光國／セラ・ラボ

Clinical Points
1. 力学的視点に基づく考察
2. 生理学的運動の配慮
3. 良し悪しの判断前に事実を抽出する

はじめに

　関節障害において外力という問題は，非常に重要である．しかし，非外傷性の障害における問題は，身体動作により生じる関節への負担であり，自身の身体運動によって引き起こされるものである．身体動作における関節が担っている機能は，運動・制動・保護の3種に分けられ，運動・制動の働きが大きくなれば，関節の負担が増すと考えられる．そのように考えると，いわゆる外力に相当するのは，運動機能により生じる負担と制動により生じる負担となり，保護機能を含め，各機能の働くバランスが障害発生に強く関わることが予想される．特に「運動機能＋制動機能＞保護機能」という構図が非外傷性の関節障害を引き起こすことが多いと考えられる．

　実際，保護100％は無動であり，関節運動を伴う場合には，関節に負担をかけないための対応として，運動または制動のどちらであっても，大きな力とならないような減速や負荷分担などがなされることからも理解される．

　つまり，障害を有する関節への対応，あるいは障害を予防するためには，保護機能の能力を超えた運動・制動負荷が問題であり，筋力が発揮できるか，関節可動域が十分に獲得できているかより以前に，この保護機能の評価が重要となる．逆を返せば，力が出ないのではなく出さないようにしており，関節可動域が制限されているのではなく，動きすぎがないように止めているのかもしれないことになる．保護機能を評価しなければ，筋力低下なのか，抑制なのか，制限なのか，抑止なのか，判断することはできず，保護機能の評価のない安易な筋力の強化，関節可動域の拡大は関節の障害を助長しかねない．

　肩甲上腕関節における保護機能で最も基本となるのは，上腕骨と肩甲骨関節窩の向きとの関係があげられる．肩甲骨関節窩面が土台となり，上腕骨が動くことが肩の運動において最も理解しやすいが，関節窩面が静止した状態での上腕骨の運動あるいは制動は，非常に大きな負担を関節にかけることになる．よって，日常における上肢運動では，関節窩

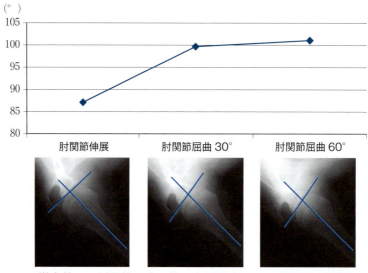

図1 45°挙上位での肘関節屈曲に伴う水平面上における肩甲上腕関節角度

面上で骨頭が滑り出さないよう上腕の動きに応じ関節窩面の向きが調整されている.

X線上にて，関節窩前縁と後縁を結ぶ線に対する上腕骨長軸とのなす角度を計測すると，45°挙上位にて上腕骨を保持し，前腕だけを動かして肘関節を屈曲させると，その動きに合わせ上腕骨は，そのままで肩甲骨の向きの調整が確認される（図1）．肩甲骨を土台としながらも，上肢の状態に合わせて肩甲骨の向き調整が同時になされていることが理解される．

また，力学的に考えても上肢遠位に外力が加わった場合，上肢を肩甲骨に引きつけるよりも上肢に合わせて，まず肩甲骨が追従したほうが関節にかかる負担を顕著に減少することができる．しかし，従来の評価方法は中枢側の肩甲骨に対しての上腕骨の動きによる評価がほとんどであり，肩甲上腕関節の保護機能を評価するには不十分であった．

今回，紹介する方法は上腕骨頭に対して肩甲骨関節窩面が対応できる動きをおおまかながら把握するものであり，これまでの運動学的な考えを一新するものである．

方　法

方法は非常に簡単であり，対象側の上腕骨頭を固定し，肩甲骨の関節窩面の移動を確認するものである．例えば，投擲動作が必要な競技では背臥位にて肩甲棘ならびに肩甲骨の棘下窩をもとに他動的にゼロポジション近似肢位をとらせ，肘関節を屈曲させて肘頭を検者の体幹部にあて上腕骨遠位端を固定したハンモックポジションにて，他動的に肩甲帯を前方・後方・上方・下方へ移動させる（図2）．

また，上肢の運動では，あるポジションからの上肢移動は，肩甲骨関節窩面があらゆる方向に調整できることが条件と考えられ，運動終了肢位で同様に評価したり，関節包の張力がすべて均一となる，関節窩面上での挙上45°，内旋・外旋・中間位で評価すれば，どのような肩甲骨関節窩面の調整能力の獲得が必要になるかという有用な情報となる．投擲動作を踏まえたスクリーニングテストは，4方向としたが，より詳細な評価が必要な場合は，関節窩面を時計の文字盤に見立て，あらゆる方向への移動能力を確認している．

スクリーニングテストとして用いる基準は，数値ではなく左右差，ならびに各運動方

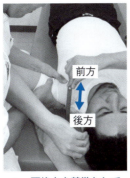 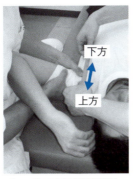

a. 肩峰点を基準として計測　　b. 烏口突起部を基準として計測

図2　上腕骨を基準とした肩甲帯の運動範囲計測

ハンモックポジションにて肘頭部を固定し，他動的に肩甲帯を動かし得た範囲の計測（前方，後方・上方，下方）

表1　自覚される肩のパフォーマンスレベルとの関係

a. 肩甲骨に対する上腕骨の動き（一般的な関節可動域）

	下垂	90°外転	90°屈曲
外旋	0.26	−0.02	0.41*
内旋	0.15	−0.06	−0.52*

b. 上腕骨を基準とした肩甲帯の動き

	前方	後方	上方	下方
移動距離	0.81**	0.52*	0.85**	0.72**

数値はピアソンの積率相関係数，＊：中等度の関係，＊＊：強度の関係

向への運動許容範囲の差であり，さらなる詳細な総合的判断が必要か否かの分別として用いられるものである．

臨床の実際

肩の機能回復あるいはリコンディショニングを目的とし，投擲動作を必要とする男子競技選手と，大学野球部部員の計53名（年齢18～38歳，平均24.1±4.7歳）を対象として，visual analog scale（VAS）を用い，現在の自覚される肩の状態をアンケート用紙により確認し，上肢下垂位，外転90°位，屈曲90°位での各肢位における内旋ならびに外旋運動の角度の計測と，本スクリーニングテストを実施した．

以上の調査をもとに，肩の自覚される状態と，各肢位における回旋可動域ならびにスクリーニングテストの結果との関係をピアソンの積率相関係数を用い統計学的に検討した．さらに，自覚する肩の状態の満足度，不満足度に対する予備調査から70％以下を不満足群，70％以上を満足群とし，両群の差ならびに投球側と非投球側の差についてT-testを用い統計学的に検討した．なお，スクリーニングテストの数値は，上下は烏口突起部の移動距離，前後は肩峰部の移動距離とした．

その結果，自覚される肩の状態と，関節可動域，肩甲帯の許容範囲との関係を表1に示す．関節可動域では，屈曲90°位における内旋ならびに外旋のみに中等度の関係が認められた．これに比較し，肩甲帯の許容範囲との関係は，自覚される肩の状態と非常に強く，後方への移動範囲が中等度の関係であったが，前方，上方，下方とは非常に強い関係が認められ，自覚される投擲能力が低いほど，肩甲帯の運動許容範囲は小さく，自覚される投擲能力が高いほど，肩甲帯の運動許容範囲は大きい結果となった．また，屈曲位の内旋角度と自覚する肩の調子は，負の関係を示し，動きが大きいほど調子が悪いと自覚する結果となった．

この結果は，推察ではあるが，関節運動に頼るほど関節への負担を感じているものと考えられる．安易に内旋の可動範囲を広げてはならないということではなく，肩甲骨の関節窩面の調整能力ならびに肩甲骨と上肢をともにした移動能力と合わせて獲得すべきものと捉えるべきである．

一般的に推奨される肩甲骨の移動能力の拡

	肩関節可動域（°）					
	下垂位		90°外転位		90°屈曲位	
	外旋	内旋	外旋	内旋	外旋	内旋
満足群	60±11.2	65.7±7.9	99.7±6.3	15.9±8.8	82.1±9.9	0.9±5.2
不満足群	59.4±11.3	69.6±10.2	99.6±9.9	16.9±7.5	81.7±9.9	2.9±6.2

**：p＜0.01

	肩甲帯移動距離（cm）			
	前方**	後方**	上方**	下方**
満足群	3.8±0.5	3.8±0.5	3.8±0.4	3.9±0.4
不満足群	2.4±1.2	2.9±0.9	2.9±0.8	3.1±0.9

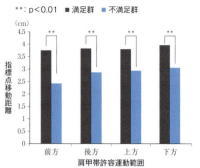

図3　満足群と不満足群の比較

	肩関節可動域（°）					
	下垂位		90°外転位		90°屈曲位	
	外旋	内旋	外旋**	内旋**	外旋	内旋**
投球側	59.4±11.3	69.6±10.2	99.6±9.9	16.9±7.5	81.7±9.9	2.9±6.2
非投球側	59.7±9.7	70.9±6.6	92.6±3.9	23.8±8.2	79.4±13.9	10.6±9.6

**：p＜0.01

	肩甲帯移動距離（cm）			
	前方**	後方**	上方**	下方**
投球側	2.4±1.2	2.9±0.9	2.9±0.8	3.1±0.9
非投球側	4.0±0.4	3.8±0.3	3.9±0.4	4.1±0.5

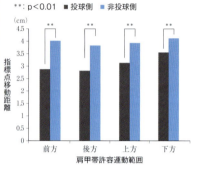

図4　投球側と非投球側の比較（不満足群）

大も，臨床的にいうと一概によしとはいえない．肩甲骨の外転移動は，肩甲上神経を損傷させる危険が高く，実際，過外転症候群という疾患として扱われている．つまり，肩甲上腕関節にかかる負担減少にはなるが，別の危険を招くことも考慮しなくてはならない．屈曲位の内旋可動域も同様であり，いざという時には関節可動域が広いほうが障害の予防となるが，内旋に頼る投げ方は逆に肩甲上腕関節の負担を助長させると認識しなければならない．

自覚される肩の状態の満足群と不満足群での比較において，関節可動域については両群に有意差を認められず，可動域の範囲が必ずしも満足，不満足に反映されるものではないことが示唆された．これに対して，肩甲帯の許容範囲については明らかな差が認められ，不満足群に対し，満足群での肩甲帯許容運動範囲が有意に大きい結果となった（図3）．

不満足群の投球側と非投球側との比較では，関節可動域において投球側と非投球側との間に，90°外転位での内旋・外旋および90°屈曲位での内旋でのみに有意差を認めた．また，肩甲帯の許容範囲の比較では，すべての方向について投球側と非投球側との間に明らかな差が認められ，非投球側と比較して投球側での肩甲帯運動許容範囲は有意に小さい結果となった（図4）．

自覚される肩の状態の満足群では，関節可動域での90°屈曲位，外旋運動を除き，他のすべての運動で投球側と非投球側との間に有意差を認めた．また，肩甲帯の許容範囲では，いずれの方向においても，投球側および非投球側による明らかな差は認められなかった（表2）．

また，一般の症例においても，従来の上肢をあやつる関節可動域の改善を図らなくても，肩甲骨の向きの調整範囲を改善させることにより，関節可動域の改善が得られること

表2 投球側・非投球側の比較（満足群）

	肩関節可動域（°）					
	下垂位		90°外転位		90°屈曲位	
	外旋**	内旋**	外旋**	内旋**	外旋	内旋**
投球側	60.0±11.2	65.7±7.9	99.7±6.3	15.9±8.8	82.1±9.9	0.9±5.2
非投球側	65.0±10.4	69.0±8.8	91.5±9.8	25.6±9.8	81.37±12.3	11.7±8.2

	肩甲帯移動距離（cm）			
	前方	後方	上方	下方
投球側	3.8±0.5	3.8±0.5	3.8±0.4	3.9±0.4
非投球側	3.7±0.4	3.8±0.4	3.9±0.3	4.0±0.4

** : $p<0.01$

が多く，動かないのではなく，動かさないようにしている症例を多く経験する．

臨床的意義

本スクリーニングテストは，手法ではなく考え方が独創的であると考えている．まず，①関節機能を運動・制動・保護の機能に分類し，運動・制動が強くなれば関節にかかる負担が増長することを踏まえ，予防のためにはいかに運動・制動を単独の関節に担わせないかになり，障害肩においては運動・制動の前に保護機能をいかに高めるかが重要である．②上肢の運動において，肩甲骨関節窩面を土台としていながら上肢の運動に呼応し，関節窩面の向きを調整し保護を図るという，上腕骨，肩甲骨相互の運動により遂行されている．したがって，保護機能の一つとして各肢位において上腕骨に対し，肩甲骨関節窩面の移動能力が関節保護機能のスクリーニングテストとなりうる．③スクリーニングテストとは，あくまでも合否または是非を決定するものではなく，表出されている事実が対象の特徴であるか，問題であるかについて調査する必要の有無を分別するものであり，短時間に簡易的に実施可能で，差という観点でおおまかに分別できるものである．

これらの観点から，特にスポーツの現場では時間が少ないため，まず詳細な評価が必要であり，そうかどうかの簡易なテストとしての有用性，保護を基盤とする対応の示唆になりうるものと考える．

このテストだけでは，どのような対応をすべきか導き出すことはできないが，教科書やエビデンスに従うのではなく利用し，総合的に判断するうえで貴重な情報になりうるものと考える．

◆ 文　献 ◆

1) 山口光國, 他：上腕骨位置を基本とした肩甲帯の運動許容範囲. 肩関節　33：805-808, 2009

10 手の皮膚評価から肩の反応を引き出す方法

川井誉清／松戸整形外科病院 リハビリテーションセンター

Clinical Points
1. 手の肢位を考慮して肩の治療をする
2. 皮膚の寄りやすいポイントを探す
3. パターンに分けて治療する

手を使うために肩がある

ヒトは，日常生活において手の作業を行うために肘や肩の位置を調整している．特にわかりやすい事例として，書字動作やタイピング動作など繰り返し行われるような動作は，作業効率を考慮して行っている．また，肩疾患患者では自覚的に筋緊張が入っていることがわかりにくく，セラピストの触り方で筋緊張をあげてしまう場合も多い．そのため，筆者は手関節肢位を考慮した肩関節や肩甲胸郭関節を操作することで，実際の動作に近い運動が行えると考えている．

手関節の皮膚の皺を評価する（図1, 2）

手関節の皮膚を擦るように，皮膚の動きが寄りやすい方向を評価し，橈屈・尺屈・掌屈・背屈の4パターンから選択する．橈屈・尺屈の判定は，橈側に動く場合は橈屈，尺側に動く場合は尺屈と評価する．図1の場合は尺屈と判断する．また掌屈・背屈の判定は，橈骨茎状突起付近で背側の場合は背屈，掌側の場合

図1 尺屈また橈屈誘導の評価
a．尺側へ皮膚誘導評価　b．橈側への皮膚誘導評価

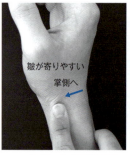
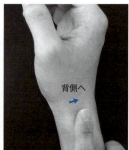

図2 掌屈また背屈誘導の評価
a．掌側へ皮膚誘導評価　b．背側への皮膚誘導評価

は掌屈とする.図2の場合は掌屈と判断する.

手の使い方を4パターンに分類する

手関節の運動方向から,①手関節掌屈・橈屈,②手関節掌屈・尺屈,③手関節背屈・橈屈,④手関節背屈・尺屈の4つに分類する(図3).

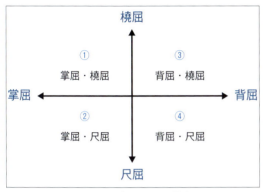

図3 4パターンに分類

皮膚が集約するパターンで肩関節を操作する(図4)

皮膚が集約するパターンで手関節を把持し,肩甲上腕関節や肩甲胸郭関節を操作して治療を行う.福井[1]は,皮膚の皺や深さが大きいほど運動が生じにくいとしているため,評価から得られた手関節肢位を保持することで,末梢に過剰な緊張が生じない状態で,肩の治療が行える.

臨床応用

手関節の皮膚の評価からスクリーニングを行い,肩甲骨との関連性を評価する(表1).例えば,手関節の皮膚評価が掌屈・橈屈パターンとなれば,肩甲骨を上方回旋・外転方向に運動を生じさせる前鋸筋を促通するようなホームエクササイズを指導する.各パターン

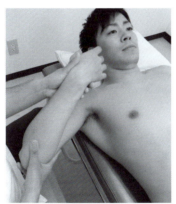
a. 肩甲上腕関節 ROM エクササイズ

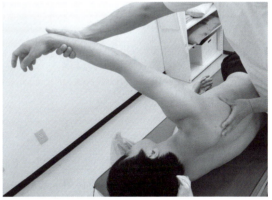
b. 肩甲胸郭関節との協調性エクササイズ

図4 手関節肢位を保持した状態で ROM エクササイズを行う
図は手関節掌屈・橈屈パターン

表1 前腕および肩甲骨との関連

	前腕	肘関節	肩甲骨
①掌屈・橈屈パターン	回外	屈曲	上方回旋・外転
②掌屈・尺屈パターン	回内	伸展	上方回旋・内転
③背屈・橈屈パターン	回内	屈曲	下方回旋・外転
④背屈・尺屈パターン	回外	伸展	下方回旋・内転

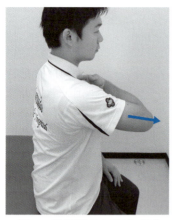
図5 前鋸筋エクササイズ

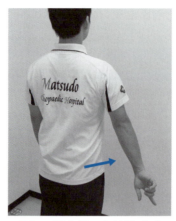
図6 棘上筋エクササイズ

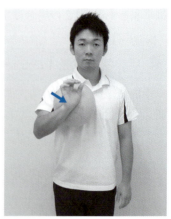
図7 肩関節内旋エクササイズ

における運動療法の例をあげる．

1．掌屈・橈屈パターン（図5）

手関節を掌屈・橈屈することで前腕回外し，肘関節屈曲および上腕を内旋し，肩甲骨は外転・上方回旋させる．そして，肘関節屈曲位で肘を突き出すように運動を行う．

2．掌屈・尺屈パターン（図6）

手関節を掌屈・尺屈することで前腕回内し，肘関節伸展および上腕を外旋し，肩甲骨は内転・上方回旋させる．そして，肩甲骨の傾斜に合わせて肩関節外転運動を行う．

3．背屈・橈屈パターン（図7）

手関節を背屈・橈屈することで前腕回内し，肘関節屈曲および上腕を内旋し，肩甲骨は外転・下方回旋させる．そして，ボールなどを押しつぶすように肩関節内旋方向へ運動を行う．

4．背屈・尺屈パターン（図8）

手関節を背屈・尺屈することで前腕回外し，肘関節伸展および上腕を外旋し，肩甲骨は内転・下方回旋させる．そして，ベッドにつけた手を押すようにして運動を行う．

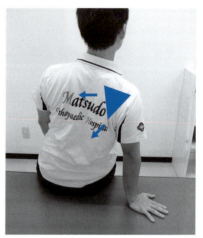
図8 肩甲骨の安定性エクササイズ

得意な肢位から行う

上肢帯の機能は自由度が非常に高く，巧緻性が求められるため，まずは行いやすいパターンを評価し，最終的にはどのパターンでもできるようにアプローチする．また，手だけ操作すればよいというものではなく，必ず最終的には肩関節の局所の動きが改善するかを必ず評価する．なお，炎症症状が強く出現している場合は，どの方向でも変化がないことが多い．

◆ 文　献 ◆
1) 福井　勉：皮膚運動学─機能と治療の考え方．三輪書店，2010，pp23-24

11 肘関節後方インピンジメントにより生じる疼痛を改善する

林　典雄／運動器機能解剖学研究所

Clinical Points

1. 肘関節後方脂肪体
2. 上腕三頭筋内側頭の緊張および癒着の改善
3. 上腕三頭筋内側頭および肘筋の関節筋機能の利用

肘関節伸展制限の病態

　肘関節伸展可動域を制限する病態として，前方支持組織（上腕筋，前方関節包など）の伸張性，滑走性が障害されて生じる場合と，肘関節伸展に付随した疼痛により制限される場合とに大別される．後者においては，肘関節後方で生じるインピンジメントが原因であり，骨軟骨性インピンジメントと軟部組織性インピンジメントに分類される．骨軟骨性の場合は，肘頭や肘頭窩の骨棘増生が原因となるため，その改善には手術によるクリーニングが実施される．一方，軟部組織性の場合は，後方関節包を含めた肘関節後方脂肪体（PFP：posterior fat pad）に起因することがほとんどであり，その改善には病態を理解したうえで行う運動療法が第一選択となる．本稿では，軟部組織性インピンジメントに関する超音波を用いた病態評価とその運動療法について解説する．

病態理解のための機能解剖

　肘関節後方に存在するPFPは，関節包内，滑膜外に存在し，伸展に伴う肘頭と肘頭窩との衝突を緩衝しつつ，肘頭の侵入をかわすように移動しながら後方関節包の関節内への捲れ込みを防止している．終末伸展時のPFPの動態を観察すると，90°屈曲位では肘頭窩に収まっているPFPが，30°，15°，0°と伸展するとともに，徐々に背側へ，そして近位へと移動している様子がわかる（図1）．なんらかの原因によりこのPFPの移動が制限されると，肘頭と肘頭窩との間で挟み込まれて疼痛が生じる（図2）.

　PFPの背側および近位方向への移動の理解には，上腕骨遠位における上腕三頭筋内側頭（TBMH：triceps brachii medial head）の付着様式についての知識が必要である．後方関節包は，肘頭窩を取り囲むように付着するが，その近位内側から中央にかけての一定幅には，軟部組織が何も付着しない部分が存在する（図3）．この部分は，肘関節屈曲・伸展

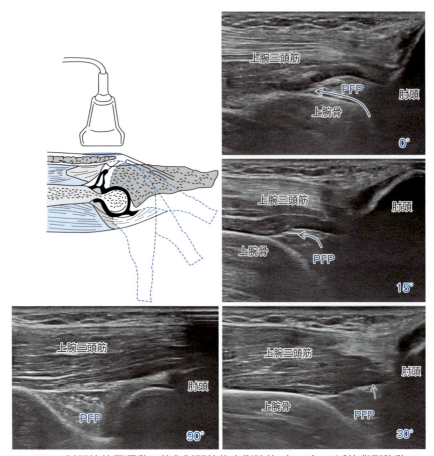

図1 肘関節伸展運動に伴う肘関節後方脂肪体（PFP）の近位背側移動

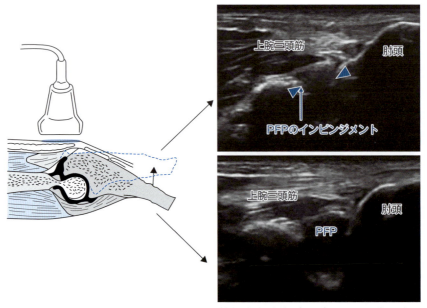

図2 実業団ソフトボール選手に生じた肘関節後方脂肪体（PFP）のインピンジメント

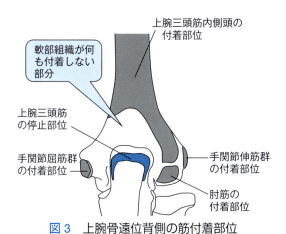

図3 上腕骨遠位背側の筋付着部位

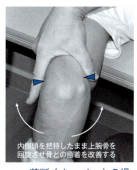

a．剪断（shearing）の操作

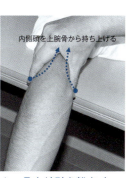

b．骨より引き離す（separation）の操作

図4 上腕三頭筋内側頭の癒着剥離技術

運動中のTBMHの滑りを円滑化するとともに，肘関節伸展時のPFPの近位移動も，このスペースが存在することで達成される．

PFPが肘関節後方でインピンジメントしているかどうかの評価は，超音波を用いた動態観察が，最も簡便かつ確実である．超音波で観察しながら，PFPのインピンジメントに同期して疼痛が発生するか否かを確認する．また，後述する運動療法を実施した後に再度超音波で観察し，PFPのインピンジメントが改善していることを確認することも重要な評価の一部である．

肘関節後方インピンジメントに対する運動療法

肘関節後方インピンジメントに対する運動療法の目的は，①PFPの近位背側移動を阻害する因子の排除，②TBMHを利用した関節包の引き出し（pull-out）機能の改善，③肘筋を利用した後外側関節包の引き出し機能の改善である．

1．肘関節後方脂肪体の近位背側移動を阻害する因子の排除

PFPが近位背側へ円滑に移動するには，移動先である肘頭窩近位のスペースが十分に確保されていることが大切である．移動スペースが減少する原因としては，TBMHの緊張に伴う硬さと移動スペース部での癒着がほとんどである．

運動療法は，TBMHの緊張緩和より開始する．セラピストは，上腕遠位部のTBMHを骨際で確実に把持し，TBMHの筋腹を冠状面上で回転するように移動させ，骨際を中心に伸張を加える．この技術は，TBMHの骨付着部への伸張を利用したⅠb抑制であり，緊張の低下とともにTBMHの移動幅が拡大してくる．TBMHの癒着に対しては，肘頭窩の近位2横指程度の範囲で，TBMHを骨際で把持し，上腕骨を回旋させることで癒着の改善を図る．この技術は，癒着部におけるTBMHの剪断（shearing）であり，その合間にTBMHを骨より引き離す（separation）ことで癒着は改善する（図4）．

2．上腕三頭筋内側頭を利用した関節包の引き出し機能の改善

続いて，TBMHと肘筋による関節包の引き出し機能の改善を行う．PFPの移動先のスペースが確保された後は，TBMHがもつ関節筋としての機能を利用して，関節包ごとPFPを近位方向へと移動させる．セラピストは，肘関節の自動伸展運動に先立ってTBMHを骨から遠ざけ，後方関節包に有効な引き込み張力が作用するように操作する

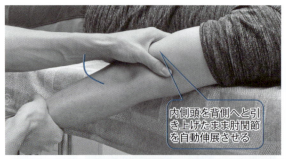
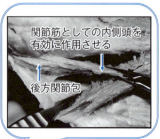
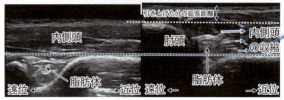

図5 上腕三頭筋内側頭を利用した関節包の引き出し操作

(図5).この操作を反復するうちに,肘頭と肘頭窩が直接衝突する感覚が得られる.

3. 肘筋を利用した関節包の引き出し機能の改善

肘関節後方でのインピンジメントに伴う疼痛が,比較的外側に限局している場合では,肘筋による関節筋機能がうまく作用していない場合が多い.肘筋が関節包を引き出す作用パターンとしては,① 関節包を広く引き出すタイプ,② 関節包の近位より引き出すタイプ,③ 関節包の遠位より引き出すタイプが存在するが,いずれにせよ肘関節外側後方の関節包のインピンジメントを防ぐ役割があるようである(図6).運動療法は,疼痛が生じる手前の角度から前腕の回内とともに肘関節伸展運動を反復する.これにより肘筋の関節筋機能が高まり,徐々に伸展時痛が解消していく.

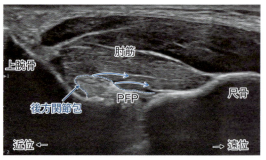

図6 肘関節外側後方の関節包に対する肘筋の関節筋機能

者の考え方について解説した.その評価には,骨性要因を排除したうえで後方脂肪体に対する超音波での動態観察がきわめて有用であり,臨床の中で広く普及していくことを願ってやまない.治療においては,関節筋機能をもつ TBMH と肘筋を利用した機能改善が症状改善の近道である.

◆ 文　献 ◆

1) 林　典雄:運動療法のための運動器超音波機能解剖—拘縮治療との接点.文光堂,2015,pp71-75

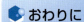

おわりに

肘関節後方のインピンジメントに関する筆

12 橈骨遠位端骨折症例における手指障害に対する評価
―肩関節に着目した検討

平田史哉／東京明日佳病院 リハビリテーション科

Clinical Points
1. 橈骨遠位端骨折後の手指伸展障害の特徴
2. 肩関節障害と手指伸展障害の関係
3. 手指可動域の評価の工夫について

はじめに

　橈骨遠位端骨折は，高齢者に多く，理学療法士が対応する機会が多い．橈骨遠位端骨折症例において手指運動障害は，その障害の程度に個体差はあるものの，頻発する障害の一つである．特に，観血的整復固定術の一つである掌側ロッキングプレート固定術後の症例では，術創部における手指屈筋腱の滑走障害や浮腫の残存などが生じやすい．掌側ロッキングプレート固定術の施行後は，翌日より手指屈筋腱のグライディングエクササイズや浮腫軽減アプローチを励行するが，これに抵抗する症例も多い．そのような症例に対し，受傷機転を考慮し肩関節を中心とした評価およびアプローチを行うことで良好な結果を示す症例を臨床では経験している．
　そこで今回，橈骨遠位端骨折の掌側ロッキングプレート固定術後症例における手指伸展障害に焦点をあて，合併する肩関節障害が手指可動域に与える影響について述べる．

橈骨遠位端骨折症例における肩関節障害の発生機序

　橈骨遠位端骨折の受傷機転の多くは転倒によるものであり，その際，肩関節・体幹の重量と，地面からの床反力による双方の力を受け受傷することから橈骨のみならず，肩関節にも相当な外力が加わる．これにより，上腕二頭筋長頭腱周囲や肩峰下滑液包周囲の疼痛を呈する症例が多い．しかし，手関節の変形や激痛により手関節に注目し，気づかないことがしばしばある．そのため，理学療法における問診や検査でみつかることも少なくない．橈骨遠位端骨折症例の肩関節における代表的な臨床症状は，肩関節の可動域制限や疼痛である．可動域制限では，挙上動作や外旋動作が制限されやすく（図1），疼痛では前述で示したとおり肩関節前方・上方の疼痛を訴える例が多い．

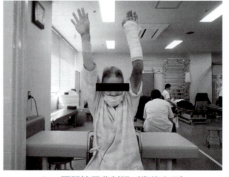

a．肩関節外旋制限（術後7日）　　b．肩関節屈曲制限（術後3日）
図1　橈骨遠位端骨折後の肩関節可動域制限を認めた症例
橈骨遠位端骨折後の掌側ロッキングプレート固定術後症例における肩関節可動域制限例を提示する．両症例ともに受傷後に肩関節可動域制限をきたした

肩関節障害と手指障害の関係

上腕二頭筋は，前腕近位掌側にて円回内筋および浅指屈筋腱に停止することは既知であり，疼痛や緊張亢進により浅指屈筋の機能低下をきたすことが予測される．これにより上腕二頭筋由来の肘関節および肩関節の症状が，中手指節間関節（以下，MP関節）および近位指節間関節（以下，PIP関節）における手指伸展可動域に影響を与えることが考えられる．

肩関節障害を示唆する手指の評価

固定術施行直後より，手指可動域および浮腫の評価，アプローチを行う．手指可動域の評価では，伸展可動域を中心に行い，MP関節伸展，PIP関節伸展位，遠位指節間関節（以下，DIP関節）伸展位とMP関節屈曲位，PIP関節伸展位，DIP関節伸展位の可動域を比較する．前者での可動域低下を認めた場合，手指屈筋群のタイトネスを示唆し，後者での可動域低下を認めた場合ではPIP関節およびDIP関節自体の可動域制限を示唆する（図2）．

前述の手指における可動域制限因子の示唆により，肩関節および肘関節の機能障害を評価する．

1．肩関節他動屈曲・伸展位における手指伸展可動域の評価（図3）

肩関節他動屈曲位では，上腕二頭筋は弛緩する肢位となる．この肢位にて手指伸展可動域の増大が得られた場合，上腕二頭筋の緊張亢進による浅指屈筋の過緊張に伴う手指伸展制限が疑われる．また，肩関節他動伸展位では上腕二頭筋が伸張される肢位となる．この肢位により手指伸展可動域の低下がみられた場合，上腕二頭筋の筋長が手指伸展可動域に影響を与えていることが示唆される．

2．肘関節屈曲・回内および伸展・回外の可動域の変化に伴う手指可動域の評価（図4）

肘関節屈曲・回内位では，円回内筋が弛緩する肢位となる．この肢位で手指伸展可動域の増大がみられる場合，円回内筋の過緊張に伴う手指伸展可動域の制限が疑われる．また，肘関節伸展・回外位では円回内筋が伸張される肢位となる．この肢位により手指伸展可動域の低下がみられた場合，円回内筋の筋長が手指伸展可動域に影響を与えていることが示唆される．

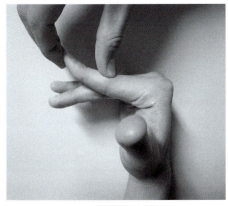 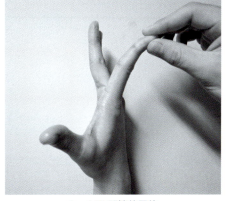

　　a．MP関節屈曲位　　　　　　　　　b．MP関節伸展位
図2　MP関節肢位の違いにおけるPIP関節・DIP関節伸展可動域の確認
MP関節屈曲位では手内在筋が弛緩し，MP関節伸展位では手内在筋が緊張する．このようにMP関節肢位を変化させ，手指可動域を評価する

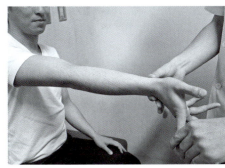 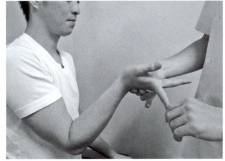

　　a．肘関節伸展位　　　　　　　　　b．肘関節屈曲位
図3　肘関節の肢位に変化を与えた手指伸展可動域の評価
被検者は肘関節屈曲位または伸展位とし，検査者が他動的に手関節背屈および手指伸展を行う．肘関節の肢位の違いで手指伸展可動域が変化するか否かを評価する

症例提示

　肩関節に対して，評価およびアプローチを行った症例を提示する．70代，男性．歩道を歩行中に，縁石につまづき転倒し，左手から手をついた．その後，当院に救急受診し，左橈骨遠位端骨折と診断された．受傷後2日目，掌側ロッキングプレート固定術を施行し，翌日よりリハビリテーションが開始となった．術後翌日より，バルキー固定からカックアップスプリント作製および着用し，手指関節可動域を開始した．手指可動域の開始当初は，手指伸展運動に伴う術創部周囲の伸張感を訴えた．肩関節可動域検査では肩関節屈曲140°，下垂位における肩関節外旋20°にて可動域制限があり，肩峰下腔および結節間溝部に疼痛が出現していた．

　術後1週経過時点では，手指PIP関節伸展-15°の制限が残存していた．肩関節の疼痛は消失していたが，可動域制限が残存していた．これにより肩関節に対するアプローチを開始した．

　肩関節では，固定および受傷時の外傷による疼痛，可動域制限が生じ，特に後方組織の拘縮が顕著であった．そのため，上腕骨頭が前上方へ偏位し，前述の部位に疼痛が出現し

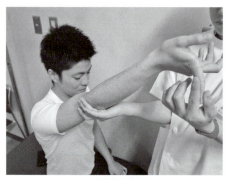 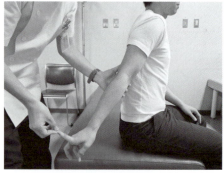

a．肩関節屈曲位　　　　　　　　　b．肩関節伸展位
図4　肩関節の肢位に変化を与えた手指伸展可動域の評価
被検者は肩関節屈曲位または伸展位とし，検査者が他動的に手関節背屈および手指伸展を行う．肘関節の肢位の違いで手指伸展可動域が変化するか否かを評価する

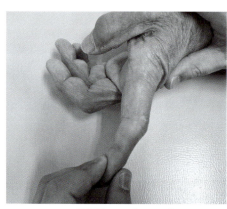 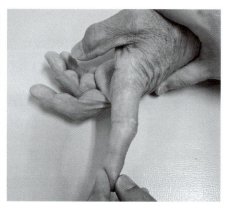

a．肩関節のアプローチ前　　　　　　b．肩関節のアプローチ後
図5　肩関節のアプローチを行い良好な結果が得られた症例
術後5日で，術創部の滑走性低下に対してアプローチを行ったが改善しなかった症例に対して，肩関節可動域制限に対して評価およびアプローチし，改善が得られた

たと考えられた．Horizontal flexion test および第2肢位における内旋では可動域低下を認めた．これらの改善を図る目的で，後方組織の柔軟性改善および前方組織におけるアプローチを施行した．

肩関節アプローチ後の手指 PIP 関節可動域は−5°と改善がみられた．その後の経過は，良好で術後10日にて手指可動域の制限は消失した（図5）．

肩関節における上腕骨頭前上方の偏位により上腕二頭筋長頭腱が伸張され，それに介して円回内筋および浅指屈筋腱がともに伸張され，手指可動域の制限に影響を与えたと考えられた．

まとめ

前述の症例では，すべての症例がこれに類するわけではなく，受傷機転などを含めた個人的因子を考慮したい．

13 手のPIP・DIP関節屈曲運動を改善させる

紙谷浩喜／大分中村病院 リハビリテーション部

Clinical Points
1. 内在筋緊張（intrinsic tightness）を評価する
2. 虫様筋の緊張を緩める
3. 虫様筋を伸長する

はじめに

手外科術後患者の中には，手指全体の自動屈曲運動を命じると，PIP・DIP関節（以下：IP関節）屈曲運動がMP関節に比して著しく制限されている症例が存在する．このような症例では，自動での屈曲運動時，過剰に筋の緊張を高めながら努力性の運動を行うことが多いように感じる．また，他動運動においても関節が非常に硬く，屈曲角度を増すと関節部に痛みを生じることが多い．このような症例に対して，虫様筋の緊張を緩めるとIP関節の自動運動および他動運動が改善することを臨床で経験する．

本稿では，手指のIP関節屈曲運動に対する虫様筋の影響を理解し，評価および治療方法について紹介する．

虫様筋の機能

虫様筋は，屈筋である深指屈筋腱から起始し，伸展機構である指背腱膜に停止する．虫様筋は，MP関節の屈曲とIP関節の伸展に作用する．また，骨間筋がMP関節伸展またはそれに近い肢位に保たれている時に，PIP関節およびDIP関節をよく伸展させるのに反して，虫様筋はMP関節の位置にかかわらずPIP関節およびDIP関節の伸展をある程度行いうる[1]．したがって，虫様筋の緊張が増加し，筋の長さが短くなると，MP関節屈曲位においてIP関節屈曲の制限因子となりうる．

第1虫様筋の平均筋紡錘密度は，手の中では骨間筋の約3倍で，上腕二頭筋よりも8倍大きい[1]．筋紡錘は，伸張反射を介して姿勢・運動のコントロールを行う器官であるため，虫様筋は手における重要な感覚器でもあると考える．

理学療法評価

1. 自動運動の観察

患者に手指屈曲の自動運動を命じる．通常

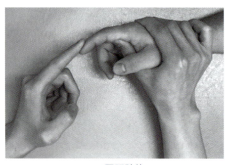 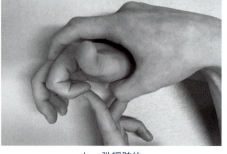

a．緊張肢位　　　　　　　　　　　b．弛緩肢位

図1　内在筋緊張テスト（intringic tightness test）
MP関節屈曲角度が軽度な場合にIP関節屈曲が制限され（a），MP関節屈曲角度が増すと，IP関節屈曲が可能となる（b）

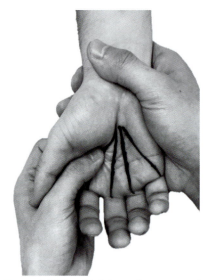

図2　虫様筋の触察およびマッサージ
図は第1虫様筋を圧迫している（深指屈筋腱を黒線で示す）

は末梢のIP関節より運動が開始されるが，筆者の経験的には，虫様筋の緊張が高い患者ではMP関節の屈曲がIP関節の屈曲に先行する．注意点として，腱の固定作用の影響を排除するため，手関節は中間位で評価を実施する．

2．内在筋緊張テスト（intrinsic tightness test；図1）

内在筋緊張とは，MP関節屈曲角度が軽度な場合にIP関節屈曲が制限され，MP関節屈曲角度が増すと，IP関節屈曲が可能となる状態（内在筋緊張テスト陽性）を指し，骨間筋および虫様筋のいずれの短縮によっても生じる可能性がある．虫様筋の起始部が深指屈筋腱であることを利用し，手関節の肢位を変えて検査を実施する．すなわち，手関節軽度背屈位では虫様筋の起始である深指屈筋が伸張されるため，虫様筋が骨間筋に比較して強く伸張される．そのため，骨間筋と虫様筋の緊張度の鑑別はある程度可能だと考える．

3．触診（図2）

深指屈筋腱の腱間で虫様筋の筋腹を触れる．徒手的に圧迫を加えることで圧痛や筋の硬さの有無を評価する．患指以外の部位も評価する．

治療方法

1．虫様筋のマッサージ（図2）

触診によって確認した部位を指で圧迫する．筆者は5kg程度の力で約30秒間圧迫し，再評価を行っている．ただし，術創部や骨折部が近傍にある場合は，十分な配慮が必要である．

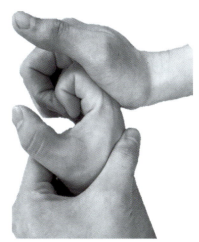

図3 虫様筋のストレッチ

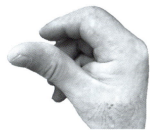 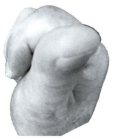

a．治療前　　　　　b．治療後
図4 示指基節骨骨折の術後症例

2．虫様筋のストレッチ（図3）

手関節を軽度背屈位，MP関節を軽度屈曲位に保ち，IP関節を他動的に屈曲させる．MP関節を伸展位で同様のストレッチを実施すると，骨間筋のストレッチも可能となる．

症例

示指基節骨骨折で，観血的骨接合術術後の症例に対して自動運動での手指屈曲では，MP関節屈曲がIP関節屈曲に先行していた．第1虫様筋のマッサージとストレッチを行った後は，運動が改善した（図4）．

おわりに

本稿で紹介した評価および治療法は，あくまでも関節可動域制限の要因の一部であり，筋以外の要素を事前に評価していることが前提となる．また，マッサージやストレッチは皮膚，軟部組織，筋，腱に力学的な刺激を加える方法である．医師の治療方針や禁忌の確認，治療に対する患者の反応を考慮する必要がある．

◆ 文　献 ◆

1) 上羽康夫：手その機能と解剖 改訂第5版．金芳堂，2010，p176
2) Neumann DA（著），嶋田智明，他（監訳）：カラー版筋骨格系のキネシオロジー 原著第2版．医歯薬出版，2012，p305

14 上肢機能障害を末梢から評価し改善を図る

長谷川　諒／三枝整形外科医院 リハビリテーション科

Clinical Points

1. 肩甲上腕関節の求心性
2. 母指の肢位および手内在筋と上腕骨頭位置の関係性
3. 末梢から生じる上肢運動連鎖

はじめに

肩関節複合体は，機能障害を生じることが多く臨床上着目する機会の多い部位の一つである．その病態を追求していくためには，現象を捉え，治療の方向性をみつける必要がある．肩関節の場合，肩を複合体として観察し，多方面から評価を行うことが重要である．しかし，鑑別は難しく，個別の評価が重要である．そのため，機能解剖および全身の運動連鎖を理解することが重要である．本稿では，上腕骨頭求心性の破綻要因や求心力が向上する現象を解説する．

上腕骨頭の求心性の必要性

肩関節は複合体として機能しているため，協調し分離した動きで機能することが重要であり，それらが機能することで上腕骨頭の求心性が保たれている．上腕骨頭の求心性が低下すると動作初期から動きが破綻し，理想の関節運動が行えず，関節に対する剪断力が生じる．その剪断力が大きくなると，骨頭求心性を保つための受動的な活動がさらに必要となり，過負荷な運動を強いられ，機能障害や構造障害につながる．そのため，肩甲骨関節窩に対する上腕骨頭の位置を保ち，関節にかかる剪断力を限りなく少なくすることが重要と考える．

上腕骨頭求心性の破綻要因

肩関節による姿勢制御は，臨床上で多く観察される．肩関節は，上肢運動時以外であっても活動を強いられることが多く，特に身体重心の偏位に対するバランサーとしての活動は，よく観察される．そのバランサーとしての活動が大きくなると，肩甲骨周囲の筋緊張が高くなり，肩甲骨運動が制限されることでリズムが破綻する．これを中枢由来の破綻とする．また，末梢由来の破綻としては，手の使用過多や把持動作，重い物の懸垂など前腕筋群の過活動により，上腕筋群の活動が高まる．特に手根伸筋群の活動に伴い，上腕三頭

筋長頭の緊張が増加し，上腕骨頭が前上方へ偏位する．杉本[1]は，上腕三頭筋長頭は肩甲骨関節窩下縁から後方へと筋膜が広がり，幅は2〜3cm，関節窩の7時半〜9時まで筋膜を伸ばしているとしている．このことから筆者は，上腕三頭筋長頭の緊張増大が，上腕骨頭前上方への剪断力を生じさせると考えている．また，上腕骨頭が前上方へ偏位すると上腕二頭筋長頭の緊張も高まり，上腕，前腕筋群ともに同時収縮した状態になることで協調性や分節性が破綻する．しかし，日常生活の中では代償動作が出現しやすく，さらに繰り返されることでパターン化に至り，機能改善に難渋することを経験する．よって，早期から中枢由来または末梢由来かを判断し，機能改善を図ることが重要であると考える．

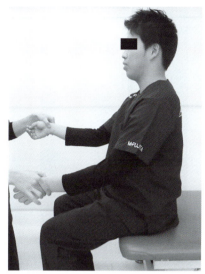

図1　末梢運動に対する追従の評価
左上肢の追従が乏しく，肘よりも遠位に重さを感じる

末梢由来または中枢由来の判別におけるスクリーニング

筆者は，肩関節機能障害を評価するのに，図1のような方法を行っている．まず，上肢末梢を把持し他動的に挙上を行う．その際，末梢の動きに中枢側がどのように対応してくるか，上肢の重さの違いを確認する．ほとんどの場合，機能障害側の上肢は重く，うまく追従できない．図1では，左上肢の追従がなく上肢全体が重い状態であり，これ以上挙上を行うと肩甲骨挙上・前方回旋や上部体幹を回旋させて対応してくる．さらに，この評価では検者の手の感覚を用い，どの部位が特に重いかを確認していくと，最も重く感じる部位の筋緊張が高いことが感じられる．筆者は，肘を境に筋緊張を分け，肘よりも遠位に筋緊張が高い場合は末梢から，近位の場合は中枢からの影響を示唆していると考えている．つまり，近位の場合は肩甲骨を含めた体幹機能評価へ進み，遠位の場合は前腕や手部の評価へと進んでいく．

本稿では末梢由来の破綻として手部，特に母指CM関節と上腕骨頭の関係性について述べる．

母指と上肢機能の関係性

前述したスクリーニング評価において末梢由来と示唆された場合，前腕筋群の筋緊張が高く，関節運動としては前腕回外が低下していることが多い．手の肢位については，母指のアライメントが内転位となり，前腕中間位にて観察すると第1中手骨と第2中手骨のなす角度が低下している（図2b, c）．それに対して母指が外転し，横アーチが確保されている状態では（以下，良肢位），前腕筋群の緊張が抑えられ，前腕回外が近位橈尺関節を軸に生じ可動性が向上する（図2a）．さらに上腕筋群の緊張も抑えられ，骨頭の求心性が保たれるように感じる．実際にスクリーニング評価において，母指を他動的に良肢位へ保持した状態で再度挙上を行うと，重さの減少と追従の改善を確認できる．

さらに母指と骨頭の関係性について詳細に観察すると，母指を良肢位へ誘導することで骨頭の後方化が確認され（図3b），逆に良肢

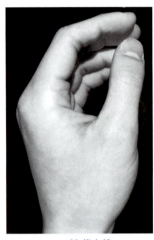 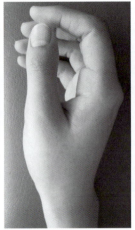 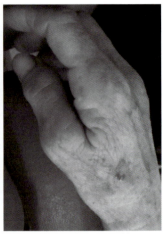

a. 20代中盤　　　　　b. 20代前半　　　　　c. 70代後半

図2　母指CM関節（中手骨）アライメント
　本人の生活スタイルによって母指のアライメントは，さまざまである．高齢になると母指アライメントは顕著に悪くなっている

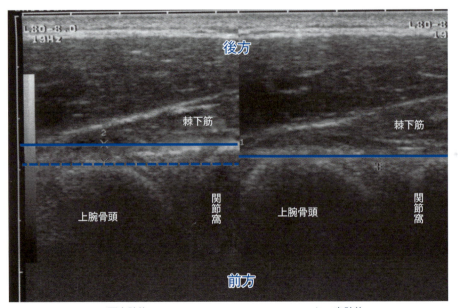

a. 不良肢位　　　　　　　　　　　　b. 良肢位

図3　端座位での母指アライメントにおける上腕骨頭の肢位

位と異なる位置へ誘導すると骨頭の前方化が生じることが確認できる（図3a）．また，自ら母指を不良肢位とする内転位に保持すると，肩関節前面に不快感が出現し数秒間保持した後，動作を行うと最終域で可動性低下が生じる．

● 母指誘導と肩関節可動性の関係

　左肩関節の外旋と挙上最終域に制限を確認する（図4a，5a）．その状態で母指を良肢位へ誘導することで可動域が改善していることがわかる（図4b，5b）．さらに，母指アライ

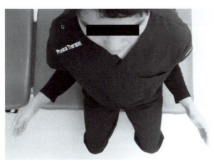 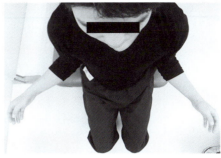

　　　a．誘導前　　　　　　　　　b．誘導後
図4　肩関節外旋可動域の比較
共に肩甲骨の代償が生じる手前で止めている．誘導前では左肩関節の外旋制限を認める．母指を誘導することで左肩関節の外旋可動域が改善している

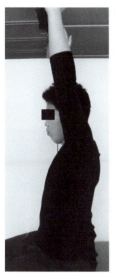 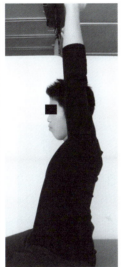

　a．誘導前　　　b．誘導後
図5　肩関節挙上動作の比較（矢状面）
適切な母指肢位であると他部位との協調性も向上し可動域が改善している

メント不良に合わせて手のアーチが低下し，手内在筋の活動が低下していることが多い．そのため母指を良肢位にした状態で同筋群を高めると，より可動性が向上する．

このように，母指の位置変化により筋緊張が変化し，適切な運動連鎖が生じることで結果的に肩関節の可動性向上につながると筆者は考えている．

臨床的意義

前述してきた母指と上腕骨頭の関係性は，拘縮が改善した状態であるにもかかわらず，動作の最終域での抵抗感や疼痛，引っかかり感やつまり感などを訴える症例に対しても応用することで症状が改善することがある．また，歩行において上肢の振りが低下し，推進力が損なわれ前額面上（片側への）の重心動揺が大きい症例では，振りが減少している上肢と対側下肢に影響を及ぼしていることが多い．肩関節機能障害を呈した症例の中には，対側の膝痛を訴えることがあり，肩関節機能が改善していくことで膝痛も減少することを経験する．

このように，上肢機能を改善させることで他の動作にも影響を及ぼす．そのため，下肢疾患の有無にかかわらず，重心偏位によって荷重バランスが低下している症例に対しての上肢評価は有効である．

実際の介入

末梢からの影響が強い症例に対しては，前腕筋群の筋緊張を落とすことで上肢機能が向上することを経験する．筆者は，橈骨と尺骨を遠位で把持し，前腕骨間膜を緊張させる方向へ圧縮して，腕頭関節に対し軸圧をかけた

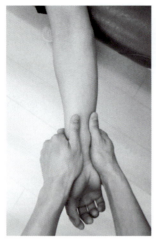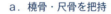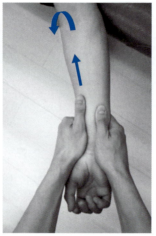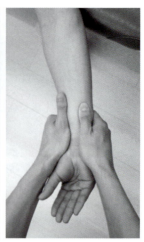

a．橈骨・尺骨を把持　　b．骨アライメントの改善　　c．自動運動での運動学習

図6　上肢末梢機能の改善

橈骨と尺骨遠位をセラピストの手掌を茎状突起に引っかけて把持し（a），その状態で橈骨を遠位に圧縮を加え，腕頭関節に軸圧をかける（b）．bの状態で数秒保持すると前腕筋群の緊張が減少するとともに回外運動が近位橈尺関節を軸に生じる．その状態で手内在筋の活動を行う（c）

状態で保持する（図6）．すると，前腕筋群の筋緊張が低下するとともに，近位橈尺関節を軸にした回外の可動性が向上する．その状態で自動運動を組み合わせて適切な筋活動を促すが，さらに持続性を高める目的で，手部運動をホームエクササイズとして指導している（図7）．ポイントとしては，手関節背屈と同時に第2～4指MP関節屈曲，IP関節伸展位（虫様筋握り）にて数秒間保持し，その後，完全に脱力する．この肢位は，健常者でも困難なことが多く，IP関節の屈曲が生じることが多い．その場合には，対象の手のサイズに合ったボール（手掌面からPIP関節まで）を用いると運動がわかりやすい．本エクササイズを行っていくことで，母指アライメントの改善や手内在筋の活動が高まり，横アーチが形成されて上肢機能が向上することにつながる．

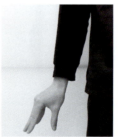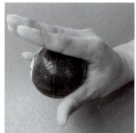

a．目標肢位　　b．学習方法の例

図7　上肢末梢機能の改善（ホームエクササイズ）

手のアーチと虫様筋握りを意識する．手関節の背屈過多になると前腕筋群の緊張が高くなるため注意が必要である

◆　文　献　◆

1) 杉浦勝正：上腕二頭筋長頭・上腕三頭筋長頭の機能解剖と障害．Medical Rehabilitation　73：79-84, 2006

15 上肢のリーチング動作を用いた脊柱の vertical extension に対する課題志向型のトレーニング

石井慎一郎

Clinical Points

1. 脊柱の抗重力伸展活動を誘導する
2. 対側性運動リズムを誘導する
3. 上肢のリーチング課題を使う

はじめに

姿勢の直立化は，直立二足歩行を再獲得するための基本的機能であり，また「vertical extension（脊柱の重力方向への伸展活動）」は，直立二足歩行を可能にするためのベースとなる機能である．そのため，歩行練習に先立って獲得しておかなくてはならない機能だといえる．

脊柱の vertical extension は，矢状面からみた場合に，頭部の位置が前後に移動せず，脊柱の S 字カーブが重力方向に伸びる動きである．この動きは，体幹を反らせるような脊柱の全伸展運動とは異なる．脊柱の vertical extension は骨盤の前傾，すなわち股関節の屈曲と腰椎の伸展が組み合わさった複合運動となる．これは，腰椎-骨盤-股関節の対側性運動リズム[1]と呼ばれる動きであり，股関節の運動と腰椎の運動が逆方向に動く運動リズムである（図1）．

腰椎-骨盤-股関節の対側性運動リズムである脊柱の vertical extension には，分節的な

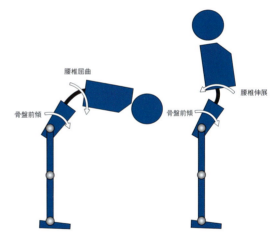

図1 股関節-骨盤-腰椎複合体の運動リズム
a．同側性運動リズム（頭部の位置が空間上を移動する）
b．対側性運動リズム（頭部の位置が空間上で一定位置を保持する）

上半身重心を股関節の直上に配置し，直立姿勢をとるために対側性運動リズムが必要不可欠である

脊柱の動きが必要であり，多裂筋の活動は対側性運動リズムを決定づける重要な筋となる．腸腰筋によって股関節が屈曲して骨盤が

前傾した際，多裂筋が活動すれば腰椎が伸展して対側性運動リズムとなるが，多裂筋が活動しなければ腸腰筋によって腰椎が屈曲し，同側性運動リズムとなる．

上肢のリーチング動作と脊柱のvertical extension

脊柱のvertical extensionに対する課題志向型のトレーニングとして，リーチング動作は代償動作を抑制し，最適な運動を誘導しやすい運動課題である．前述したように，脊柱をvertical extensionするためには，腰椎-骨盤-股関節の対側性運動リズムが必要となる．この運動リズムを引き出すためには，リーチング動作を利用することが効果的である．座位で手を前方にリーチングしたり，上方にリーチング（オーバーヘッドリーチング）したりする動作は，腰椎-骨盤-股関節の対側性運動リズムを要する動作課題であり，脊柱のvertical extensionが強力に誘発される．進化のプロセスからも，木の枝をつかむために後脚で体重を支えながら上肢を頭上に伸ばすために獲得したオーバヘッドリーチングは，姿勢の直立化への最初の適応であったといえる[2〜6]．オーバーヘッドリーチングは，上肢のみならず，体幹と下肢に大きな解剖学的における設計変更を引き起こし，脊柱の重力方向への伸展（vertical extension）を強化し，後脚のみで体重を支えるための股関節と足部の体重支持能力を進化させたのである．

また，リーチング動作は重心移動のための股関節の活動を誘発し，下肢の体重支持を促進するファシリテーターとしての役割も有している．ロコモーション（歩行）とリーチングは，一見まったく異質の運動として捉えられてきたが，最近では四足歩行動物における「はしご渡り」と，二足歩行動物（霊長類）のリーチングにおける筋活動パターンには，多くの共通点があることがわかってきている．この相似性は，四足歩行から二足歩行への移行という環境の変化に対して，前肢の歩行運動を制御している脊髄固有神経回路（CPG：central pattern generatar）がリーチングを制御する神経回路網に適応的変化したことを反映していると考えられている[7〜12]．そのため，上肢を挙上する運動を随意的に行った場合には，重心の移動はほとんど起きないが，上方にあるターゲットに向かってリーチングした際には，脊柱のvertical extensionと股関節の両側性活動による重心移動が付随する．リーチングが上肢のCPGを使った運動パターンであるとすれば，上肢のCPGが賦活化されることで，下肢のCPGも同時に賦活化され，重心移動が起きるという現象が生じても不思議はない．ヒトの成長のプロセスを振り返った時，乳幼児が寝返ったり，起き上がったり，立ち上がったり，歩いたりする動作能力を獲得するのは，「対象物に手を伸ばして把持し，それを口に運ぶ」という摂食行動に起因するきわめて原始的なモチベーションによって，リーチングが誘発されることに端を発していると考えられる．

理学療法介入の方法

1．上肢からの誘導（図2）

①リーチングを誘導する際のポイントは，セラピストは患者に対象物をしっかりとターゲッティングさせて，能動的に手を伸ばそうとする意思をもたせるように口頭指示を与えることである．対象物はペットボトルやコップなど，摂食行動と直結するようなイメージを想起する物がよい．

②脊柱のvertical extensionが起きるように，多裂筋を徒手操作によって誘導する．

③患者の小指球を把持して，手が対象物の形状に合うように構えをつくる．手関節を背屈させ，母指と示指の交点が橈骨の延長線上に位置させ，いわゆる機能的肢位に配置させる．

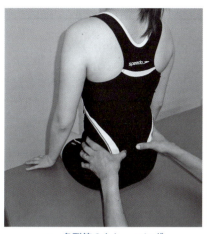 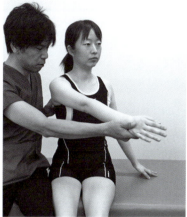

図2　上肢からのリーチ動作の誘導

a：脊柱の vertical extension が起きるように，多裂筋を徒手操作によって誘導する

b：患者の小指球を把持して，手が対象物の形状に合うように構えをつくる．手関節を背屈させで母指と示指の交点が橈骨の延長線上に位置させ，いわゆる機能的肢位に配置させる

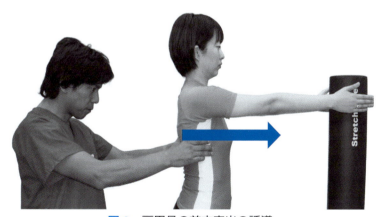

図3　肩甲骨の前方突出の誘導

　第9肋骨から第3肋骨の間で前鋸筋の筋腹に指をかけ胸郭を保持する．前鋸筋の筋腹を第9肋骨部から順番に，下位から上位に走行する筋腹をわずかに前方に手繰り寄せるように操作すると，胸椎から腰椎部の脊柱の vertical extension が誘導される．骨盤が前傾を始めたら，上部体幹の重量をセラピストが保持するようにして，上半身重心（第9胸椎と剣状突起を結ぶ線の中点）を坐骨結節の直上に配列させる．前鋸筋を把持している手で胸郭を床面と水平になるように前方へ誘導して体幹の前方傾斜を誘導する

④肩関節と肘関節の屈曲を同時に引き起こし，上肢を前方に挙上するための加速度を与え，前腕が対象物への直線軌道にのったタイミングで，橈骨遠位端から肘頭に向かって圧縮をかけるようにして肩関節の屈曲に制動をかけつつ，肘関節を

伸展させる．肘関節の伸展が不十分な患者に対しては，肘頭を小指球へ向かって押し出すように操作を加え，肘関節の伸展を誘導する．また，リーチングに伴い胸椎の屈曲が起きないようにすることが重要である．

2．肩甲骨の前方突出の誘導（図3）

リーチングには，肩甲骨の外転（前方突出）と上方回旋が伴う．前鋸筋，僧帽筋下部線維がこの動きの主動作筋となる．また，リーチングは脊柱の vertical extension を伴う運動であり，菱形筋や僧帽筋中部・下部線維，胸棘筋の機能不全があると，肩甲骨が過外転し，胸椎が屈曲したリーチングとなり，腰椎-骨盤-股関節の対側性運動リズムが誘発されない．そのような場合には，リーチングの主動作筋である前鋸筋を介して肩甲帯から胸椎部への運動を波及させる誘導が有効である．以下に，その方法を示す．

①第9肋骨から第3肋骨の間で前鋸筋の筋腹に指をかけ胸郭を保持する．
②前鋸筋の筋腹を第9肋骨部から順番に，下位から上位に走行する筋腹をわずかに前方に手繰り寄せるように操作すると，胸椎から腰椎部の脊柱の vertical extension が誘導される．
③骨盤が前傾を始めたら上部体幹の重量をセラピストが保持するようにして，上半身重心（第9胸椎と剣状突起を結ぶ線の中点）を坐骨結節の直上に配列させる．
④前鋸筋を把持している手で胸郭を床面と水平になるように前方へ誘導して体幹の前方傾斜を誘導する．

◆ 文 献 ◆

1) Donald AN（著），嶋田智明, 他（監訳）：筋骨格系のキネシオロジー．医歯薬出版, 2005, pp535-538
2) Crompton RH, et al：Locomotion and posture from the common hominoid ancestorto fully modern hominins, with special reference to the lastcommon panin/hominin ancestor. *J Anat* **212**：501-543, 2008
3) Tuttle RH：Evolution of hominid bipedalism and prehensile capabilities. *Philos Trans R Soc Lond B Biol Sci* **B292**：89-94, 1981
4) Prost JH：Origin of bipedalism. *Am J Phys Anthropol* **52**：175-198, 1980
5) Stern JT：Before bipedality. *Yearb Phys Anthropol* **19**：59-68, 1975
6) Thorpe RL, et al：Crompton：Origin of Human Bipedalism As an Adaptation for Locomotion on Flexible Branches. *Science* **316**：1328-1331, 2007
7) Cazalets JR, et al：Coupling between lumbar and sacral motor networks in the neonatal rat spinal cord. *Eur J Neurosci* **12**：2993-3002, 2000
8) Miller S, et al：Coordination of movements of the hindlimbs and forelimbs in diff erent forms of locomotion in normal and decerebrate cats. *Brain Res* **91**：217-237, 1975
9) Nathan PM, et al：Vestibulospinal, reticulospinal and descending propriospinal nerve fi bres in man. *Brain* **119**：1809-1833, 1996
10) Baldissera F, et al：Cyclic modulation of the H-refl ex in a wrist fl exor during rhythmic fl exion-extension movements of the ipsilateral foot. *Exp Brain Res* **118**：427-430, 1998
11) Delwaide PJ, et al：Cutaneous nerve stimulation and motoneuronal excitability. II：Evidence for non-segmental infl uences. *J Neurol Neurosurg Psychiatry* **47**：190-196, 1984
12) Kawashima N, et al：Shaping appropriate locomotive motor output through interlimb neural pathway within spinal cord in humans. *J Neurophysiol* **99**：2946-2955, 2008

体幹

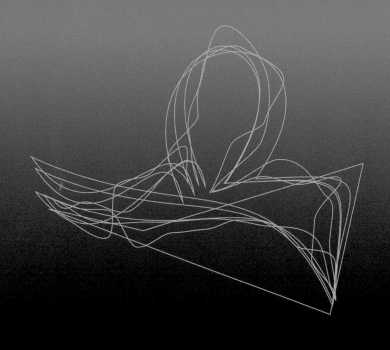

16 片側性腰部痛・頸部痛に対する胴体区分を考慮した治療展開

竹上公介／脇田整形外科

Clinical Points

1. 形態の左右差
2. 胴体区分の身体重心制御
3. 寛骨・肋骨の内外方誘導

形態の左右差を確認してみよう（図1）

　端座位にて下位肋骨側面を軽く誘導し，骨盤に対する下位胸郭の左右への移動量を確認してみよう．どちらかに移動しやすい方向があったのではないだろうか．つまり，上半身と胴体の形態変化に左右差が生じていると考えられる．通常，移動しやすい方向を使いやすい傾向にあり，過度の使用などにより偏位が大きくなりすぎる場合，障害へとつながることがある．腰部痛および頸部痛に限らず，片側性の症状を呈する場合，このような形態の

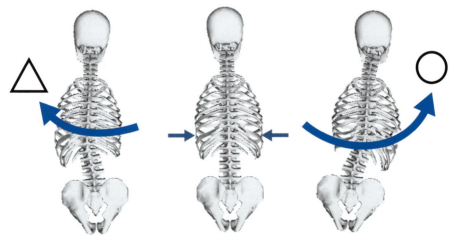

図1　形態の左右差
端座位での座圧シフトにより，骨盤に対する下位胸郭の移動量の確認を行う．胴体の形態には左右差がある

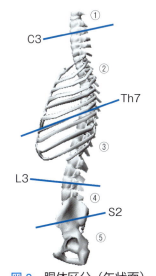

図2 胴体区分（矢状面）
弯曲頂点（C3, Th7, L3, S2）を基準に5分割した胴体区分

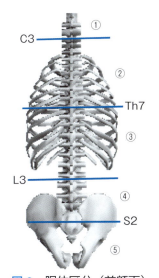

図3 胴体区分（前額面）
弯曲頂点（C3, Th7, L3, S2）を基準に5分割した胴体区分

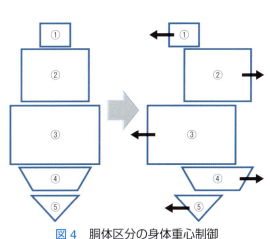

図4 胴体区分の身体重心制御
胴体区分①〜⑤がおのおの相互に移動することにより身体重心制御を行っている

左右差が大きく影響していると考えている．

胴体区分

上半身の形態評価方法として，福井[1]は上半身質量中心位置を座圧中心に投影し，上方からみて4象限に分割して比較的に生じやすい下部体幹と上部体幹の動きを提唱している．つまり，体幹を上半身質量中心点で上下に2分割した方法をとっている．しかし，臨床において下位胸郭と骨盤間の相互な動きを促すことでよい反応がでることをたびたび経験する．そこで筆者は，ヒト特有の脊柱弯曲に着目し，弯曲頂点（C3, Th7, L3, S2）を基準に5分割した以下の胴体区分に分けている（図2, 3）．

①上位頸椎（C1〜2）．
②下位頸椎，上位胸郭（C4〜Th6，第1〜6肋骨）．
③下位胸郭，上位腰椎（Th8〜L2，第8〜12肋骨）．
④下位腰椎，上位仙骨，上位寛骨（L4〜S1）．
⑤下位仙骨，下位寛骨（S3〜尾骨）．

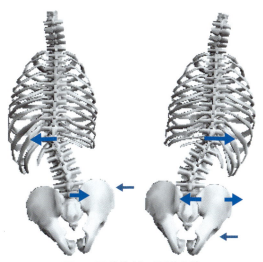

図5 下位胸郭の誘導方法
上位寛骨内方誘導により下位胸郭は対側へ移動する（左図）．下位寛骨内方誘導により下位胸郭は同側へ移動する（右図）

胴体区分の身体重心制御

ヒトの動きとは，重力と床反力のベクトルのズレにより回転が起こり，重心（質量中心）が移動することである．この回転に対し，床反力を移動する対応が足圧中心制御，また重

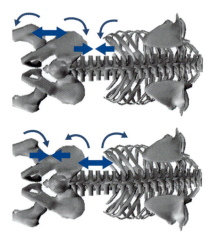

図6 下位胸郭に対する治療方法
上位寛骨内方誘導の場合，腰方形筋の短縮，中殿筋の延長操作（上図），下位寛骨内方誘導の場合，腰方形筋の延長，中殿筋の短縮操作（下図）

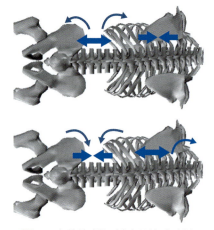

図8 上位胸郭に対する治療方法
下位肋骨外方・挙上誘導の場合，腰方形筋延長，上位胸郭側面筋の短縮操作（上図），下位肋骨内方・下制誘導の場合，腰方形筋の短縮，上位胸郭側面筋の延長操作（下図）

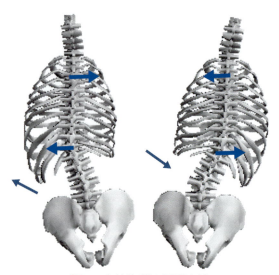

図7 上位胸郭の誘導方法
下位肋骨外方・挙上誘導により上位胸郭は対側移動する（左図）．下位寛肋骨内方・下制誘導により上位胸郭は同側移動する（右図）

さの分布を操作する対応が身体重心制御である[2]．胴体においては，胴体区分①〜⑤がおのおの相互に移動することにより身体重心制御が行われていると考える（図4）．腰部痛には③と④，頸部痛には②と③の相互な動きが重要である．関節運動として，④の中で寛骨は仙骨に対して，また③の中で肋骨は脊椎に対して相互な動きが起こることも操作のポイントとなる．

誘導方向の決定

腰部痛には，④または⑤を操作することにより③の制御を行う．前額面において仙骨操作は難しいため，寛骨操作により誘導を行っている．④の上位仙骨外方移動するために上位寛骨内方誘導を行うと，③の下位胸郭対側移動が起こる．④の上位仙骨内方移動するために，⑤の下位寛骨を内方誘導することで上位寛骨外方誘導を行うと，③の下位胸郭同側移動が起こる（図5）．腰部痛評価として，寛骨操作をした状態で腰椎屈曲・伸展・側屈・回旋などの疼痛誘発動作を行い，症状軽減方向を決定する．治療方法は，側臥位にて上位寛骨内方誘導では腰方形筋の短縮操作，中殿筋の延長操作を行う．上位寛骨外方誘導では，腰方形筋の延長操作，中殿筋の短縮操作を行う（図6）．

頸部痛には，③を操作することにより②の

制御を行う．前額面において脊椎操作は難しいため，肋骨操作により誘導を行っている．③の下位胸椎・上位腰椎の同側を側屈するために，下位肋骨外方・挙上誘導を行うと，②の下位頸椎・上位胸椎の対側側屈，上位肋骨内方・下制が起こる．③の下位胸椎・上位腰椎対側側屈するために下位肋骨内方・下制誘導を行うと，②の下位頸椎・上位胸椎の同側側屈，上位肋骨外方・挙上が起こる（図7）．頸部痛の評価として，肋骨操作した状態で頸椎屈曲・伸展・側屈・回旋などの症状の誘発動作を行い，症状の軽減方向を決定する．治療方法は，側臥位にて下位肋骨外方・挙上誘導では腰方形筋の延長操作，上位胸郭側面筋の短縮操作を行う．下位肋骨内方・下制誘導では，腰方形筋の短縮操作，上位胸郭側面筋の延長操作を行う（図8）．

◆ 文　献 ◆

1) 福井　勉：体幹からみた動きと理学療法の展開．山口光國，他：結果の出せる整形外科理学療法．メジカルビュー社，2009，pp76-174
2) 福井　勉：力学的平衡理論・力学的平衡訓練．山嵜　勉（編）：整形外科理学療法の理論と技術．メジカルビュー社，1997，pp172-201

17 スポーツにおける望ましい姿勢の獲得
― 広背筋ストレッチと胸椎の選択的な伸展

小泉圭介／東京スポーツレクリエーション専門学校

Clinical Points

1. 胸椎の過後弯姿勢はスポーツ選手に散見され，胸郭柔軟性の低下と腰椎過前弯による代償が著明である
2. 脊柱全体の伸展のみならず，ローカル筋による胸椎の選択的な伸展可動性が求められる
3. 特にスポーツ選手では，腰椎の過前弯の原因となる広背筋の短縮を見落としてはならない

はじめに―胸郭柔軟性の重要性と限界

スポーツ動作における慢性肩痛の発生要因と症状はさまざまなものがあるが，一般的には肩甲骨が外転し，肩関節の位置が前方に位置する骨頭前方偏位（forward humeral head）や，頭位前方偏位および胸椎後弯姿勢のsway backという，いわゆる猫背の姿勢が問題になることが多い．

これらの姿勢の改善は，肩甲骨の内転固定だけでは不十分であり，肩甲骨の運動に伴って肩甲骨の地盤となる胸郭の形状が変化する必要がある．よって，筆者は胸郭前壁の肋間筋に対するストレッチをここ数年来提唱してきた（図1）．

しかし近年，このストレッチをしっかり行い胸郭の柔軟性が向上しているにもかかわらず，いわゆる「猫背」かつ「反り腰」という姿勢の育成年代選手が散見される．これは，必ずしも胸郭の柔軟性向上のみで，これらの

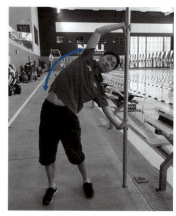

図1　胸郭肋間筋のストレッチ

姿勢を改善できるわけではないことを意味しており，他の筋による強力な牽引力が働いているために胸椎屈曲方向にタイトネスが生じているか，あるいはそもそも胸椎伸展機能を有するローカル筋群のトレーニングをしっかりと行わないと胸椎伸展位は保持できないのではないかと考えている．

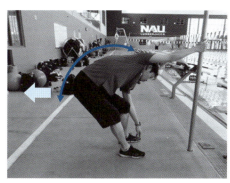 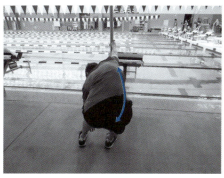

a．側面図　　　　　　　　　　　　　　b．背面図
図2　広背筋・胸腰筋膜・大殿筋のストレッチ
a：上肢を牽引しながら股関節を屈曲し，広背筋から胸腰筋膜，大殿筋までをストレッチ
b：少し側屈・回旋を加えることで，より広背筋にストレッチ感がえられる

広背筋と姿勢の関係

　では，肩を前方に引き出し，かつ胸椎を後弯し，さらに腰椎を前弯方向へ引っ張る筋は，どの筋であろうか．筆者は，最もスポーツ動作において幅広くかつ力強く働く筋としての広背筋の存在に注目している．

　そもそも広背筋は，さまざまなスポーツ動作において，主たる力源として活動している．例えば，投動作においては加速期（acceleration phase）で腕を振るパワーを発揮しており，同様の作用がテニスやバドミントンなどのスイング系競技においても共通している．また，水泳の上肢ストローク動作では，水を後方に押す推進力として作用しており，走動作では胸腰筋膜を介して腕を後ろにスイングする作用を有する．このように，広背筋はスポーツ動作における上肢の主動作筋といっても過言ではないと考えられる．

　一方，この広背筋は表層にある長い多関節筋であり，肩関節から腰部に至ることから，肩関節のみならず胸腰筋膜までの間のすべての分節構造に影響を及ぼす．ということは，広背筋による肩関節伸展・内転・内旋の作用と同時に，腰部においても伸展方向への張力を発揮していることになる．つまり，広背筋の短縮は胸椎後弯および腰椎前弯を引き起こすことになり，上肢の主たる出力発揮は広背筋ではあるものの，同時に胸郭の動きを妨げているのも広背筋である可能性が考えられる．

広背筋のストレッチ法（図2）

　では，最も効果的な広背筋のストレッチ方法は，どのようなものであろうか．前述のように広背筋は，上肢から胸腰筋膜を介して大殿筋に至っており，機能的に及ぼす範囲としては肩関節から股関節後面までを覆うことから，きわめて影響力の高い筋といえる．よって，ストレッチを行う際には，広背筋のみではなく大殿筋を含めた「広背筋-胸腰筋膜-大殿筋複合帯」の包括的なストレッチを実施することが有効であると考えている．

　この時，広背筋の走行を考慮すると，肩関節屈曲・外転・外旋位で牽引しつつ，骨盤後傾・股関節屈曲するという多関節にわたるストレッチをしなければ効果は期待できないと考えられる．なお，筆者はサスペンションやつかめる柱を用いて，肩関節伸展・股関節屈曲・体幹回旋を伴ったストレッチを実施することで広背筋のストレッチとしての効果を感じている．

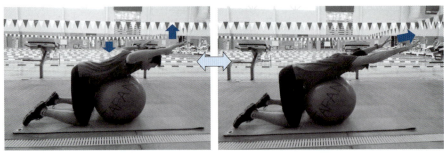

a．肘関節屈曲位にて肩甲骨内転および胸椎伸展　　b．胸椎伸展を維持しつつ両上肢伸展

図3　胸椎伸展のエクササイズ

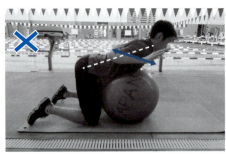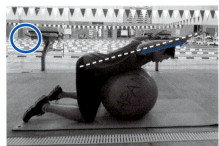

a．前腕の向きが進行方向に対し前傾　　b．前腕の向きが進行方向と平行

図4　胸椎の動き

ローカル筋による胸椎の選択的伸展運動

一方，胸椎自体は抗重力位ではそれ単独で伸展位を維持する必要があり，胸椎伸展機能を有するローカル筋の活性化が不可欠である．一般に，これらのローカル筋のみの単独収縮を促すことは非常に難しく，広背筋のようにレバーアームの長い筋肉を収縮するほうが容易である．しかし，広背筋を用いた脊柱伸展運動では胸椎の選択的な収縮は促せず，腰椎の伸展を伴った脊柱全体としての伸展となる．よって，広背筋の収縮を抑制した状態での胸椎伸展を行う必要がある．

これらの動きを再現し，胸椎伸展と肩甲骨下制，さらに広背筋を抑制した状態でローカル筋による胸椎単独伸展を促すエクササイズとして，筆者はバランスボール上での肩甲骨内転と上肢挙上を実施している（図3）．

このエクササイズを実施する際，胸椎のみの選択的な伸展が困難な場合は，以下の2つの現象が確認される．まず，上肢挙上運動では肩関節は外旋し前腕の長軸は進行方向である頭側を向く．この時，胸椎伸展に伴い肩甲骨は後方傾斜することになるが，胸椎伸展が困難な場合，この肩甲骨後傾が不可能となり前傾位となることから前腕の長軸は進行方向を向くことができずに下向きとなる（図4）．

一方，ローカル筋による胸椎の選択的な伸展が困難な場合，広背筋による腰椎伸展を伴った脊柱伸展活動が確認される．また，いわゆる「反り腰」姿勢が著明な選手の場合，腰椎伸展のみならず胸腰筋膜を介して股関節伸展まで生じる場合も，しばしば認められる（図5）．

この広背筋の過活動が認められる場合，肘の位置が肩よりも低く，腰のほうへ引いていることが多い．これは広背筋が肩関節伸展・

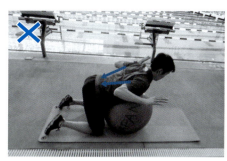 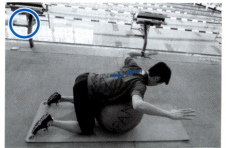

a．広背筋優位（腰椎が伸展）　　　　b．ローカル筋優位（胸椎が伸展）

図5　胸椎伸展 or 腰椎伸展

内転・内旋作用を有することによるものと考えられるが，逆に広背筋の作用を抑制する肢位として肘を肩より高い位置にすることが効果的であり，このポジションであれば広背筋は積極的な活動を起こさないと考えられる．
よって，胸椎の選択的伸展運動を促すためには，肘の位置が肩より腰方向に下がらないことが重要であると考える．

まとめ

筆者も新人理学療法士時代には，局所に注目し，そのパーツの動きを獲得することに注力してきたと記憶している．しかし，身体の局所ばかりに注目すると，スポーツ動作においては，その主役たる多関節をまたぐ大筋群の影響に気づくことができないことが，しばしばあると感じている．特に今回，取り上げた広背筋のように非常に長く，かつ多関節をまたぐ筋は，無意識のうちにタイトネスを引き起こし，広範囲にわたり影響を及ぼしている可能性がある．そして，往々にしてスポーツ動作のように多関節を同時に，しかも強力な筋力発揮を伴う活動の場合，広背筋のようなグローバル筋の過活動が認められる．つまり，われわれの視覚的な分析の際，いかにローカル筋の活動に留意し分節的な運動の獲得を遂行できるかが重要であると考える．

18 スポーツ場面における胸椎の回旋可動域を拡大する

松田直樹／国立スポーツ科学センター アスリートリハビリテーション

Clinical Points

1. 胸郭の後弯を改善する
2. 肩甲帯のポジション・可動性・機能性を改善する
3. 胸部前面の筋群のリリース

スポーツにおける胸郭回旋運動

　スポーツ動作では，体幹部の回旋は必須の運動である．ボールを投げる，人を投げる，ラケットを振る，ボールを蹴る，走る，方向を変えるなど，基本動作に体幹部の回旋が必要である．その回旋のパターンや，実際に回旋を行っている部位は，競技の動作特性によってさまざまではあるが，その多くは頸椎部と股関節部で上位回旋と下位回旋の大部分を行っており，ついで胸郭回旋が重要な働きを担っている．これらの回旋要素の制限がなんらかの原因で生じると，腰椎部での回旋が必要となり椎間関節および椎弓部に多大なストレスを発生させ，椎間関節症や腰椎分離症の原因になる．また，腰椎椎体部では2～3°の回旋で椎間板線維輪に微細損傷を生じさせることがわかっており，腰椎椎間板ヘルニアのリスクも高まる．

　スポーツ動作の中でも多くの回旋パターンは，頭位を同じ位置に保持した条件下での回旋であり，この場合，頸部筋や胸椎肢位の影響を非常に多く受ける．上部体幹部（胸椎部）での回旋は，上肢を使う競技においては肩甲帯のポジショニングにも影響を及ぼし，上肢のスポーツ障害の原因にもなる．本稿では胸椎ポジショニングの適正化を含めた，アスリートの胸椎回旋の改善アプローチについて述べる．

体幹部での回旋評価

　股関節要素を取り除いた，体幹部での回旋評価について筆者は，次の方法で簡易に評価している．トレーニングベンチに選手を座らせ，骨盤部が回旋しないように軽く両下肢でベンチを挟む．自然な肢位で頭部ごと同方向に回旋させ，その回旋角度を評価する．

　回旋の際，頭部の位置（前方変位していないか，顎が挙上していないかなど）や脊柱全体のアライメント（側弯がないか，後弯傾向が強くないか），骨盤の肢位（仙骨荷重になってないか）なども同時に評価する（図1a，b）．

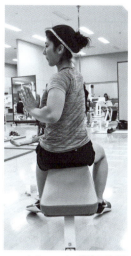 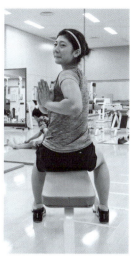 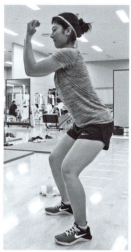 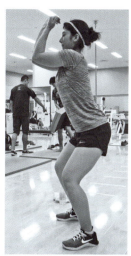

a．トレーニング前の胸椎回旋　　b．トレーニング後の胸椎回旋

図1　腰椎部回旋の評価

a：胸椎が後弯し，回旋に伴う脊柱の側弯が観察される
b：胸椎の後弯が改善し，下位胸椎での回旋が大きくなり，さらに肩甲帯の動きも大きくなっている．回旋に伴う脊柱の側弯も小さくなっている

a．両肘をつけた姿勢をとる　　b．肘をつけたまま両上肢を挙上させ，骨盤が後傾しないように注意する

図2　腰椎伸展の誘導

胸椎回旋の改善のためのアプローチ

1．胸部前面・頸部周囲のリリース

胸郭の伸展を妨げる可能性のある，胸郭前面の筋（大胸筋，小胸筋，鎖骨下筋），上肢内旋筋（肩甲下筋，大円筋，大胸筋），頸部屈筋群（胸鎖乳突筋，斜角筋）などを中心に，徒手またはリリースグッズなどを使って柔軟性を出しておく．

2．胸椎後弯位の改善①—いないいないばあ

股関節・膝関節軽度屈曲位を保持したまま，体幹前面で両肘をつける（図2a）．その際に下肢のポジションが変わらないように注意し（特に股関節が前方偏位し，骨盤が後傾しないように），両肘をつけたまま両肩関節を屈曲して，上肢を挙上し5秒程度保持する（図2b）．腹部の安定化と，胸椎での伸展が生じていることを確認する．

3．胸椎後弯位の改善②—チューブアップライトロウ

股関節・膝関節軽度屈曲位において，両足でチューブを踏み，チューブをクロスさせて両手で持つ（図3a）．下肢のポジションが変わらないように注意し（股関節前方偏位，骨盤後傾に注意），両上肢を挙上させる．胸椎が後弯しないように注意して5秒程度保持し繰り返す（図3b）．

4．胸椎後弯位の改善③—チューブサイドロウイング

股関節・膝関節軽度屈曲位において垂直な柱などにチューブを固定し，両手でチューブを持つ（図4a）．肘関節は90°程度屈曲を保持したまま，肩甲骨を内転させチューブを後ろに引く（図4b）．その際に肘関節が屈曲したり，胸椎が後弯したり，下肢のポジションが変わらないように注意する．ロウイングポジションを5秒程度保持し繰り返す．

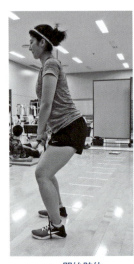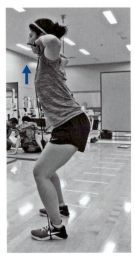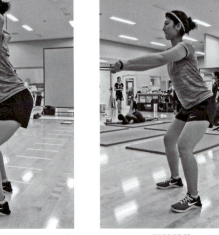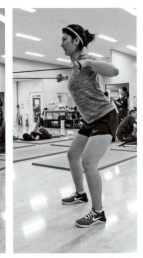

a．開始肢位　　b．腰椎を伸展させて両上肢を挙上させる

図3　チューブアップライトロウ

a．開始肢位　　b．肘関節を90°屈曲したまま肩甲骨を内転させる

図4　チューブサイドロウイング

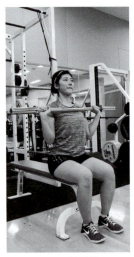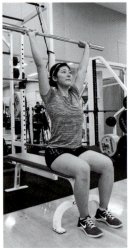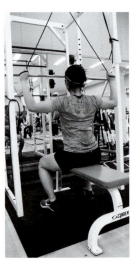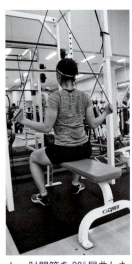

a．開始肢位　　b．ドローインを意識させながら両上肢をプレスする

図5　フロントショルダープレス

a．開始肢位　　b．肘関節を90°屈曲したまま両上肢を下ろし，両肩甲骨を下方回旋させる

図6　チューブサイドプルダウン

5．腹部安定化と深部体幹筋の促通—フロントショルダープレス

トレーニングベンチに腰かけ，10〜20 kg程度のバーベルを胸の前に持つ（図5a）．その姿勢から胸椎が後弯しないように注意しショルダープレスを行う（図5b）．プレスの際には，胸椎が後弯しやすいので注意し，プレスの最終肢位ではドローインを意識し，視線はシャフトをみる．最終肢位からさらに背伸びをするようにプレスを行う．

固定し，両手で持つ（図 6a）．そこから胸椎の後弯をしないように注意しながら横方向に引く．肘関節は 90°以上曲げないようにし，肩甲骨を内転・下方回旋させる（図 6b）．そして，肘を脇腹につくように 5 秒程度保持し繰り返す．

7．胸椎回旋の促通─チューブツイストプル

　トレーニングベンチに座り，片手でチューブを持つ．反対側の上肢は，肘関節屈曲位で肩甲骨内転・下方回旋させる（図 7a）．その姿勢から頭部が動かないように注意し，①反対側の上肢を挙上・伸展させ，②チューブ側の上肢を引き，③チューブ側の上肢と反対側の肘を離すようにする．頭部が動かず，脊柱の軸が前後に動かないように注意する（図 7b）．

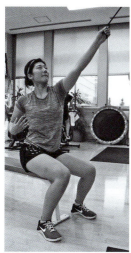 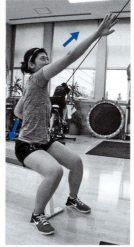

a．開始肢位　　b．頭部を動かさないようにチューブを引く

図 7　チューブツイストプル

6．胸椎後弯位の改善と肩甲帯下方回旋・内旋の促通─チューブサイドプルダウン

　頭上の水平バーにトレーニングチューブを

19 体幹の回旋性のコントロールについて
―頭位を可及的に中間位に保持した下部および上部体幹で生じるreciprocal（交互的）な回旋運動

柿崎藤泰／文京学院大学大学院 保健医療科学研究科

Clinical Points
1. 左側下位胸郭に対するwrapping actionの再建
2. 左側内腹斜筋と左側外斜筋で生じるtask switchingの適正化

はじめに

抗重力位において，体幹の回旋性には体幹内でさまざまな姿勢戦略は存在するが，頭位を可及的に中間位に保持した状態での下部体幹と上部体幹で生じるreciprocalな回旋運動（例：歩行など；図1）を制御するうえで，効果的にコントロールすることができる下部体幹での姿勢戦略に注目している．それは，左側での腹斜筋群による姿勢制御である．例えば高い割合でみられる胸郭左側方偏位を有する人の歩行では，交互に生じる支持期に同調した左側の外腹斜筋と内腹斜筋の間で生じる切り替え（task switching）作用が起こると考えられる[1]．この姿勢制御には，下位胸郭のコンディションが関わりをもち，その形態や運動性などが左側の腹斜筋群による姿勢制御に影響を与える．

胸郭左側方偏位で生じる下部体幹のコンディション

胸郭左側方偏位では胸郭や腰椎，骨盤に一定のアライメントが形成される（図2a, b）．

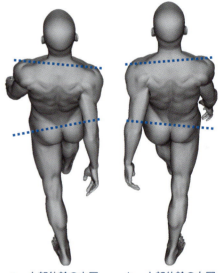

a. 上部体幹の右回旋と下部体幹の左回旋
b. 上部体幹の左回旋と下部体幹の右回旋

図1 頭位を可及的に中間位に保持した状態での下部体幹と上部体幹で生じるreciprocalな回旋運動

下部体幹の安定に影響を与える下位肋骨のアライメントでは，左右相対評価において右側と比較し，左側での胸郭前後径の減少および横径の拡大，つまり前方回旋位および外方化

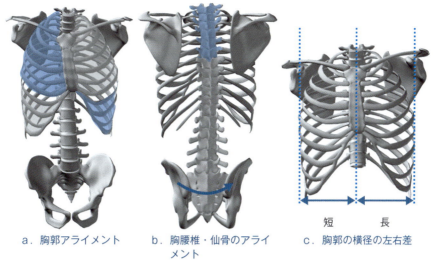

a．胸郭アライメント　　b．胸腰椎・仙骨のアライ　　c．胸郭の横径の左右差
　　　　　　　　　　　　　メント

図2　胸郭左側方偏位での胸郭・腰椎・骨盤のアライメント

a：右側上位肋骨と左側下位肋骨では前方回旋位，左側上位肋骨と右側下位肋骨では後方回旋位を呈する

b：上位胸椎では左回旋位，下位胸椎・腰椎・仙骨では左回旋位を呈する．また，骨盤帯は左回旋位を呈することが多い

c：右側に比較し左側で横径が延長する

が顕著になる（図2c）．この非対称性は，形態的要因や関節の機能特性などにより左右の下位肋骨に付着する深層筋，および表層筋の筋線維や胸腰筋膜の長さと張力にインバランスを惹起する．この場合，特に左側の下部体幹での表層筋においては，同側の下位肋骨を本来位置するべき体幹中心軸方向へ持続的に保持させる wrapping action が弱まる．

左側での wrapping action が弱まる結果，上位胸椎に対して下位胸椎，腰椎，仙骨は一様に左回旋位を呈し，同部の右回旋方向への運動が生じにくくなる．つまり，左側でのwrapping action が弱まった場合，下位胸椎，腰椎，仙骨を中間位に保持することが困難となる．なお，wrapping action とは，外腹斜筋や内腹斜筋，広背筋肋骨部線維，下後鋸筋などの協同的な作用により，下位肋骨や浮遊肋を体幹中心軸方向に収める作用と筆者は定義している（図3a）．また，この作用は下部体幹と上部体幹で生じる reciprocal な回旋運動において，左側で主動的な役割を果たしてい

ると考えている．wrapping action に関与する筋群としては，胸横筋や腹横筋，横隔膜などで構成される深層筋と，左側の外腹斜筋や内腹斜筋，広背筋肋骨部線維，下後鋸筋などで構成される表層筋がある．wrapping action における深層筋と表層筋との相互作用に関しては，胸横筋，腹横筋や横隔膜で構成される深層筋などの健常な状況下で生じる胸骨下角の狭小作用，腹部の引き込み作用などの補助的作用を受け，表層筋の作用が強まる（図3b）．

2つの wrapping action

頭位を可及的に中間位に保持した状態での下部体幹と上部体幹で生じる reciprocal な回旋運動による wrapping action には，2つのパターンが存在する．一つは，上部体幹の左回旋と下部体幹の右回旋で生じる〔屈曲性向上メカニズムの作動（FIM：flexion improvement mechanism）〕wrapping action で

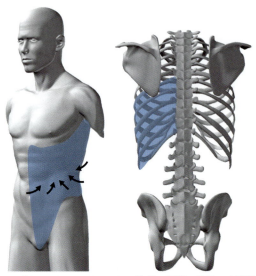

図3 Wrapping action
a．Wrapping action　b．胸椎・腰椎・仙骨の中間位

a：外腹斜筋や内腹斜筋，広背筋肋骨部線維，下後鋸筋などの協同的な作用により，下位肋骨や浮遊肋を体幹中心軸方向に収める作用をwrapping actionという．この作用は下部体幹と上部体幹で生じるreciprocalな回旋運動において，左側で主動的な役割を果たしている

b：Wrapping actionが正常に作用することにより，左側下位肋骨を介し，胸椎・腰椎・仙骨での継続的なニュートラルポジションが確保できる

に保持した状態での下部体幹と上部体幹で生じるreciprocalな回旋運動がコントロールされる．

左側腹斜筋群でのtask switching

　左側下位胸郭に対するwrapping actionは，前述したようにFIMが作動した肢位，またはEIMが作動した肢位それぞれで機能する必要がある．左側での2つのパターンのwrapping actionには，常時活動する筋群とその肢位で活動を切り替える筋群が存在すると考えている．常時活動する筋群には，左側の腰方形筋を加えた深層筋群や左側の広背筋肋骨部線維および下後鋸筋などが該当し，肢位で活動を切り替える筋群には内腹斜筋と外腹斜筋が該当する．つまり，内腹斜筋はEIMが作動した肢位で，外腹斜筋はFIMが作動した肢位でそれぞれ関与する．この肢位に応じ2つの腹斜筋の活動を切り替えてwrapping actionに貢献する，いわばtask switchingして腹斜筋群は機能するものと考えられる．内腹斜筋と外腹斜筋のtask switchingは，肢位によって生じるおのおのの筋の張力の高まりを利用して引き起こる（図5a, b）．

あり，もう一つは上部体幹の右回旋と下部体幹の左回旋で生じる〔伸展性向上メカニズムの作動（EIM：extension improvement mechanism）〕wrapping actionである（図4）．FIMとEIMは，2方向への脊柱の回旋にそれぞれ伴う全身に及ぶ屈曲と伸展性の高まる反応であり，これらの健常なメカニズムの存在により体幹は安定し機能するものと筆者は考える．それを保つためには，空間上での脊柱の回旋に応じたwrapping actionを左側下位胸郭に対して適切に作用させることが条件となる（図3）．この条件が満たされた場合，下位胸椎から腰椎，そして仙椎に至る分節での中間位が確保され，頭位を可及的に中間位

Wrapping actionの再建例

　ここまで胸郭左側方偏位を有する人のwrapping action，そしてそのtask switchingの重要性を述べてきた．以下に，これらの機能再建の一例を紹介する．特に重要なことは，2つのパターンのwrapping actionをFIMとEIMが作動する肢位で適切に作用するよう誘導することである（図6）．

1．Wrapping actionを高める方法①（FIMを作動させた介入例；図7a）

　背臥位にて，左側第7肋骨と後腋窩線の接点にボールを挿入する．さらに左側前腕を回内位とし，その手部を殿部下に挿入して固定

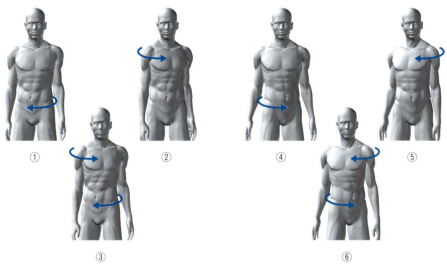

図4 屈曲性向上メカニズム（FIM）と伸展性向上メカニズム（EIM）
①〜③はFIMが作動する回旋パターン，④〜⑥はEMIが作動する回旋パターン

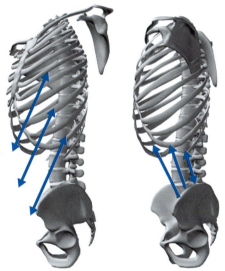

a．FIMでのwrapping action
b．EMIでのwrapping action

図5 Task switching

a：屈曲性向上メカニズム（FIM）が作動する肢位では左側外腹斜筋の張力が高まり，wrapping actionで主動的な役割を果たす

b：伸展性向上メカニズム（EIM）が作動する肢位では左側内腹斜筋の張力が高まり，wrapping actionで主動的な役割を果たす

する．そして，左側肩甲骨を下制・内転運動させ，ボールを圧縮する．セラピストは，その運動が理解できた後，左側第1肋骨は前方回旋方向に，左側第7肋骨は後方回旋方向に軽く介助し誘導する．

　この課題では，左側広背筋肋骨部線維と左側腰方形筋，左側外腹斜筋などが関与し，連鎖的に右側大殿筋の活動が伴う．右側大殿筋が運動関与するメカニズムとして，左側肩甲骨を下制・内転運動させると骨盤帯は右側回旋する．これは骨盤帯の右側回旋が強く生じると効果的な課題遂行が困難となるため，骨盤帯を固定する反応として右側大殿筋の収縮が自動的に生じるものと考える．したがって，この介入法では選択的に左側のwrapping actionを高めることができるほか，左側広背筋と右側大殿筋から構成される後斜走系の機能も高めることが可能となる．

2．Wrapping actionを高める方法②（EIMを稼働させた介入例；図7b）

　背臥位にて，右側第10肋骨部（肋骨角外側）にボールを挿入し，左手を右肩に位置させる．この際，左肩甲帯の挙上が生じないように注意し，左肩甲骨をわずか（数センチ）下制・

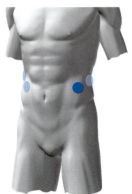 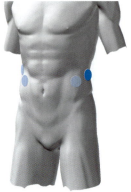

a．FIM が作動する肢位での触診　　b．EIM が作動する肢位での触診

図6 Wrapping action の再建で重要な触診

a：左右合計4カ所に触診を行う．屈曲性向上メカニズム（FIM）が作動する肢位でのwrapping actionで，適切な課題になっている場合では，左側外腹斜筋の選択的収縮を感じとることができる

b：左右合計4カ所に触診を行う．伸展性向上メカニズム（EIM）が作動する肢位でのwrapping actionで，適切な課題になっている場合では左側内腹斜筋の選択的収縮を感じとることができる

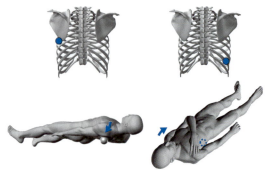

a．FIM を作動させた介入　　b．EIM を作動させた介入

図7 Wrapping action の再建例

FIM：屈曲性向上メカニズム，EIM：伸展性向上メカニズム

外転運動させてボールを圧縮する．理想的な課題遂行されている場合では，左肋骨弓の下内方，右肋骨弓の外方への動きが観察できる．

この課題運動では，主に左側大胸筋および前鋸筋下部線維，左側腰方形筋，左側内腹斜筋などが関与し，連鎖的に左側大殿筋の活動が伴う．特に左側大殿筋が運動関与するメカニズムとして，左側肩甲骨を下制・外転運動させると骨盤帯は左側回旋する．これは骨盤帯の左側回旋が強く生じると効果的な課題遂行が困難となるため，骨盤帯を固定する反応として左側大殿筋の収縮が自動的に生じるものと考える．

◆ 文　献 ◆

1）柿崎藤泰：下位胸郭の内方化，第Ⅳ章 胸郭運動システムの再建にかかわる中心的要素．柿崎藤泰（編）：胸郭運動システムの再建法 第2版―呼吸運動再構築理論に基づく評価と治療．ヒューマン・プレス，2017，pp45-51

20 腰背筋膜のスティッフネス改善とスウェイバックの是正

星　翔悟／ワカバ整形外科リウマチ科クリニック

Clinical Points
1. スウェイバック（sway back）姿勢のパターン
2. 軟部組織による姿勢保持
3. 胸腰筋膜の可動性

臨床におけるスウェイバックの特徴

1. スウェイバック姿勢と問題点

　日々の臨床の中で，頭部前方偏位および胸椎後弯が増強し，上半身質量中心が後方偏位，下半身質量中心が前方偏位しているいわゆるsway back様の姿勢を呈する症例は多い．このような症例では，上半身質量中心が後方に偏位することで，膝関節にかかる外的屈曲モーメントは増加し，大腿前面筋の負担が大きくなることが予想される．また，胸椎屈曲が増強することで肩甲骨の前傾が増強し，そのため肩関節の屈曲可動域制限，頸椎の過剰な伸展運動量が神経根症状，腰椎伸展の増大による筋筋膜性腰痛症など，全身に影響が及ぶことがある．そのような場合，患部に対してアプローチをしただけでは時間の経過とともに元の状態に戻りやすい．担当した症例がスウェイバックのような姿勢を呈していた場合は，その姿勢自体が患部に与える影響を考えてアプローチを行う必要がある．

2. スウェイバック姿勢のパターン

　このスウェイバック姿勢を2つのパターンに分類すると，胸椎屈曲の増大，腰椎過伸展，骨盤前傾位となっているパターンと，頸椎過伸展，胸椎の長い範囲での屈曲増強，腰椎屈曲位，骨盤後傾前方偏位となっているパターンとが存在する．前者を後弯-前弯タイプ，後者を後弯-平坦タイプと呼ぶこととする．

　スウェイバック姿勢を呈する症例では，前述の両パターンともに胸椎伸展可動域の低下がみられる．この姿勢の改善のために単に体幹筋力の強化を行うだけでは，上部体幹の直立位を保つことが困難であり，十分な胸椎の伸展可動域を獲得することが重要である．

胸腰筋膜と姿勢保持

1. 軟部組織による姿勢保持

　筋膜は，可塑性を備えており，小さい負荷が加わっても元の形状に戻ることができる．

しかし，負荷の大きさや時間によっては元の形状に戻れなくなることがある．そのため，筋膜の硬さを利用して姿勢保持することも多い．しかしこの場合，脊柱の分節的運動は生じないため動作を行う時に対応が困難となり，障害の発生につながりやすいと考えられる．

2．軟部組織の運動方向

前屈動作において脊柱管内の硬膜および脊髄は，第6胸椎より高位では上方へ，第6胸椎から第4腰椎までは下方へ，第4腰椎以下では上方へ移動し，第6胸椎および第4腰椎では，あまり動きがないとされている[1]．このことから脊柱周囲の組織は，脊柱前弯・後弯の頂椎を境に運動方向が切り替わっていると予想される．また，皮膚を動かすと浅筋膜より表層は同方向へ，それより深層は反対方向へ移動するとされている[2]．皮膚は皺の寄る方向とは逆方向に移動するため，胸椎伸展時には背面の皮膚は頭尾方向に移動し，浅筋膜層より深層は胸椎の頂椎に寄るように移動すると考えられる．

3．胸腰筋膜のスティッフネス（stiffness）形成

脊柱前弯の頂点部では，頂椎を境にして下位の椎体は腹側に傾斜しているため外的屈曲モーメントが生じ，高位の椎体は背側に傾斜しているため伸展モーメントが生じると考えられる．頂椎周囲は，この両方のモーメントに対応しなければならないためスティッフネスを形成しやすくなるのではないかと考えられる．

胸腰筋膜は，上端は項筋膜へと移行し上項線まで続き，内側は脊柱の棘突起と棘上靱帯に付着している．棘突起上を頸部から腰部まで覆っているために脊柱保持には有効である．

以上より，筆者は胸腰筋膜が集約されてスティッフネスを形成し胸椎伸展制限されることが，スウェイバック姿勢から元に戻ることができなくなっている原因ではないかと考え

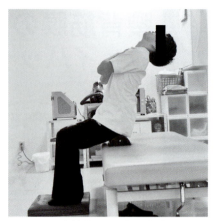

図1　胸椎伸展を伴う体幹後屈

ている．そこで，胸腰筋膜の可動性の獲得により，集約されてスティッフネスを形成していると考えられる．頸椎および腰椎の頂椎周囲から胸腰筋膜の胸椎方向への移動を可能とすることで胸椎伸展可動域を改善し，上部体幹の直立位を保持できるようにすることが重要と考えている．

評　価

1．矢状面の立位アライメント

矢状面における姿勢評価のランドマークとして，耳垂，肩峰，大転子，膝関節軸，外果の相対的な位置関係を評価する．その上で，スウェイバックのどちらのパターンに分類されるか評価し，頸椎，腰椎における頂椎のレベルも確認する．

2．胸椎伸展可動域

ハーフストレッチポール上に端座位となってもらい，体幹後屈の動作を行う．正常であれば図1のような後屈になるが，胸椎伸展可動域が制限されていた場合は，図2のように腰椎のみ伸展し，胸椎の伸展はみられない．

3．胸腰筋膜の触診

胸腰筋膜の内側は，棘突起や棘上靱帯に付

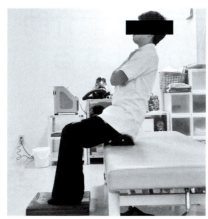

図2 胸椎伸展を伴わない体幹後屈

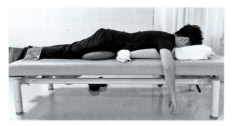

図3 後弯-前弯パターンのセッティング

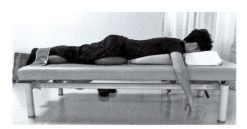

図4 後弯-平坦パターンのセッティング

着しているため棘突起上で可動性を評価する．頸椎および腰椎の頂椎周囲で胸腰筋膜を触診し，頭尾方向へ動かして胸椎方向への滑動性を確認する．

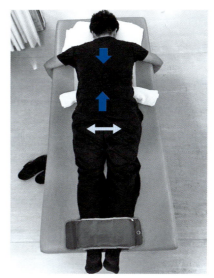

図5 アプローチ方法

治療

1．後弯-前弯パターンの場合

腹臥位で，上半身にバストマットをセットし，バストマットの下端部には丸めたバスタオルを入れる．下半身には，エアスタビライザーを骨盤部に入れ，足部には重錘をのせて固定をする（図3）．

2．後弯-平坦パターンの場合

腹臥位で，上半身にはバストマットをセットする．下半身には，骨盤部と下腿近位～中央部にエアスタビライザーを入れ，足部には重錘をのせて固定をする（図4）．

3．アプローチ方法

スティッフネスが形成されている腰椎の頂椎上で胸腰筋膜を触り，胸椎方向に動かした状態で，もう片方の手を用いて殿部を左右に軽く揺らし，椎間関節で回旋を生じさせる．触っている胸腰筋膜がゆるみ，胸椎方向に動いてきたら終了とする．同様の要領で，頸椎の頂椎上から胸椎方向に動かした状態で殿部を左右に揺らし項筋膜がゆるんできたら終了とする（図5）．

◆ 文　献 ◆

1) 山本博司，他：整形外科痛みへのアプローチ6 腰背部の痛み．南江堂，2001，p17
2) 福井　勉：皮膚テーピング—皮膚運動学の臨床応用．運動と医学の出版社，2014，pp12-13

21 下位肋骨に対する用手的呼吸介助手技により体幹機能が向上する

加藤太郎／文京学院大学 保健医療技術学部

Clinical Points
1. 吸気時の下位肋骨外上方への動き
2. 横隔膜と腹横筋間の拮抗-共同関係
3. 呼吸理学療法と体幹機能

側腹部深層筋に対する治療方法への疑問

　理学療法の目的は，基本的動作能力の回復である．理学療法士の専門性は，姿勢と動作の評価および治療を対象としていることにある．安定した姿勢および動作獲得のために，身体の中心である腰椎・骨盤・股関節を複合体として捉え，その不安定さを対象とすることが多い．腰椎-骨盤-股関節複合体の安定に寄与する深層筋は，側腹部深層にある筋群（以下，腹部深層筋）とされ，上面は横隔膜，下面は骨盤底筋群，前面は腹横筋，後面は多裂筋で構成される[1]．

　近年は，特に腹横筋への治療が着目され，収縮練習として腹部を締める課題やストレッチポール上での背臥位で姿勢保持させる課題[2]などが行われることが多い．しかし，腹部深層筋は動きの中で共同的に，かつ適切なバランスとタイミングで活動することが重要である．従来の治療方法は，静的な肢位の治療が中心であること，また，動的な運動へ汎化しづらいことを経験する．静的な肢位からの治療を動的な運動へと発展させて機能的に動くために，本稿では呼吸理学療法における機能解剖で重要な横隔膜と腹横筋間の拮抗-共同関係の視点から腹部深層筋に対する評価・治療を述べる．

横隔膜と腹横筋間の拮抗-共同関係[3]

　呼吸において，横隔膜は吸気筋であり腹横筋は呼気補助筋である．これにより，横隔膜と腹横筋は拮抗関係にある．また吸気において，横隔膜が収縮すると腱中心は下降し，胸郭の垂直径が拡大するが，この腱中心の下降は腹腔内圧（以下，腹圧）によりすぐに制限される．この腹圧による制限が腱中心を支持することで，横隔膜の筋線維は下位肋骨の挙上筋として作用できる．逆に，腹圧による腱中心の支持が得られないと，横隔膜は下位肋骨を挙上させることはできない．これにより，横隔膜と腹横筋は共同関係にもある．

　この拮抗-共同関係を両立させるために横

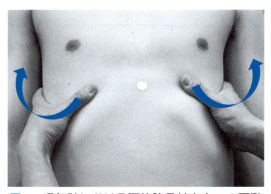

図1 吸気時における下位肋骨外上方への可動性評価

セラピストの母指は対象者の剣状突起の高さとし、下位肋骨側方に手をおき、手掌全面で触る（total contact）．対象者の吸気時に、下位肋骨の動きの方向、軌跡、量について評価する．なお、対象者の下位肋骨の動きを、阻害しないように注意する

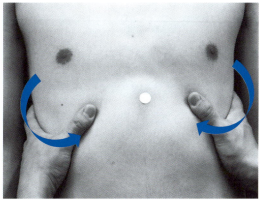

図2 下位肋骨に対する用手的呼吸介助手技

セラピストの母指は対象の剣状突起の高さとし、下位肋骨側方に手をおき、手掌全面で触る（total contact）．対象者の呼気時に、下位肋骨内下方への動きを介助する

隔膜と腹横筋は、それぞれ常に収縮しながらも、その筋緊張の関係が逆になる動的平衡が存在する．例えば、吸気時に横隔膜の緊張は増加するが、腹筋群の緊張は減少する．一方、呼気時に腹筋群の緊張は増加するが、横隔膜の緊張は減少する．しかし、横隔膜と腹横筋ともに緊張がゼロとはならず、収縮・弛緩の関係にはない．

臨床思考の展開・発展

横隔膜と腹横筋間の拮抗-共同関係から、腹部深層筋の収縮練習だけでは不十分な理由がみえてくる．腹部深層筋は、動的平衡を保ちながら動きの中で共同的に、かつ適切なバランスとタイミングで活動することが重要である．前述した呼吸理学療法における機能解剖を展開してみたい．

横隔膜の収縮時に、腹横筋などが適切に収縮し腹圧を高め腱中心が支持されることで、横隔膜は下位肋骨の外上方への挙上作用を生み出し吸気が起こる．腹圧を強めすぎても、弱めすぎても吸気はやりづらいことは容易に確認できる．吸気時に下位肋骨がしっかりと外上方へ動くことが、腹部深層筋が適切なバランスとタイミングで活動している状態であると考えられる．これにより呼吸理学療法における横隔膜や下位肋骨の可動性の評価と治療は、腹部深層筋の評価と治療に関連させることができる．つまり、吸気時の下位肋骨外上方への可動性の評価と治療は、腹部深層筋である横隔膜および腹横筋が機能的に活動しているかの評価と治療と捉えることができる．

次に用手的呼吸介助手技による下位肋骨の可動性の変化が腹部深層筋の機能を高め、静的のみならず、動的な運動における安定にも効果を及ぼすことを実例紹介として示す．

実例紹介

前述した評価と治療の方法および結果を示す．なお、すべて下位肋骨に対する用手的呼吸介助手技による治療前後を比較して提示した．

1．評価（図1）と治療（図2）

治療前後の評価として、吸気時の下位肋骨外上方への可動性を評価した．また、治療は呼吸理学療法で用いられる下位肋骨に対する用手的呼吸介助手技とした．

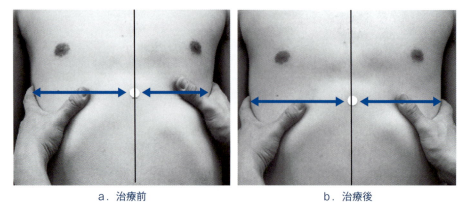

a．治療前　　　　　　　　　　　b．治療後
図3　治療前後における吸気時の下位肋骨外上方への可動性の比較

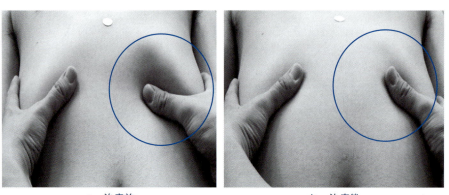

a．治療前　　　　　　　　　　　b．治療後
図4　治療前後における吸気時の横隔膜の動きの比較

2．治療前後の比較

1）吸気時の下位肋骨外上方への可動性（図3）

治療前は右側と比較し，吸気時の左側下位肋骨の外上方への動きが小さかった．治療後は，吸気時の左側下位肋骨の外上方への動きは大きくなった．

2）吸気時の横隔膜の動き（図4）

治療前は右側と比較し，吸気時の左側横隔膜の下制が小さく，セラピストの指を押し返せなかった．治療後は，吸気時の左側横隔膜の下制は大きくなり，セラピストの指を押し返せるようになった．

3）体幹機能の静的評価―片脚立位（図5）

片脚立位時の腰椎-骨盤-股関節複合体の安定性を，体幹機能の静的評価とした．治療前

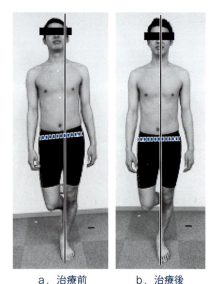

a．治療前　　b．治療後
図5　治療前後における片脚立位（左側）の比較

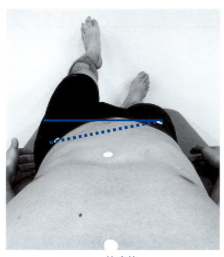
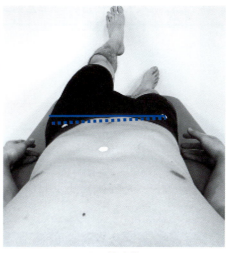

a．治療前　　　　　　　　　　　b．治療後
図6　治療前後における下肢伸展挙上（左側）の比較

の右側と比較して，左側片脚立位時に体幹は右側へ倒れ，骨盤は右下制および右後方回旋し，姿勢保持は不安定であった．治療後は，左側片脚立位時に体幹および骨盤ともに静的に安定した．

4）体幹機能の動的評価―下肢伸展挙上（図6）

負荷をかけるため自動運動での下肢伸展挙上（SLR：straight leg raising）時の腰椎-骨盤-股関節複合体の安定性を，体幹機能の動的評価とした．治療前の右側と比較して，左側SLR時に骨盤が左回旋し動作は不安定であった．治療後は，左側SLR時に骨盤は動的に安定した．

おわりに

今回述べた，呼吸理学療法における機能解剖で重要な横隔膜と腹横筋間の拮抗-共同関係の視点を，従来の腹部深層筋の収縮練習に加えることは，安定した姿勢および動作獲得のための一助となりうると考える．

◆ 文　献 ◆

1) Lee D（著），石井美和子（監訳）：骨盤帯 原著第4版―臨床の専門的技能とリサーチの統合．医歯薬出版，2013，pp75-78
2) 布施陽子，他：安静背臥位とストレッチポール上背臥位における腹筋群筋厚の検討．理学療法科学　27：77-80，2012
3) Kapandji AI（著），塩田悦仁（訳）：カラー版 カパンジー 機能解剖学―Ⅲ．脊椎・体幹・頭部 原著第6版．医歯薬出版，2010，pp160-165

22 体幹伸展運動に伴う腰痛への介入

原口勇介／さいとう＆さめしまクリニック リハビリテーション科

Clinical Points

1. 体幹の伸展運動パターンを改善する
2. 腰椎の過可動性の要因となる部位の可動域を改善する
3. 腰椎の安定化機構を改善する

はじめに

　腰椎の運動機能障害の多くは，限局した分節において過剰な運動が生じており，日常生活でその運動パターンを反復していることが多い．正常な可動範囲を超えた椎間関節の運動は，微小損傷を引き起こす．その運動を反復し，微小損傷が蓄積されることは，脊椎の退行性変化へとつながる．そのため，脊椎の各分節が適切な範囲内で動くことが望まれるが，ある関節で可動性が低下していれば，その可動性を他の関節で補うことになる．腰椎では，隣接する股関節や胸郭の可動域低下から腰椎の一部でその可動性を補填しているような場合である．本稿では臨床上，多く対峙する体幹の伸展運動時の腰痛について述べる．

体幹の伸展運動

　体幹の伸展運動の際，どの分節で過可動性が生じ，その可動性を誘発する要因がどこに存在するのかが重要なポイントとなる．体幹の伸展運動といっても，静止立位からの伸展動作（以下，後屈動作）だけではなく，前屈位からの復位動作（以下，復位動作）で症状をきたす症例も多い．日常で最大後屈可動域を必要とする場面は少なく，後屈動作は個々の体幹伸展運動を評価するための一つの指標と捉えるほうが有用である．あくまでも改善すべき点は，生活動作の中で生じる体幹の伸展運動である．例えば，復位動作や肩の挙上動作などは，体幹の伸展運動を伴う日常的な動作である．特に復位動作で疼痛を生じる患者は少なくない．通常は股関節伸展が先行し，その後，腰椎伸展が並行して生じるが，腰椎の伸展機能障害のある患者では，腰椎伸展運動が早期に生じていることが多い（図1）．腰椎伸展運動が先行すると，股関節屈曲位のまま腰椎を軸とした伸展運動が行われるため，過剰な伸展可動域が下部腰椎に要求される．この復位動作パターンの改善には，骨盤を誘導し股関節伸展を促すように介入する（図2）．ただし，立位では誘導が困難な場合があるため，座位での介入も有効である．例えば，背面

に支柱を用いて股関節から腰椎へと伸展運動が波及していくように復位動作を行う（図2）．

胸椎への介入

下部腰椎の過剰伸張に胸椎伸展制限が関係していることも多い．腰椎椎間関節の構造上，屈曲・伸展可動域は胸椎より腰椎で大きいが，胸椎の伸展制限は腰椎の正常可動域を超えた運動を引き起こす．胸椎棘突起を触診していくと，特に後方へ突出している分節があり，肋骨の後方偏位が確認されることが多い．この部位に対して，前方へ誘導しながら胸椎での伸展を意識づける（図3）．また，腹直筋の短縮や硬さがある場合，肋骨を介して胸郭の広がりを制限する因子となる．そこで，腹直筋へ介入し，肋骨の可動性を引き出すことも胸椎での伸展を獲得するためには有効である（図4）．また，胸椎の過後弯に伴う骨盤の前方偏位を生じた姿勢（以下，sway back）は，殿筋群の筋力低下を招くおそれがある．前述で復位動作における股関節伸展運動の重要性を述べたが，sway back を呈する患者は，立位で上半身質量が股関節の後方に位置するため，股関節の前方支持組織に依存した姿勢戦略となり，殿筋群の活動が低下している．そのため，初期に股関節伸展を伴う復位動作が遂行できない場合もある（図1a）．

股関節への介入

下部腰椎の伸展を強いられる原因の一つに，股関節の伸展制限もあげられる．このタイプは，歩行立脚後期の股関節伸展制限と腰椎伸展の代償運動が特徴である．股関節伸展の制限因子である腸腰筋の短縮は，腰椎への前方剪断力を生じさせる．股関節の伸展方向へのストレッチを行うと骨盤が前傾し，腰椎が前方へ牽引されるため，患者自身の腹部収縮によって前傾抑制位で行う必要がある．ま

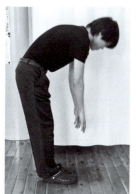
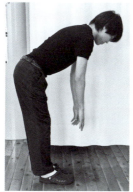

a．通常　　　　　b．動作初期での腰椎伸展

図1　前屈位からの復位動作における初期段階での腰椎伸展

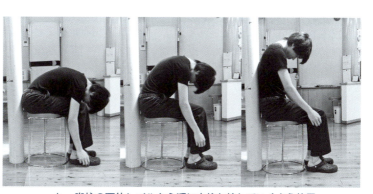

a．骨盤を後傾方向へ誘導　　　　b．脊柱の下位レベルから順に支柱と接していくよう伸展

図2　動作初期の股関節伸展運動を伴った復位動作

患者の骨盤を後傾方向へ誘導し，股関節の伸展を促す．立位で困難な場合は座位で股関節から腰椎へと伸展運動が波及していくように行う

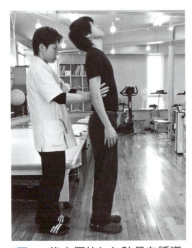

図3 後方偏位した肋骨を誘導しながらの体幹伸展

腰椎ではなく，胸椎での伸展運動が中心に行われるよう意識する

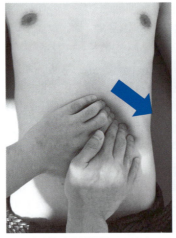

a．腹直筋肋骨付着部でのリリース　　b．腱画を介してのリリース

図4　腹直筋リリースの一例

aは腹直筋肋骨付着部でのリリース．bは腱画に指腹をあてて下方へリリースを行っている

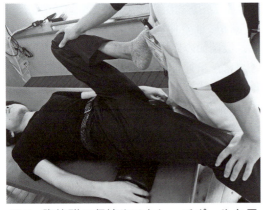

図5 腹筋群の収縮やストレッチポールを用い，骨盤の前傾を抑制した股関節屈筋のストレッチ

患者は骨盤の前傾を抑制させるため，腹筋を収縮させる．坐骨周辺にストレッチポールを入れることでも骨盤の前傾が抑制できる

た，ストレッチポールなどを用いて，前傾を抑制することも一つの方法である（図5）．

腰椎の安定化

腰椎の限局したストレス軽減には，他部位の可動性ともに腰椎の安定化を図る必要があり，腹横筋や多裂筋などの深層筋群の重要性が頻繁に取り上げられている．その反面，臨床でこれらの筋群は評価が困難で，実際には四肢の自動運動中に腰椎・骨盤帯の動きを観察するなど，定量化された評価を行っているわけではない．これは腰椎の運動制御パターンから深層筋群の活動を推察しているにすぎず，トレーニング前後の効果判定が不可欠となる．例えば，背臥位での片側下肢を挙上中に，腰椎および骨盤の前傾・後傾・回旋を観察し，腰椎および骨盤が深層筋群により適切に制御されているかをトレーニング前後で評価することも一つの方法である．

腹横筋は，上下肢を動かす際に，姿勢保持のため最初に発火する筋であり[1,2]，その遅延は腰椎機能異常要因[3]の一つといわれている．これらから筋力というよりも，収縮のタイミングや動員パターンが重要である．腹横筋のエクササイズとして，腹部引き込み運動がよく用いられるが，上下肢を動かす際の体幹安定化を図るためには，上下肢と連動したエクササイズも段階的に取り入れていく必要があると考える．その一例を図6に示す．ボールを把持させ，バランスボールに両下肢をのせ

たうえで，ランダムに左右へ軽度の外乱を加える．患者は，これに対して正中位を保つようにする．この時，外乱の強度に配慮し，外層筋群の活動が過剰にならないように注意する．さまざまな腰椎安定化を図るエクササイズがあり，一例を紹介したが，画一的なトレーニングではなく，一人ひとりの運動制御パターンに合った方法を用いることが必要である．

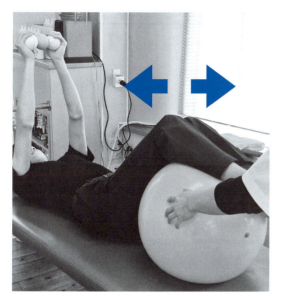

図6　外乱に対して正中位を保持する腰椎安定化エクササイズの一例

軽度の外乱を左右ランダムに加え，患者は外乱に対して正中位を保持する．上肢は挙上させてボールを把持し，その間にボールを挟む．それにより上肢での代償を防ぐことができる

◆ 文　献 ◆

1) Cresswell AG, et al：The influence of sudden perturbations on trunk muscle activity and intra-abdominal pressure while standing. *Exp Brain Res*　98：336-341, 1994
2) Hodges PW, et al：Contraction of the abdominal muscles associated with movement of the lower limb. *Phys Ther*　77：132-142, 1997
3) Hodges PW, et al：Inefficient muscular stabilization of the lumbar spine associated with low back pain. *Spine*　21：2640-2650, 1996

23 円背患者の脊柱伸展を促すアプローチ

安中聡一／太田綜合病院附属太田西ノ内病院 理学療法科

Clinical Points
1. 腸腰筋における遠心性収縮の学習
2. 殿筋群における筋活動の再教育
3. 股関節屈筋群と伸筋群の協調性改善

円背患者の姿勢制御

円背患者の多くは，胸椎屈曲変形を股関節屈曲や膝関節屈曲で代償しており，股関節制御が優位の立位姿勢をとりやすい．また，円背患者の上半身重心は後方に位置しており，立位姿勢保持において腸腰筋が過活動になることが多い．この姿勢制御を続けることで大殿筋や中殿筋の筋活動が得られにくくなり，腸腰筋の筋活動による一方向的な姿勢制御が習慣化される．これは脊柱変形に対する適応ともいえるが，脊柱が屈曲したまま活動を続けることは，さらに変形を助長し，高齢者の活動範囲の狭小化につながる．

円背患者に努力性の体幹伸展を促すと，部分的に伸展可能であっても動作には反映されにくく，無理に体幹を伸展させて歩行することは不安定性を強める．したがって，円背患者の姿勢改善を図る場合，体幹伸展の努力量を減らし，できるだけ楽に伸展位を保持できることを目指すべきである．そのためには，前述のような姿勢制御から脱却し，脊柱伸展の土台となる骨盤帯以下の安定性を確保する必要がある．本稿では，円背患者の股関節周囲筋に着目し，屈筋群と伸筋群の協調性を改善することで，姿勢改善および新たな変形予防を目指すアプローチについて述べる．

円背の評価

円背の評価（WOD：wall-occiput distance）は，壁に踵，殿部，背中を接して耳介と眼を結ぶラインが水平になるように直立位をとり，壁から後頭隆起までの距離を測定する（図1）．正常であれば 0 cm となる．0 cm とならない場合は，原因として椎体圧迫骨折など脊柱の構造破綻，または脊柱を伸展位に保持する機能の障害が考えられ，壁からの距離が遠いほど円背が強いといえる．WOD の値は，自然立位と努力性伸展の立位で差があることが多く，特に歩行補助具を使用している患者において顕著に表れる．そこで WOD の値と X 線像を併せて評価し，円背の原因が構造破綻によるものか，機能障害によるものか判断

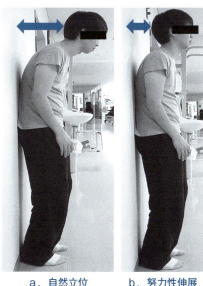

a. 自然立位　　b. 努力性伸展
図1　円背の評価

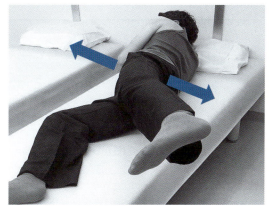

図2　側臥位における股関節外転位保持＋股関節屈曲・伸展運動

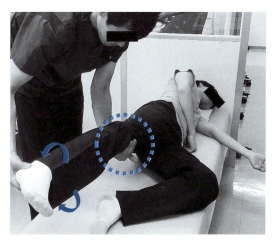

図3　介助方法の一例

する．実際には，これらが複合していることが多く，機能障害による部分は改善できる可能性がある．

股関節周囲筋に対するアプローチ

治療の方針として，まずは筋活動が得られにくくなっている中殿筋や大殿筋の再教育と，腸腰筋の遠心性収縮の学習を行う．円背の姿勢が定着している患者では，立位での筋活動促通が難しいため，最初は背臥位で単関節運動を中心に実施する．背臥位でこれらの筋活動が得られやすくなったら，徐々に立位の課題につなげていく．

1．方法①

側臥位で股関節を外転して空間保持しながら屈曲・伸展運動を行う（図2）．円背患者の場合，股関節が屈曲・外旋位になり，純粋な股関節外転運動の指示では中殿筋の筋活動が得られにくい．そこでセラピストは，患者に股関節外転位の保持と屈曲・伸展運動を指示し，股関節内旋・外旋が中間位になるように補助することで中殿筋の筋活動が得られやすくなる．股関節外転位の保持が困難で代償動作がでる場合は，下から支えて下肢の重量を調節する（図3）．また，円背患者では腸腰筋の過活動により骨盤と大腿骨の分離した運動ができないことが多いため，腰椎屈曲・伸展の代償動作が出る場合は骨盤位置を固定する必要がある．課題に慣れてきたら股関節伸展運動に対して抵抗をかけ，大殿筋の筋活動も同時に促通する．

必要に応じて股関節内旋・外旋のアシストや自重を調整する．骨盤を固定する時は，セラピストの左手で骨盤を把持し，右手で回旋

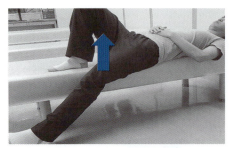
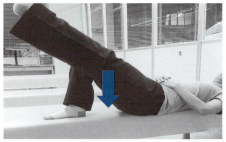

a．股関節伸展位から挙上を開始する　　b．開始肢位までゆっくりと下肢を下ろす

図4　ベッド端での下肢伸展挙上（SLR）

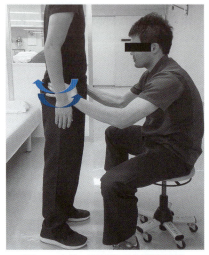

図5　立位で骨盤回旋抵抗運動
➡：患者が骨盤回旋する方向，⬅：セラピストが加える抵抗の方向

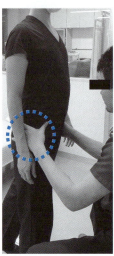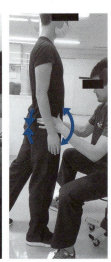

a．セラピストが抵抗をかける肢位　　b．抵抗をかけながら筋収縮を確認する

図6　上前腸骨棘の前方突出運動

や自重の介助をする．

2．方法②

ベッド端で下肢伸展挙上（SLR：straight leg raising）をすることで，股関節伸展域での腸腰筋の遠心性収縮を促す（図4）．高齢者の場合，自重のみでも過負荷になることがあるため，自動介助運動から始める．この時の注意点として，骨盤は可能な限り動かない状態で，骨盤に対して大腿骨が屈曲・伸展運動をするように心がける．

3．方法③

立位をとった患者の骨盤をセラピストが把持し，骨盤に対して大腿骨が内旋する方向に抵抗をかける（図5）．患者は，これに抗することで荷重位にて大殿筋の収縮を促す．この時の注意点として，可能な限り体幹伸展位を保持することが望ましい．患者の骨盤に抵抗を加えるが，患者自身は静的な立位を保持するのみの課題であるため，動作時よりも体幹伸展位を保てることが多い．また，体幹伸展を容易にするために，最初は杖などの支持物を使用してもよい．

4．方法④

立位から1歩前へステップした状態で，前側の上前腸骨棘に軽い抵抗をかけ，この部分

を前方へ押しながら股関節を伸展するように指示する(図6a).大きな関節運動はないが,大殿筋の筋活動が得られやすく,立脚初期の筋活動を再現しやすい.この課題でも可能な限り体幹伸展位とし,大殿筋の筋活動に加えて腸腰筋の遠心性収縮も確認する(図6b).課題に慣れてきたら静的立位からステップまでを一連の動作で行い,歩行の立脚相における筋活動のタイミングを学習する.

まとめ

姿勢制御の戦略を変化させることで円背が改善する例もあるが,脊柱変形が極度の場合は一部改善しても歩行補助具に頼らざるをえないこともある.しかし,骨粗鬆症など脊柱変形のリスクがある場合や,脊柱変形が軽度の患者に対して,予防的に介入していくことは重要であると考える.

◆ 文 献 ◆

1) 山嵜 勉(編):整形外科理学療法の理論と技術.メジカルビュー社,1997,pp172-183
2) Green A D, et al：Does this woman have osteoporosis? *JAMA* 292：2890-2900, 2004
3) 坂本二郎,他:脊椎椎体骨折と脊柱後弯変形のバイオメカニクス.臨床リハ 23：1148-1154, 2014

24 成長期における腰椎分離症の治療戦略
―マネジメントと理学療法アプローチ

田渕俊紀／百武整形外科・スポーツクリニック

Clinical Points
1. 早期発見
2. 骨癒合
3. 再発予防

成長期における腰椎分離症とは

成長期における腰椎分離症とは，椎骨の関節突起間部に発生する疲労骨折と考えられており，いわゆるオーバーユースを背景とした疾患である．腰部の伸展と回旋が関節突起間部に対するストレスとなり，発症に関わると考えられている．12歳ごろから増加し，14歳ごろにピークを迎える．男女比は5:1程度で，男性に多いとされている．また，非スポーツ活動者に比べ，スポーツ活動者に多く発症する傾向にある．

X線像によるスコッチテリアサインが診断においては知られているが，徴候がみられるのは進行例がほとんどであり，早期発見にはMRIとCTの両方が有用であるとされている．

西良ら[1]はCTとMRIを用いて，骨癒合が得られる初期・進行期分離症，骨癒合が得られない終末期分離症（偽関節）と病期分類を行い，同時に骨癒合率と癒合までの期間を提示している．図1に当院における腰椎分離症患者の特徴的な画像所見を載せる．骨癒合が得られなかった場合，構造的安定性の破綻から分離すべり症へ移行するリスクが大きいため，骨癒合を目指すことが基本的な治療方針となる．

また，成長期の腰痛患者の約1/3に腰椎分離症を認めたとの報告もあり，成長期における腰痛において大きな問題となる疾患である．今回は，筆者が考える治療ポイントについて初期分離症を中心に述べていく．

早期発見

前述した西良ら[1]による病期分類において，それぞれの骨癒合率/癒合期間は初期94%/3.2カ月，進行期27〜64%/5.4〜5.7カ月，終末期0%となっており，治療成績に対する幅が広い．成長期において数カ月という期間は貴重であり，初期と進行期で比較すると治療期間が倍近くかかることからも早期発見が重要となる．しかし，CTとMRIを完備した施設ばかりではないことや，一時的な安静により疼痛が改善するため，診断がつきに

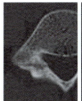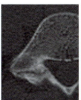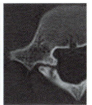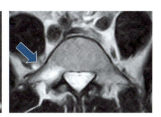

a．CT 水平面画像（左から初期分離症，進行期分離症，終末期分離症）　b．CT 矢状面画像（初期：尾側に骨折線がみられる）　c．MRI 画像（椎弓根部に高信号領域がみられる）

図1　腰椎分離症に特徴的な画像所見

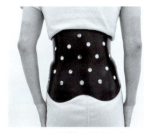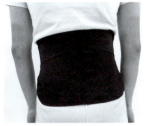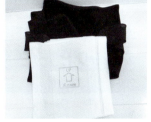

a．硬性コルセット　　b．背部に伸展防止パッドが入ったライトブレース（右図は伸展防止パッド）

図2　体幹固定に用いる装具

くく，一般的な腰痛症といった診断でリハビリテーション（以下，リハビリ）が処方されるケースもみてとれる．分離症の理学所見としては，腰部伸展時痛やケンプテスト（Kemp test）による対側腰部痛，罹患棘突起の圧痛が重要である．また，安静時痛や腰部屈曲時痛，SLR 徴候が陽性になる症例もいる．その他，下肢，特に股関節周囲筋のタイトネスが強い傾向がみられる．リハビリに関わる職種は，これら理学所見から腰椎分離症が疑われるケースを発見した場合，医師と連絡を取り合い，精査を行うことが必要である．

骨癒合

　腰椎分離症は疲労骨折と考えられるため，重要な治療方針として骨癒合があげられる．そのため，通常の骨折治療と同様に安静と固定が必要となる．吉田ら[2]は腰椎分離症の骨癒合過程においてスポーツ活動休止後，約1カ月の骨吸収期を経て骨形成期に転ずるとし

ている．筆者は，医師による診断確定後はスポーツ活動に加え，運動全般の完全中止を行う．また，西良ら[1]は有限要素解析によって腰部伸展と回旋によって関節突起間部への応力が高まると報告しており，当院ではそれら動作を抑制するために硬性コルセット固定を行う（図 2a）．硬性コルセットは，緩みなく装着するように指導するほか，入浴時以外の着用を指導している．固定による不快感から緩く装着し，腰部運動が抑制されず，癒合が遅延するケースも多い．特に年齢が低いほどその傾向は強いため，患者自身と保護者に対して固定の重要性を説く必要がある．固定後は，医師が定期的な CT により骨癒合の確認と MRI 脂肪抑制像による画像所見の改善を確認した後，アルケア社製のライトブレース（図 2b）に変更し，徐々にスポーツ活動への復帰に向けたリハビリを行っていく．

　腰椎分離症において最もリスクとなるのが，骨癒合が得られずに終末期分離症へと移行していくことである．骨癒合が得られな

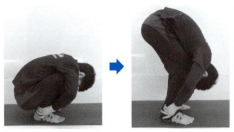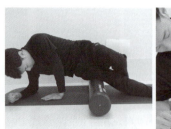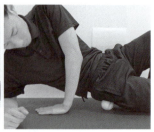

a．ジャックナイフストレッチ（ハムストリングス）　　b．ストレッチポールやボールを使用したリリース

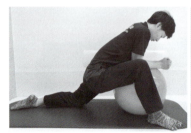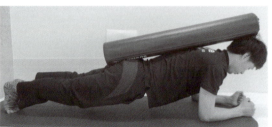

c．バランスボールを使用した腸腰筋のストレッチ（左図）と体軸を意識した体幹筋訓練（右図）

図3　セルフエクササイズ

かった場合，分離すべり症のリスク要因と考えられており，骨癒合のための安静と固定の重要性を当院作成のパンフレットやプロトコルなどを用いて選手のみならず保護者，チーム指導者に説明して理解を得るよう努めている．しかし，チームでのポジションや本人の意志においては，治療期間の長さから骨癒合を目指さないケースもみられるため，患者の背景に合わせた治療方法の決定を行う必要がある．

再発予防

次に治療の流れを踏まえながら，再発予防について述べる．腰椎分離症のリハビリでは「なぜ，疲労骨折を起こしたのか」を考えることが重要となる．サッカー競技を例にあげるとキック動作においてバックスイング期に股関節の伸展・外転がうまく行えない場合，腰部による代償がみられる傾向にある．そういった動作を頻繁に行う運動戦略をとっていることが発症に関わっている可能性が高い．そのため，骨癒合が得られたとしても同様の動作戦略を行っている場合には再発してしまう可能性が考えられる．現に治療完了後，当院においても3〜5％程度の患者に再発がみられる．再発を起こすケースとして筆者は，運動休止が守れていない，装具の着用が甘いことに加え，筋・関節の柔軟性があまり改善しない，もしくは一度獲得した柔軟性が失われている症例が多いように感じる．

腰部の伸展・回旋を代償的に使用する運動戦略を改善するためには，急性期および診断確定後より腰痛のない範囲で柔軟性の改善を行う．本稿では，特に重要な股関節を中心に評価・治療について概説する．

股関節の回旋に左右差がみられる場合，殿筋群や梨状筋，閉鎖筋，大腿筋膜張筋など，股関節の回旋に関与する筋の圧痛にも左右差がみられることが多く，徒手的に付着部腱，筋腹間をリリースしていく．私見として回旋が制限されると骨頭の収まりが悪いために機能的インピンジメント様所見が発生し，矢状面および前額面上の運動を制限すると考えられる．そこで回旋制限を改善した後，腸骨筋，大腿直筋，ハムストリングスについても同様

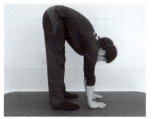 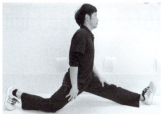 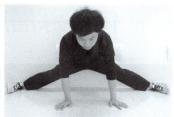

a．体幹前屈（手掌面の完全接地を目標として指導する）　b．前後と左右の開脚（恥骨部と床の間隔が10〜20 cmを目標として指導する）

図4　患者指導に用いる柔軟性改善の指標

にアプローチしていく．特に骨盤の前後傾に作用する筋については，腰部の代償的な伸展運動を引き起こす要因となりやすいため，十分な柔軟性を確保することが重要である．また，内転筋群の左右差がみられるケースは多く，動作時の骨盤安定化を妨げていると考えられる．

しかし，徒手的なアプローチには時間が限られることや，腰椎分離症は外来治療がメインとなるため，セルフエクササイズ指導も重要である．具体的にはストレッチポールやボールなどを使用したリリースやストレッチを指導する（図3）．当院において柔軟性改善の指標として体幹前屈で手掌面が床につくことや前後左右の開脚を評価・指導している．成長期という特性上，わかりやすいものを指標として用いている（図4）．そして，運動休止と固定1ヵ月経過前後より，徐々に体幹筋の筋力訓練を実施する．その際，ストレッチポールを使用して体軸を意識して行う（図3）．

その後，定期的なCTにて骨癒合傾向がみられ，MRI所見が改善すればアルケア社製ライトブレース（図2b）に変更して徐々に有酸素運動やアジリティ訓練を行い，復帰を目指していく．スポーツの特性から股関節伸展と回旋を伴う動作については，フォームチェックを行い，腰部に代償がみられる場合は，対象筋の柔軟性の改善と更なる動作指導を行う．その際，下肢と肩甲帯，上肢が連動して使用できているかが体幹の安定性の指標となる．また，スポーツの完全復帰後も定期的に理学所見の確認と画像検査を行い，再発に留意する．

これまで成長期における腰椎分離症の治療戦略について述べてきたが，疾患としては患者，保護者，スポーツ現場において十分に認知されているとは言い難い現状を感じている．治療期間が長いため，受け入れ難いケースも多いが，将来的なリスクを踏まえて，疾患に対する理解度を高めていくことが重要である．つまり，患者に対する治療や復帰だけではなく，今後の競技生活を含めてマネジメントしていくことが腰椎分離症の治療において求められると考える．

◆ 文　献 ◆

1) 西良浩一, 他：腰椎分離症における腰痛. 脊椎脊髄　25：335-344, 2012
2) 吉田　徹, 他：腰椎分離症の病期と治療方針. *MB Orthop*　20：29-38, 2007

25 体幹深層筋の個別評価の可能性

伊藤友哉／ワカバ整形外科・リウマチ科クリニック

Clinical Points
1. 腹腔のモデル化
2. 横隔膜の筋特性
3. 腹横筋トレーニング

はじめに

　体幹は動作の要であり，寝返り，起き上がり，座位，立位，移乗，歩行動作のすべてにおいて重要である．その中でも体幹の安定性を担い，かつ臨床で機能障害としてよく目にするのが腹圧低下である．腹圧低下は，運動機能としての機能低下だけでなく，排泄障害や産後の腰痛など多岐にわたり身体に影響を及ぼす．腹圧低下には体幹筋の中でも，主に腹横筋，多裂筋，横隔膜，骨盤底筋などのコアマッスルが関係してくる．これらの筋は協調して機能しているため，各筋のどれかが機能低下を起こすことで腹圧低下に至ると筆者は考えている．つまり，コアマッスルの個別評価をすることは腹圧のトレーニングを行っていくうえで重要となる．しかし，体幹深層筋の個別評価の報告は少なく，触診技術の差や，セラピストと患者との性別の違いによっても直接的に触れることができる筋も限られてくる．そこで，各筋の機能と特徴を活用し，体幹深層筋の個別評価の方法とアプローチを紹介したい．

横隔膜の筋特性

　横隔膜は，胸腔と腹腔を分ける薄いドーム状の吸気筋である．この筋の中央部は腱であり，その周囲を筋組織が取り囲み，主に胸郭内面や椎体，また肋骨に付着している．吸気時には，横隔膜の筋部が収縮することにより腱中心が前下方に引かれ，胸郭の垂直径が増加するといわれている[1]．また，吸気時の横隔膜ドームの下降が腹部臓器や腹筋群の活動により制限されると，胸郭の横径が増加する[2]ともいわれている．

腹腔をモデル化する

　筆者は，腹腔を一つの風船のようなものとして考えており，上下左右からの圧が均一になることで腹腔内が安定し，反対に腹腔を構成している筋の機能低下が圧均等を阻害して腹腔内圧が減少すると捉えている．そのため，

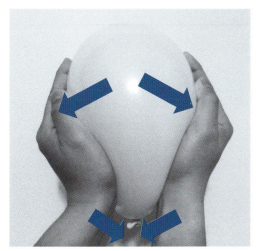

図1 風船の内圧アンバランス

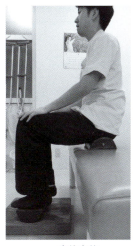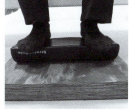

a．座位全体　　　　　b．足底部
図2　評価姿勢

ハーフストレッチポール上の座位で行う．股関節は屈曲90°に設定する．足底にはハーフストレッチポールは反対向きに設置し，足関節での代償を少なくした状態にする

腹腔内圧の変化が体表に現れてくるのではないかと考えた．例えば，風船の上部だけに圧が高まってしまうと，風船下部との圧のバランスに偏りが起こる．そうなると風船下部は下方に膨らみ，風船上部のゴムは短縮方向へ，下部のゴムは伸張方向へと，それぞれ動くことがわかる（図1）．

筋が収縮する時に生じる力の大きさは，ミオシンフィラメントとアクチンフィラメントの重なり具合に比例する．そのため，風船の中で圧の偏りによってできた伸張部位では筋が収縮する時に生じる力は低下していることが示唆される．そこで肋骨の動きによって，横隔膜の短縮または伸張状態は評価可能と考える．そこから，安静座位での吸気動作で圧がどの方向に逃げるかを評価することで，深層筋の筋出力の低下が評価できるのではないかと筆者は考案した．

評価方法

まず，座位で胸郭の広がり方を縦径と横径でどちらが優位かを確認する（図2〜4）．この時，手に圧を加えてしまうと手からの圧によって変化してしまうため，軽く触れる程度にする．

1．縦径の広がりが優位な場合

横隔膜の筋作用の特性から横隔膜は下降しやすい状況下であると考え，腹腔の下方への広がりが大きいと評価する．そのため，風船の理論から横隔膜が短縮位，または腹腔の前下方，後下方の緊張が低下していることが予測される．腹腔の下方への広がりが大きい場合は，図5のように腹部前方か腰背部で広がりに偏りがないかを確認する．腹部前方・外方への広がりが大きい場合は，主に腹横筋が伸張位となっており，腰背部への広がりが大きい場合は多裂筋の筋出力低下を疑う．また，その両方でもない場合は骨盤底筋の筋出力低下と評価する．

2．横径の広がりが優位な場合

横隔膜の筋作用の特性から横隔膜は下に下降しづらい状況下であると考えられる．そのため，腹腔上方への広がりが大きくなり，横隔膜が伸張位となるとともに，腹筋群，腰背部筋群の短縮や筋攣縮が示唆される．各筋の状態が把握できたら実際にアプローチを行

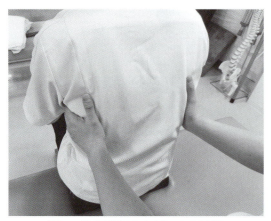

図3 胸郭横径の広がり方の確認
胸郭を把持し肋骨の前額面の動きと吸気時の広がりを確認する

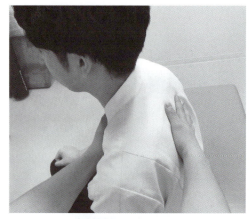

図4 胸郭縦径の広がり方の確認
胸郭を把持し肋骨の矢状面の動きと吸気時の広がりを確認する

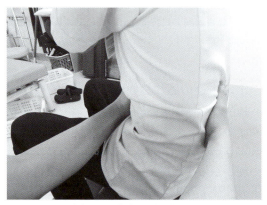

図5 腹部と腰背部の広がり方の確認
腹部前方と腰背部に手をおき，腹腔の広がり方を確認する

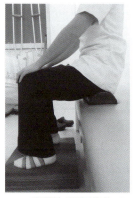

a．股関節90°屈曲位での座位設定

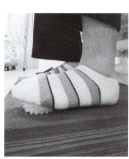

b．カラーボールを入れた足関節肢位

図6 腹横筋へのアプローチ

い，腹圧が動作で高まる様子を確認する．

アプローチ方法（図6）

今回は，筆者が臨床上で多いと感じている腹横筋の機能低下に対するアプローチを紹介する．まず，椅座位にてハーフストレッチポール上を坐骨結節で支持する．足底には小さいカラーボールを入れ，体幹を垂直位に保つ．その姿勢を保持したまま，足関節の底屈運動のみで両方のカラーボールをつぶすように動かす．この時に体幹の前傾・後傾などの代償動作が出ないよう注意する．

◆ 文 献 ◆

1) Agostoni E, et al：The abdominal muscles. Campbell E J M, et al（eds）：The respiratory muscles：mechanisms and neural control. Lloyd-Luke, London, pp175-180, 1970
2) Mead J：Functional significance of the area of apposition of diaphragm to rib cage. *Am Rev Respir Dis* 119：31-32, 1979

26 急性腰痛に対する内臓ストレッチ

神谷秀明／パフォーマンスリハセンター

Clinical Points
1. 膀胱経の刺激
2. セラピストによる内臓ストレッチ
3. 自己管理のための内臓ストレッチ

急性腰痛に対する内臓ストレッチの考え方

　内臓ストレッチとは，内臓またはそれを取り巻く「膜」や「経絡・経穴」と呼ばれる内臓に反応を出すことができる部位に対して伸張・圧刺激を行い，生体反応を促して症状の鎮静化を図ることを目的としたものである．これはセラピストの治療法であり，クライアントが行う自己管理方法でもある．

　急性腰痛に対する治療は，炎症の管理が重要である．炎症を管理するためには，リンパの代謝をよくする必要がある．1930年Chapmanはリンパ系の機能と結びついた反射系を発見したとの報告がある[1]．それは膀胱経に近似し，その経絡はすべての臓器名の経穴があるため，内臓の反応を出す可能性が示唆される（図1）[2]．さらにスーパーフィシャル・バック・ラインの筋膜連続体は，膀胱経絡と顕著に重複するとされている[3]．急性腰痛の背部痛の位置と膀胱経が近似していることから内臓・膀胱経・背部筋膜は関係しあっていると考えられる．

肝臓の内臓ストレッチ（図2, 3）

　急性腰痛に対して腹式呼吸が有効であることは周知のとおりであり，内臓ストレッチにより横隔膜の直下にある肝臓の上下への滑走性や移動量が大きくなれば腹式呼吸がしやすくなると考え，膀胱経の肝兪，胆兪と肝臓に刺激を加える．刺激方法は，セラピストの片手を肝兪および胆兪に90〜120秒程度，逆の手を肝臓の下縁に手をおいて少し肝臓を下から支える程度の力および内臓痛を誘発しない力で刺激を入れる．自己管理方法としては，両手で肝臓の下縁を軽度圧迫した状態で呼吸をさせながらゆっくり膝を左右に倒す．図4は施術前後の最大吸気時の肝臓・胆嚢の移動量をエコーで定点観測をしたものである．定点は第9肋軟骨先端で2.5cm内下方に移動し，プローブを80°尾側に傾斜させ胆嚢が確認できた点とした．内臓ストレッチ後の最大吸気時には定点に胆嚢は確認できず，肝臓が

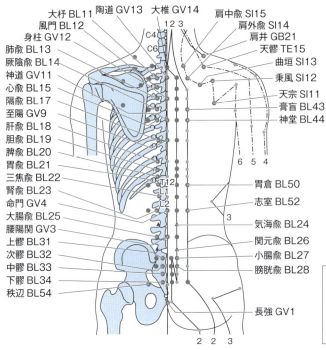

図1 膀胱経（文献2より引用）

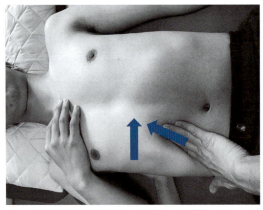

図2 膀胱経，肝兪，胆兪と肝臓の内臓ストレッチ

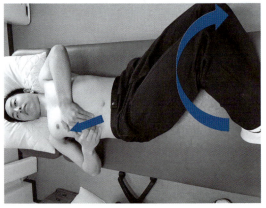

図3 自己管理での肝臓の内臓ストレッチ

下方に移動したため，右葉前下区域が確認された横隔膜の可動範囲が改善したことが示唆される．

脾臓の内臓ストレッチ（図5，6）

リンパの代謝を促すために，リンパの主な器官である脾臓の内臓ストレッチを行う．脾臓の内臓ストレッチは，左手で第10肋骨の長軸に左手の中指をあてて上から肋骨が沈み込む程度の力で圧迫を加える．そして，右手で背部から腹部方向へ肋骨が沈み込む程度の力で圧迫を加える．その状態を保持したまま前後に90秒程度ゆらす．自己管理方法としては，左手で第10肋骨の後方を包み込み，前方に動かした状態で左手を90秒程度水平外

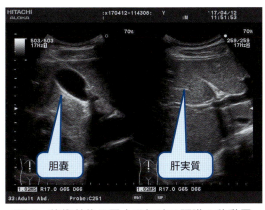

図4 施術前後の最大吸気時の肝臓の移動量

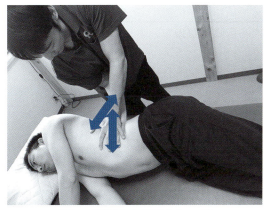

図5 脾臓の内臓ストレッチ

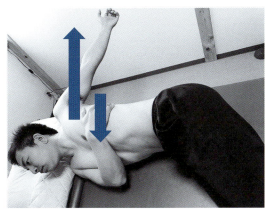

図6 自己管理での脾臓の内臓ストレッチ

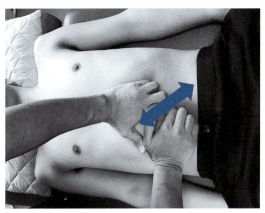

図7 腸間膜根の内臓ストレッチ

転させていく．その際に肩や上肢の神経症状が出ないように行う．

腸間膜根の内臓ストレッチ（図7, 8）

　腸間膜根は，十二指腸空腸曲から右仙腸関節前面の盲腸付近まであり，小腸を後腹壁に固定するものであるが，その中には多くの脈管系が入り込んでいる．腸間膜根の内部に含まれている脈管系の代謝をよくすることを目的に腸間膜根の内臓ストレッチを行う．両手で腸間膜根を捉えて肝臓のほうへゆっくり引きつけ，その後，左股関節の方向へ向かって同程度の刺激を入れる．自己管理方法としては，両手で腸間膜根を肝臓方向に引きつけた

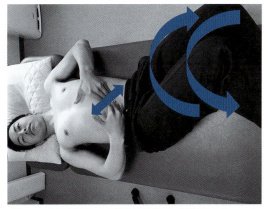

図8 自己管理での腸間膜根の内臓ストレッチ

後で両膝を左に倒す.それが90秒程度終わったら内臓痛が出ないように気をつけて逆も行う.

まとめ

急性腰痛に対する治療で従来から行われている腹式呼吸に対し,肝臓の内臓ストレッチを行い肝臓の上下方向への滑走性を促し横隔膜を機能しやすくさせる.そして,炎症の鎮静化を目的に脾臓の内臓ストレッチと腸間膜根の内臓ストレッチを行う(ただし,内臓疾患,血管疾患がある場合は禁忌,または医師の判断を仰ぐ必要がある).これらの内臓ストレッチを従来から行われている治療と組み合わせることにより急性腰痛の症状を早期に軽減することができると考えられる.

◆文 献◆

1) D'Amblogio KJ,他(著),櫻井 京(訳):ポジショナル・リリース・セラピー―筋骨格系機能障害の評価と治療.科学新聞社,2007
2) 尾崎昭弘(著):図解鍼灸臨床手技マニュアル.医歯薬出版,2003
3) Myers TW(著),板場英行,他(訳):アナトミー・トレイン―徒手運動療法のための筋筋膜経線 第2版.医学書院,2012

27 腰背部痛に対する恥骨からのアプローチ

柴田剛宏／東京明日佳病院 リハビリテーション科

Clinical Points
1. 恥骨を介した骨盤前傾・後傾運動における不良症例に対するアプローチ
2. 一つの箇所にかかる力学的ストレスを減じる
3. 骨盤前傾・後傾誘導とセルフエクササイズ

はじめに

臨床において腰背部痛や股関節痛を有する症例の多くは，骨盤帯の運動不良を有することが多い．それらの症例では，骨盤前傾・後傾運動に伴う腰椎の過剰な弯曲増強や股関節の過剰な運動および固定など，腰椎・骨盤帯・股関節の運動制御の破綻が一因子であると考えている．

そのため，著者は前述の症例に対する理学療法の一つとして，腰部・股関節周囲筋の活動や柔軟性の改善を図ることを目的に，自動介助運動にて腸骨を把持した骨盤前傾・後傾運動を用いてきた．しかし，前述のアプローチにて適切な骨盤運動の誘導が困難な症例では，機械的受容器の豊富な結合組織，特に恥骨結合に対してアプローチしたところ，腰背部痛の減弱と骨盤帯の適切な運動制御を獲得した症例を経験した．

そこで今回，骨盤前傾・後傾運動における不良症例に対してのアプローチを骨盤の構成する要素である恥骨および恥骨結合に着目し，その経緯と治療方法について述べる．

骨盤運動と腰部・股関節疾患の関係

骨盤前傾・後傾により股関節における大腿骨頭被覆率が変化し，骨盤前傾では被覆率を高め，骨盤後傾ではその逆となる．しかし，骨盤前傾運動の不良症例では腰椎の生理的前弯が過度に増強し[1]，椎間関節の圧縮応力の増強や椎間関節由来の疼痛を惹起する．また，椎間関節に対するメカニカルストレスの重積による変性などにより[1]，脊髄神経後枝内側枝が興奮し，多裂筋や棘間筋などの攣縮や疼痛がしばしばみられる．

恥骨に着目したアプローチ

骨盤を構成する恥骨は，恥骨結合で両恥骨を連結する[2]．恥骨結合は，硝子軟骨と上恥骨靭帯，下恥骨靭帯により形成され，最大2 mmの並進運動とわずかな回旋運動が可能である[2]．また，機械的受容器が存在すること

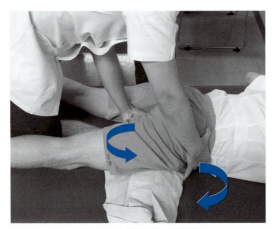

図1 骨盤前傾の誘導
セラピストの右手は腸骨を，左手は恥骨を把持し，痛みのない範囲で股関節伸展位に保持して骨盤前傾方向へ誘導する

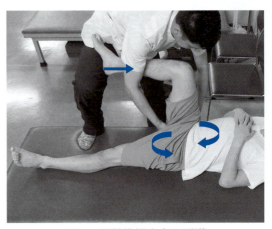

図2 骨盤後傾方向の誘導
セラピストの右手は恥骨を，左手は腸骨を把持する．他動的に股関節を痛みの出現しない範囲で屈曲し，骨盤を後傾方向へ誘導する

から，さまざまな外力を感知することが可能であり，腸骨から骨盤帯の自動運動や自動介助運動を施行しても，恥骨結合が過剰に固定されている場合，結合組織から入力される固有受容覚が不良となり，腰椎の過剰運動部位や腰部，股関節の固定部位の出現につながる．そのため，適切な外力情報を入力することで良好な骨盤運動の促通や過剰な股関節・腰部固定性に対してアプローチが行えると考えている．

恥骨を介した骨盤運動の改善方法

本法は，腰部・股関節疾患のみならず，骨盤前傾・後傾運動の不良を有する症例に対して行うことが多い．臨床上，実際に行っている工夫は，股関節と仙腸関節の運動に伴い恥骨結合への運動の波及を狙って行うものである．以下に，右下肢に対するアプローチを紹介する．

1．骨盤前傾を誘導する（図1）

患者は腹臥位とし，股関節をクッションやタオルなどで伸展位に保持する．その後，セラピストは一方の手で腸骨を把持し骨盤の前

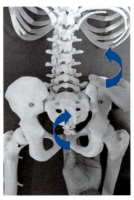 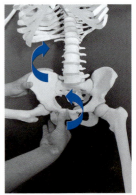

a．骨盤前傾誘導　　　b．骨盤後傾誘導
図3 骨盤前傾・後傾誘導の触診位置
骨盤前傾時は腸骨と恥骨を前傾方向へ誘導し，骨盤後傾時は腸骨と恥骨を後傾方向へ誘導する

傾方向へ，もう一方の手で恥骨を骨盤の前傾方向へ操作する．恥骨結合は，大きく可動する部位ではないため，大きく動かそうとはせず，確認しながら注意深く操作することが重要である．また，股関節の痛みが出現しないように注意する．

2．骨盤後傾を誘導する（図2，3）

患者は背臥位とし，両膝関節および両股関節を屈曲位に保持する．セラピストは，一方

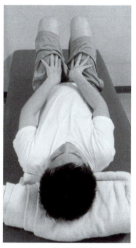
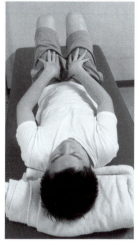

a．骨盤前傾時　　　b．骨盤後傾時

図4　セルフエクササイズ—骨盤前傾・後傾誘導
両母指で恥骨を触診させ，自動運動にて骨盤を前傾・後傾させる

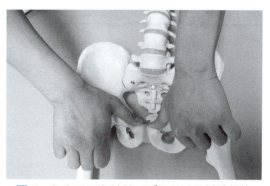

図5　セルフエクササイズにおける触診部位
患者の両母指で図のように恥骨に触れ，自動運動による骨盤前傾・後傾運動を行う

の手で腸骨を把持し骨盤の後傾方向へ，もう一方の手で恥骨を骨盤の後傾方向へ操作する．前述と同様に，恥骨結合は大きく可動する部位ではないため，大きく動かそうとはせず，確認しながら注意深く操作することが重要である．また，股関節の痛みが出現しないように注意する．

3．患者自身で骨盤前傾・後傾運動を誘導する（図4, 5）

患者は背臥位とし，両膝関節屈曲させて自身の両母指で恥骨を触診させる．自身で触診をさせる際，「おへそから下にたどっていくと硬い骨にぶつかるのが恥骨です」と説明し，骨模型を用いるとイメージしやすい．そして，恥骨を動かすイメージではなく，自ら骨盤を前傾・後傾させるよう指導する．恥骨は，非常にデリケートな部分であることを十分に理解し，治療方法に対する説明と同意，および症例との信頼関係の構築が非常に重要であることを念頭においてもらいたい．

おわりに

今回，腰背部痛に対する恥骨からの考察を含めたアプローチについて記載した．重要なのは，股関節や仙腸関節との複合運動を利用して恥骨結合の過剰な固定を改善させることである．また，すべての症例がこれに類するわけでない．骨盤の前傾・後傾運動に伴う脊柱の過剰な代償運動によって痛みが出現するため，一つの関節が正しく機能することによって他部位の過剰な関節運動や筋活動が変化することは，臨床上で非常に多く感じられる．そのため過剰な固定部位を取り除くことは非常に重要であり，比較的に動きの少ない関節でも身体運動に対して影響を及ぼす一因子になりうることも考慮してもらいたい．

◆ 文　献 ◆

1) 工藤慎太郎（編）：運動器疾患の「なぜ？」がわかる臨床運動学．医学書院，2012，pp110-111
2) Neumann DA（著），嶋田智明，他（監訳）：カラー版 筋骨格系のキネシオロジー 原著第2版．医歯薬出版，2012，p514

28 パーキンソン病の腰曲がりに対する理学療法アプローチ

望月　久／文京学院大学 保健医療技術学部

Clinical Points

1. 脊柱，胸郭，骨盤帯，肩甲帯の柔軟性，股関節・膝関節の伸展制限の改善を図る
2. 患者へのフィードバックを考えながら，適度な骨盤前傾を伴う姿勢や動作の学習を促す
3. 適切な姿勢での姿勢保持や歩行練習をする時間をつくり，習慣化を図る

はじめに

　パーキンソン病の運動関連の障害の中に姿勢障害があり，多くの症例で円背，体幹の前屈，脊柱側弯，骨盤後傾，下肢関節の屈曲傾向がみられる．腰曲がり（camptocormia）は，立位や歩行時に上体が大きく前屈するが，背臥位ではほぼ元に戻り，背中をマットにつけて寝ることができる現象を指す．腰曲がりの発症率は，パーキンソン病全体の10％程度とされ，症状の進行とともに発現率が増加し，側弯も伴いやすい．また，首下がり（dropped head syndrome）と呼ばれる，座位や立位で頸が前屈し，前に顔を向けていることが難しくなる現象も生じる．この腰曲がりや首下がりは，体幹や頸部の屈筋群の過剰な活動（ジストニア），体幹や頸部の伸筋群の筋病変や機能的な筋力の低下が原因として考えられているが，発現のメカニズムついては明確ではない[1,2]．本稿では，腰曲がりに対する運動療法について，その形成過程の推測を軸に検討する．

腰曲がりの生成過程

　パーキンソン病にみられる腰曲がりは，発症からの経過とともに頻度が増加し，体幹の前屈が増強する傾向がある．そのため腰曲がりは，神経系または筋の病変に直接起因する一次性障害に，日常生活における運動や動作の影響が加わって起こる二次性障害または複合障害と捉えて，その生成過程を考えてみたい．

　パーキンソン病患者の筋出力レベルの問題として，全般的な抗重力伸筋活動の低下，筋収縮がピークに達するまでの時間の遅れ，動筋と拮抗筋の過剰な同時収縮（固縮）がある[2]．座位や立位の抗重力姿勢では，全般的な抗重力伸筋活動の低下によって身体が重力に押しつぶされる状態になり，全身的な屈曲姿勢となる．その際に，骨盤の後傾が全身のさらなる屈曲姿勢の一つの起点となる（図1）．

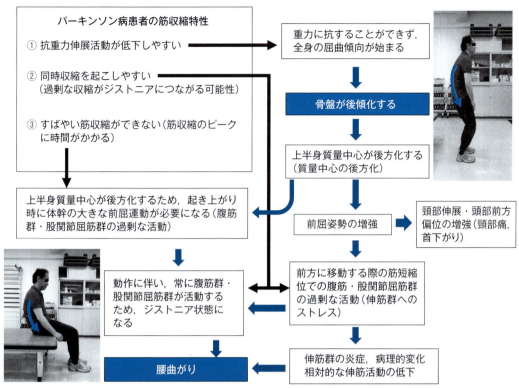

図1 パーキンソン病患者の筋出力特性からみた腰曲がりの形成過程（推測）

1．骨盤後傾が立位姿勢に及ぼす影響

骨盤が後傾すると，上半身質量中心は後方に移動する．上半身質量中心が後方に移動すると，全身の質量中心位置が後方に移動し，後方の安定性限界に近づくため，後方への安定性が低下する．患者は後方への不安定性を代償するために体幹を前屈し，質量中心位置を安定性限界の中央付近に移動する．これが上体の前屈をより強め，前屈姿勢の増強や腰曲がりにつながることが考えられる．前屈姿勢は頸部の伸筋に持続的な緊張を強いるため，頸部痛や頸部伸筋の機能低下を招く．

2．骨盤後傾が体幹の屈筋および股関節屈筋に及ぼす影響

骨盤が後傾すると，椅座位においても上半身質量中心が後方化する．椅座位から立ち上がり立位になるには，殿部付近にある質量中心位置を足部で形成される支持基底面内に移動することが必要になる．その際，上半身質量中心が後方化していると，より大きな体幹の前屈を要する．また，体幹を勢いよく前屈すると慣性力を使ってスムーズに立ち上がることができる（momentum strategy）が，パーキンソン病患者では筋収縮の立ち上がりが遅く，体幹の屈筋と伸筋の同時収縮が起こり，慣性力をうまく使うことができない．そのためパーキンソン病患者は，上半身の質量中心を前方に移動するために腹筋群や股関節屈筋群を過剰に収縮させ，これが腹筋群や股関節屈筋のジストニアの発生につながる可能性がある．さらに，腹筋群や股関節屈筋群の過剰な使用は背筋群や股関節伸筋群の相対的な機能低下を招き，上体の前屈をより助長させる．つまり，腰曲がりの形成に，腹筋群や股関節屈筋群を過剰に使用する動作方法が関わっていると考えることができる．

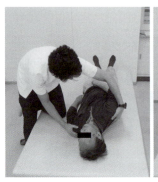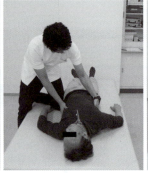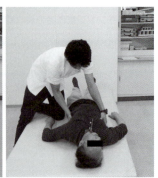

a．肩甲帯の回旋運動　　b．胸郭の回旋運動　　c．骨盤帯の回旋運動

図2　体幹部の柔軟性を高める運動療法例

両方の肩甲帯，胸郭，骨盤帯を把持したり，適度に圧迫しながら各部位に回旋運動やゆすり運動を加えることで，過剰な筋緊張を調整し，柔軟性を高める

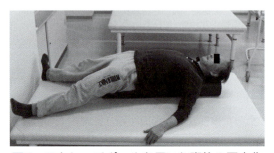

図3　ストレッチポールを用いた脊柱の正中化と伸展および股関節の伸展を目的とする運動療法例

ストレッチポールの中央に脊柱が位置しないと左右に倒れてしまうので，脊柱の正中化のフィードバックができる

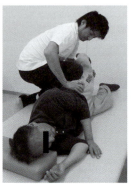

a．股関節伸展運動　　b．脊柱の可動性を高める運動

図4　関節伸展運動と脊柱のモビライゼーション

股関節屈筋は短縮を起こしやすく，股関節屈筋群の過剰な活動にもつながる可能性があるので，十分にストレッチする．bでは手根部を脊柱にあて，脊柱の上部から順に，棘突起を介して椎骨を押していく．脊柱のモビライゼーション的な運動で，上部から順に押すことで脊柱の可動性の低い部位を把握できる．また，脊柱のやや外側を，肋骨にそって押すことで胸郭の柔軟性を高めることもできる

骨盤の前傾をポイントした腰曲がりに対する運動療法の考え方

前述したように，パーキンソン病患者の姿勢異常，特に腰曲がりの形成に骨盤の後傾が関係することが推測されるので，骨盤の前傾をポイントとするアプローチが考えられる．

骨盤を前傾させると，運動連鎖により下方向には下肢の伸展を促し，上方向には脊柱の伸展や胸郭の拡張を促す．しかし，パーキンソン病患者では無動や固縮の影響で脊柱や骨盤の運動性が低下し，骨盤運動の自動的な運動が難しい．さらに，胸椎部の後弯の増強（円背），股関節や膝関節の伸展制限は骨盤の前傾をより困難にする．そのため，脊柱，骨盤，股関節周囲の柔軟性を改善しつつ，姿勢や動作過程において骨盤の前傾を促す．

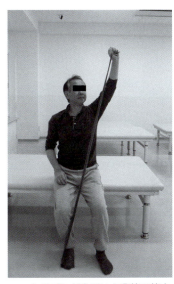
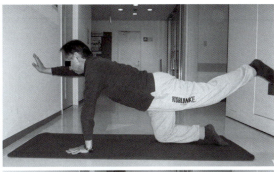
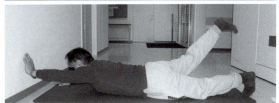

a．セラバンドを用いた背筋の筋力増強と伸展・回旋運動の誘導　　b．腹臥位や四つ這い位での対側上下肢の挙上による背筋，股関節伸展筋群の筋力増強運動

図5　伸筋群の筋力増強運動の例

運動療法の実際

1．準備的運動

準備的運動では，動作練習がしやすい身体状況を準備することを目的とする．安定な姿勢である背臥位で，肩甲帯，胸郭部，骨盤帯を徒手的に回旋させたり，ゆすったりすることで筋緊張の緩和を図りながら，体幹部の柔軟性を高める（図2）．肩甲帯は，側臥位で全可動方向に肩甲骨を徒手的に動かす．股関節屈筋群の短縮改善ために股関節の伸展方向へのストレッチを十分に行う．そして，体幹を正中位に保ち，体幹の伸展や股関節の伸展を促すためにストレッチポールなどを用いる（図3）．また，脊柱や胸郭の可動性を改善するためにモビライゼーションなども行う（図4）．

可動性の改善がみられたら，臥位・座位・立位で頚部，体幹，骨盤帯の自動運動を行い，要素的な運動を促通する．骨盤帯の前後傾方向・挙上・回旋などの動きが不十分な時や，骨盤の動きを患者が理解しにくい時はセラピストが介助したり，反対に抵抗を加えたりして運動方向を誘導する．

脊柱起立筋に筋力低下がみられる時は，脊柱起立筋の筋力増強運動を行うが，腰曲がりには筋病変を伴うことがあるので，過負荷にならないように注意する（図5）．

2．姿勢・動作練習

1）骨盤前傾を伴う立ち上がり練習

患者に椅座位をとらせ，座位で骨盤の前傾・後傾，左右への挙上などを，質量中心の移動を伴うように反復練習する．座位姿勢をとらせる時は，プラットフォームに浅めに座らせ，足部は台に近づけて，しっかり床に接するように位置させる．立ち上がりの際に，体幹の前屈を強調すると患者は，骨盤後傾位のまま上部脊柱の後弯を強めて上体を前方に移動しようとする．そのため，まず骨盤を前傾させ（「へそを前に出す感じ」などと声かけをする），その状態で体幹を股関節から屈曲して，足部に質量中心がのったら立ち上がるように指導する（「ももに力が入り，足に体重がのってお尻が少し浮いたら立ち上がってく

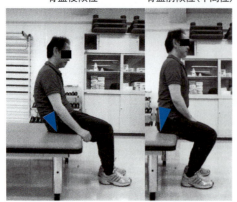 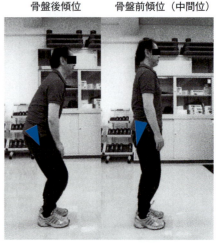

a．骨盤の前後傾による座位姿勢の変化　　　b．骨盤の前後傾による立位姿勢の変化

図6　骨盤の前後傾による姿勢の変化
パーキンソン病では骨盤が後傾位になり，そこが起点となって全身の屈曲傾向が起こりやすい．そのため，骨盤の前傾を促すことで伸展方向への姿勢の改善や動作の改善を試みる

ださい」などと声かけする）．骨盤の前傾や足部への質量中心移動が不十分な時は，セラピストが介助および誘導する．最初はゆっくりと行い，動作の順序や動きができたら速度を速める．立位から椅座位への着座も行う．着座の際は，最初に膝関節を少し曲げ（骨盤はやや後傾する），そこからは骨盤の前傾位を保ちながら（ここでの前傾位は後傾位にならない程度の意味），殿部が座面につくまで膝関節と上体を曲げていき，殿部が座面についたら上体を正中位に戻すように指導する．

立ち上がり動作が不安定だったり，体幹が前屈しやすかったりする時は両手を座面につき，両手で体幹を支えながら骨盤の前傾を伴いつつ質量中心を足部に移動させ，殿部が浮いたらゆっくりと手を離して立ち上がるように指導するとよい．着座の時は，骨盤前傾を保ちながら上体と膝関節を曲げていき，両手が座面についたら殿部を座面に下ろし，殿部が座面についたら上体を正中位に戻すように指導する．

このような骨盤前傾を伴う方法で立ち上がると，立ち上がった際の立位時に体幹や股関節の屈筋群に過剰な筋収縮が起こりにくいので，立位姿勢も正中位に近くなる（図6）．

2）立位・歩行での姿勢の改善

腰曲がりは，立位や歩行時に顕著に現れるので，立位や歩行位時に適切な姿勢を保つことが必要である．立位姿勢の保持練習では，適度な補助や介助，適切なフィードバック，過剰な筋緊張を抑制する．まず，鏡などを用いて患者に姿勢がわかるようにして，セラピストが適切なアライメントを整え，そのアライメントを患者が保持できる機能を有しているかどうかを確認する．患者自身での姿勢の保持が難しい場合は，介助や歩行器などを使用する．フィードバックに用いる感覚として，体性感覚が有用とされる[3]（図7）．また，身体の適応や学習を促すために，一定時間(20～30分程度)，適切な姿勢を保つ必要があり，姿勢保持をサポートする作用があるノルディックウォーキングや免荷式のトレッドミル歩行なども有用である[4]．

セラピストは，運動療法の実施前後で姿勢を評価し，運動療法による姿勢の変化を確認することが大切である．また，患者にも鏡や

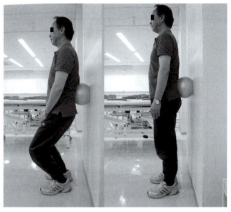 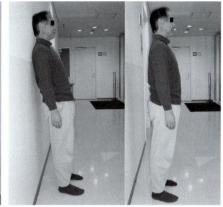

a．体性感覚の利用を意図した立位姿勢練習例　　b．屈曲姿勢を抑制して，体幹部の協調的な運動を促す運動例

図7　立位での姿勢の修正練習例

a：ボールに触れている感覚をフィードバックに用いて，下肢の伸展および姿勢の改善を促す

b：壁に背中をつけ，その位置から背中を離して立位をとる練習である．逆に立位からゆっくりと壁に背中をつける練習も行う．壁にもたれた姿勢から立位になる時は，最初に殿部を離し，最後に上背部を壁から離す．立位から壁にもたれる時は，最初に上背部を壁につき，最後に殿部が壁につくようにする．これによって，上体の屈曲を抑制して，骨盤から体幹部の協調した運動を促す

動画などを用いて姿勢の変化を確認させる．その際に，姿勢や動作方法が変った時にどのように感じたかを患者に聞くとよい．「腰痛が楽になった」「立ちやすくなった」「緊張せず歩けるようになった」など，患者自身の快不快を表す変化は報酬学習の強化につながると考えられる．

◆ 文　献 ◆

1) Margraf NG, et al：Pathophysiological concepts and treatment of camptocormia. *J Parkinson Disease* 6：485-501, 2016
2) 関　守信：Camptocormia. 山本光利（編）：パーキンソン病―臨床の諸問題 2. 中外医学社, 2011, pp94-112
3) Sage MD, et al：Symptom and gait changes after sensory attention focused exercise vs aerobic training in Parkinson's disease. *Mov Disord* 24：1132-1138, 2009
4) 望月　久：第 3 章 パーキンソン病. 潮見泰藏（編）：ビジュアルレクチャー 神経理学療法学. 医歯薬出版, 2017, pp94-125

29 片麻痺者の体幹を発達過程から考える

上條史子／文京学院大学 保健医療技術学部

Clinical Points
1. 圧点を変化させるアシスト
2. 圧力を受けている場所と上半身重心との位置関係を変える
3. 意識下での胸郭の動き

はじめに

体幹は体の幹と書かれ,木でいうなれば中心にドンと構える重要な幹である.そのため,脳血管障害をはじめ,多くの疾患に対するアプローチの部位として注目されている.今回は,体幹について発達段階から考える評価とアシストについて述べる.

体幹とは

体幹を構成する骨格要素としては,鎖骨,肩甲骨,胸郭,脊柱,骨盤である.なかでも,体幹の下部,胸郭と骨盤の間には骨格構成要素として腰椎しかなく非常に不安定と考えられている.この不安定さを補うために,軟部組織が役割を担う.軟部組織の中でも筋は,頭側では横隔膜,尾側では骨盤底筋群,体側では腹横筋や腹斜筋群,背側では多裂筋や腰方形筋,脊柱起立筋などの多くの筋がそれぞれの役割を担っている.ヒトは生まれてすぐ,これらを上手に使こなして体幹を抗重力位に保ち,立位や歩行が可能になるわけではない.どのようにヒトが体幹を抗重力位に保つようになるのか考えてみたい.

発達過程から考える体幹と片麻痺者へのアプローチ

1. 発達過程を考える

母親のお腹の中で羊水につかり,狭い空間であるが自由に動かせていた胎児の身体は,出産で一気に重力下に放り出される.この重力は,動作をするには大敵である.障害をもつ患者にも同様なことがいえると思う.生後1ヵ月の乳児では,重力に抗することができず,また緊張性迷路反射の影響を受け,体幹は,背臥位では伸展優位,腹臥位では屈曲優位の姿勢をとる[1].もちろん定頸もしていないため,頭部はどちらか一方を向いている.その後,定頸,寝返り,座位,つかまり立ち,伝い歩きと可能になっていく.この発達段階から考えると,まず頸がすわることが重要で

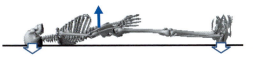
a．陥りやすい姿勢

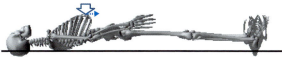
b．徒手操作

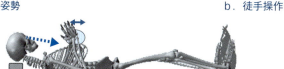
c．自動的運動

図1　背臥位の姿勢とそのアプローチ

a：背臥位では伸展優位になりやすい．頭側先端と踵部に大きな圧力がかかり，腰椎は伸展・下部胸郭が開大する
b：下部胸郭にセラピストの手部ををあて，しばらく呼吸をしてもらう．手部はベッド方向と少し尾側方向へ操作する．その状態で，頭部を自動的に動かしてもらう
c：胸部から腹部上部にボールを置き，その上に麻痺側・非麻痺側手部を重ねておく．動かすのは，非麻痺側上肢やセラピストのアシストでよいが，動いているボールをみるように視線を向ける．これにより，身体前面筋の筋活動が高まる

ある．背臥位で片側しか向けなかった頭部が急に定頸するわけではない．背臥位にて頭部の回旋がわずかに可能になり，顔面を正中に保持すること，また尾側に目線を向けることができるようになってくる．これらの積み重ねで定頸するのである．背臥位で頭部を動かせるようになることは，乳児の身体機能の何が変化しているのだろうか．

2．定　頸

背臥位で頭部を動かせない状態は，重度片麻痺者の姿勢とよく似ている．片麻痺者の背臥位を観察すると，下部胸郭は開大し，頭部と足部に大きな圧力がかかっている姿勢が多い．このような状態では，頭部は支持点となっているため自由に動かすことはできない．乳児も同様である．頭部を回旋させるためには，頭側にある支持点を尾側方向に移動させなくてはならない．これには，頸部を含む身体の前面筋の活動，特に腹直筋の役割が大きいと考える．腹直筋の働きによって，支持点が尾側に若干移動し，頸部は屈曲や回旋が可能になる．持続的に頭部を正中位に位置させ，上肢を体幹から遠いところまで左右上下にリー

チさせて遊ぶことにより，体幹は鍛えられていく．つまり，片麻痺者でも左右に上肢をリーチさせながら，またボトムリフティングを行いながら，圧点を自在に動かし下部体幹を鍛えていく．

1）定頸から考えられる評価
・背臥位での支持点を評価する．
・下部胸郭の形状を評価する．
・頭部を自在に動かせるか評価する（可動域，音）．
・踵部とベッドとの間にかかる圧を評価する．
・呼吸に伴うに胸郭の動きを評価する．

2）定頸から考えられる上部体幹へのアシスト（図1）
・頭側の支持点を尾側に移動させる．
・セラピストの手部を患者の前胸部に添え，若干尾側に動かす．
・頭頸部のうなずき運動を実施する．
・麻痺側上肢をアシストしながら体幹正中部でボールを転がす，あるいは肩関節90°屈曲位，肘関節伸展位で前方突出させる．

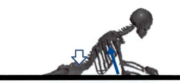

a．腰椎過前弯を伴う腹臥位

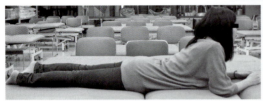

b．健常者におけるaの姿勢

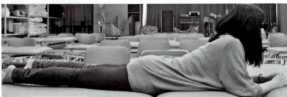

c．体軸伸展できている腹臥位

図2　腹臥位の姿勢

a：脊柱は重力に負け，可動性が大きい腰椎が過前弯するので，床との圧点は臍〜上前腸骨棘の間にある．頭側の支持点は肘関節となるが，肩関節に対して頭側・外側に肘関節が位置するため，つっかえ棒のような役目となってしまう

c：床との接点が恥骨に変化すると脊柱の角度が変化する．この姿勢をとるには，股関節伸展の可動性がある程度確保されていることが前提となる

3）定頸から考えられる下部体幹へのアシスト
- 患者の下肢をセラピストの大腿で支える．麻痺側下肢は動かなくてもよいので，尾骨遠位がベッドから離れるように力を入れさせる（骨盤後傾運動）．
- 矢状面上の動きだけでなく，回旋運動も加える．

3．腹臥位（図2）

　腹臥位では，上肢の支持が伴う．発達過程では，徐々に頭部や体幹が床から持ち上がり，その距離が伸びてくる．例えば，on elbows，on hands での姿勢保持は，腰椎の過前弯を伴わず，恥骨での床面との接触，そして骨盤・体幹・頸部の体軸伸展が重要といわれる．この姿勢をとるためには，体幹では腰部多裂筋，腹横筋，内腹斜筋，肩関節周囲筋の筋出力が必要である．加えて，体幹がベッドに崩れ落ちてしまわないように肩関節周囲の筋出力も必要となる．乳幼児で発達過程が遅れているものは，決まって引き起こしテストで体幹に対する頭部追従の遅れを認め，頸部の制御不足と上肢での支持力の乏しさを確認できる．

加えて，腹臥位では（嫌う児が多いが）腰椎過前弯をとる．このような児では，上肢の荷重が増加する四つ這い位は困難を呈す．たとえ，四つ這い様の姿勢をとっていても，側面からみると上肢を前方に突っ張り，殿部は床面に近い台形型の四つ這いである．

1）腹臥位から考えられる評価
- 骨盤の圧点の位置の評価：腹臥位姿勢での脊柱形状の評価，ならびに上前腸骨棘から大腿骨近位部にかけて側方からセラピストの手を挿入し，圧点を確認する．
- 荷重されている肩甲帯・肩関節の評価：肩甲帯と上腕骨との位置関係，体幹の形状（四角形か台形か）を評価する．上腕骨を側方からセラピストの手で包み込むようにアシストし，頭部の可動性が広がりを認める場合，また骨盤の圧点の変化が認められる場合は，肩甲帯や肩関節の弱化を考える．
- 上肢の圧点と肩関節の位置関係：腹臥位（on elbows）において，肩関節と上肢圧点の位置関係をみると上肢の圧点が外側に位置する．しかし，動作を行ううえでは，この関係が変化することも必要であ

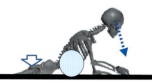

図3 腹臥位でのアプローチ

前胸部にストレッチポールやクッションをセットする．これは上肢への荷重をコントロールすることを可能にしたり，位置を変化させる，あるいは取り除くことで課題負荷を変えられる．必要があれば，麻痺側上肢はサポートをする．セラピストは，恥骨部が圧点となるように，骨盤を後傾方向へアシストをする．体軸伸展が可能となれば，殿筋や腹部筋の収縮を感じとれるようになる．目線は手部付近がよい．頸部の伸展が大きいと体軸伸展は得られない．肢位保持だけでなく，左右への体重移動やリーチ動作を取り入れ，動作中も体軸伸展が維持できているか評価する

る．特に四つ這い姿勢においては，上肢の圧点に対して肩関節は頭尾側，内外側どちらにも動かすことができ，保持できることが望ましい．
・自動的に重心移動は可能か（可能だとしたら，どのように動くか）を評価する．
・股関節の可動域の評価および確保する．

2）腹臥位から考えられるアシスト

上肢が上半身の重さの負荷に耐えられていない，また脊柱の体軸伸展が行えていないと圧点が臍部となりやすく，腰椎過前弯になる場合が多い．対応としては，上半身の重さの負担を減らすために，前胸部から麻痺側腋窩にかけてクッションを配置する（図3）．それにより，上肢と腰椎への過負荷が軽減し，患者がもつ能力で姿勢を保持することが可能となる．また，下肢の圧点も大腿骨内側上顆前方になりやすく，体軸伸展を行いやすくなる．なお，関節の可動域制限がある場合には座位や立位でアシストする（図4）．

胸郭の形状

発達が遅れている乳幼児の胸郭を観察する

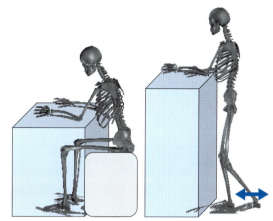

a．座位でのセッティング　b．立位でのセッティング
図4 腹臥位から考えられる座位・立位のアプローチ

片麻痺者では，腹臥位をとることが難しい．身体に受ける重力の方向は変わるが，座位や立位でのセッティングも可能である．座位でのセッティングでは，下腿長に合わせて座面をセットするが，座面を高くすることで上肢への負荷は大きくなる．座位でのセッティングで殿部の挙上などの課題を与えると，荷重点である肘関節と肩関節の位置関係に変化をつけることができる（a）．立位でのセッティングでは，自然な立位になるようにセットし，片側上肢のリーチや下肢の動きを誘導する．その際に腰椎の過前弯が出現しないように注意をする（b）．

と，前述のように下部胸郭の開大と左肋骨背面の後方凸増大がみられることが多い．このような児の四つ這い位は，左肩関節を外転し上半身重心を右側へ位置させると，胸椎左回旋となり，左肋骨が後方に凸状態にみえる．呼吸筋が麻痺していないのに，また利き手の発達が確立していない時期に，なぜこんなことが生じるのであろうか．

横隔膜は下端に位置し，右側は第5肋軟骨上縁，左側は第5肋軟骨下縁とされる．また横隔膜の起始は，腰椎部で右側が第1〜4腰椎体，左側が第1〜3腰椎体，肋骨部で第7〜12肋軟骨の内面，胸骨部で剣状突起の後面，腹直筋鞘の後葉とされており，停止は腱中心である[2]．土台となる腰椎体では停止が左側で狭い．また，解剖学的には右主気管支と比

較して，左主気管支では角度がついている．このようなことを考えると，胸郭左側は動かしにくいのではないだろうか．コミュニケーションができない乳幼児は別として，成人の片麻痺者においては意識して左の胸郭を動かすことも必要ではないかと考える．

おわりに

片麻痺者では，名称のとおり半身の随意性が低下し，患者自身では思いどおりに動かすことが難しい．そのため，セラピストは考えたプログラムを遂行するうえで，適度にアシストすることが大切であると考えられる．アシスト量を課題遂行とともに変化させたり，アシストではなく負荷にしたり，その時の反応がまた評価であり，患者自身もそのような環境の変化によって学習を進めていくと思われる．

◆ 文　献 ◆

1) 阿部光司，他：正常姿勢反射と運動の発達（1）．千住秀明（監）：こどもの理学療法 第2版．神陵文庫，2007，pp5-36
2) 金子丑之助，他：日本人体解剖学 上巻．南山堂，2000，p279-282

30 弾力性ある体幹部をつくるアプローチ法

藤田昌宏／体軸コンディショニングスタジオ

Clinical Points
1. 背骨と腹部の弾力性を取り戻す
2. 軸圧をかけて評価する
3. 2点を同時に優しくタッチして緩める

理想となる身体は

　重力に対して反力をもてる状態に，身体の中心部にある背骨や仙腸関節の弾力性があることが前提条件にある．言い換えれば，身体の中心部に弾力性があり，背骨や仙腸関節が適切に緩んでいる必要がある．身体の中心部である体幹の中でも，特に最重要筋である大腰筋を機能させることで，股関節を中心とした腰回りの安定性ができる．大腰筋はTh12～L5までの6つの骨から発して大腿骨上部の小転子までつながっている筋肉で，「センター」という「身体意識」は，その左右2本の大腰筋のちょうど間の位置を通っている[1]．このような関係性から大腰筋は，「センター」を活性化させるために重要である．そして，そのためにはTh12～L5の背骨に位置する真逆の腹部が緩んでいる必要がある．

体幹部を緩ませる重要性

　臨床では，痛みを訴える部位に原因がなく，四肢に痛みがあったとしても，原因は体幹からの関連痛の場合が多い．体幹にある関節，つまり仙腸関節，脊椎椎間関節，肋椎関節の働きは，「二足で歩く」「運動をする」といったような「体幹姿勢」を維持する「重心コントロール」に必要な情報を，関節から常に大脳に送り続けなければならない特徴がある[2]．そのため，動きの中心となる体幹部にある前面と後面の背骨や腹部が十分に緩んでいる必要がある．また，自律神経との関係では，背骨に近い肋椎関節の裏側にある交感神経管を緩めることや，腹部では腹腔神経節を緩めることで自律神経にも作用があると考える．

体幹部の弾力性の評価

1．評価①―重さの確認

　背臥位にて，胸郭や背骨を腹部方向へ垂直に持ち上げるように，重さを抵抗感として評価する．その中で，動きが少なく固まっている背骨や胸郭，骨盤などの動きを左右で比較

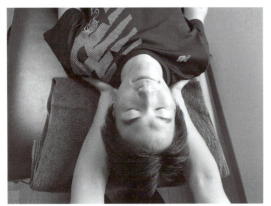

図1 左右の肩甲骨内側あたりに手を入れて左右の重さ，抵抗感の違いを評価

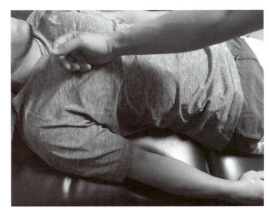

図2 打診による胸郭前面の肺の左右の硬さ，弾力性の評価

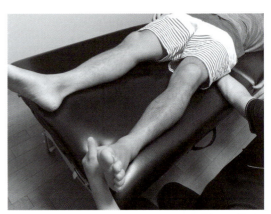

図3 踵からの軸圧評価による骨盤帯と腰椎を二点でモニタリング

していく．また，背骨では上位・中位・下位と，それぞれの高さの背骨で弾力性や重さを比較しながら評価する．図1は，肩甲帯，上部胸椎などの重さの左右差を比較している．固まりやすい動きが少ない部位の解釈としては，内臓の動きが低下している場合や関節の安定性が悪い場合に筋肉を固めている場合が多いと考える．

2．評価②─打診法

背骨は，自律神経の影響を多く受けるために，内臓の影響を受けて固まりやすく，内臓の評価も行っていく．内臓の評価といっても，胸郭の弾力性を基準に評価していく．肺や心臓，肝臓，脾臓など胸郭内にある内臓に関しては，胸郭前面の左右差を確認しながら，軽く叩いた時の感触で評価する．胸郭後面では，主に肺や腎臓で，同様に左右を打診しながら評価していく．叩いた場所により響き方が違い，硬い部分や鈍い部分では患者が痛みを感じるのがみられる．図2は，胸郭前面の肋骨を打診して左右の肺の弾力性・硬さの評価をしている．

3．評価③─軸圧法（足底）

図3のように，背臥位の状態で片方は踵，もう片方は仙腸関節や腰椎に手をおいて，2点をモニタリングしながら踵から股関節に向かって圧縮をかけていく．その際に，弾力性・可動性のない仙腸関節のすき間や腰椎を探しながら圧縮をかけ，足関節，膝関節，股関節を通過させて，仙腸関節，腰椎と軸圧を通していく．この時のターゲットは，背骨でTh12～L5までを片方の手で移動しながら動きの少ない背骨を探していく．また，軸圧をかけた際に抵抗感を感じる下肢や腰部，腹部の筋肉もモニタリングしていく．この時は，足底から軸圧をかけて，抵抗感を感じる筋肉を骨長軸に包み込むようにし，股関節まで軸圧が抜ける感じがあるか評価する．

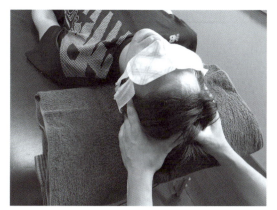

図4 頭部から尾骨方向に背骨の前側の体軸上に圧をかけて抵抗がある背骨や肋骨の分節を評価

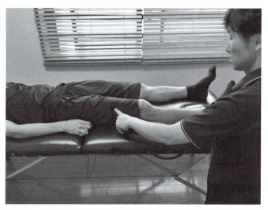

図5 踵から股関節に向けて軸圧をかけた時に抵抗を感じた大腿部の筋肉を緩ませる

4．評価④—軸圧法（頭頂部）

図4のように，今度は頭頂部から軸圧をかけて評価していく．この時，頭頸部が中間位になるようにタオルなどを用いてポジショニングをしっかりしてから軸圧を頭頂から尾骨までの背骨のラインを意識して軸圧をかけていく．その際，抵抗感・弾む弾力性のない高さの背骨や肋骨を確認する．また，軸圧法に関しては足底，頭部と同様に軸圧をかけた評価の際に抵抗を感じる部位に対して，手をおいて触れるようにしてモニタリングすることで，より骨長軸に圧が抜けるようにかかるかを確認しながら評価・治療の対象部位としていく．

体幹部の弾力性をつくる治療

1．治療方法①

動きの少ない背骨とターゲットとなる筋肉を同時に触りながら活性化を促すと，背骨と筋肉の両方の緊張がとれて緩みができていく．図5のように踵から股関節に向けて圧縮をかけながら，抵抗を感じる下腿や大腿部の筋肉をみつけ，評価で弾力のない背骨と合わせて一緒に優しく2点タッチして手当療法[3]

で緩めていく．また，抵抗のあった筋肉に対して，横断マッサージなどの方法を用いても緊張が緩み，股関節が安定する．また，逆に股関節の安定化のための筋肉収縮を加えても関節が安定することで，抵抗のある筋肉の緊張が緩む．

2．治療方法②

図6のように，背臥位で腹部前面筋から腰椎の柔軟性を出していく．柔軟性や弾力性のない背骨から，ちょうど反対にあたる部位の腹部に手を軽くおいて呼吸に合わせて，ターゲットとなる背骨を緩めるように腹部前面筋に軽い圧をかけていく．この際，決して痛みが出るまで強く腹部を圧迫することはせずに，患者自身の呼吸に合わせて，吸気で腹部が膨らみ，呼気で腹部が萎むように，力が抜けて硬さがときほぐれるように行う．

3．治療方法③

前述の評価④によって，出された弾力性のない背骨の硬さを図7のように手当療法にて背骨の右側の2点を優しく指先の力を抜いたタッチにて緩めて，脊柱全体としての弾力性を出す．この際に注意することは，評価で硬さのある背骨の場所を圧痛で特定したら，治療では自分の指先の力を抜いて，一度圧を緩めて背骨から肋椎関節にかかるようにやさ

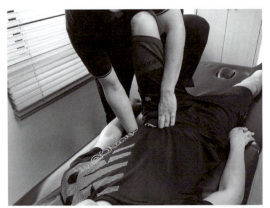

図6 足裏からの軸圧評価にて抵抗を感じた背骨の反対にある腹部のリリース

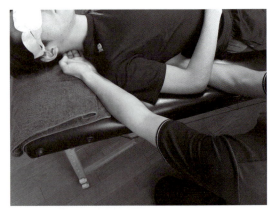

図7 頭部からの軸圧評価にて抵抗感がある2カ所を手当療法のタッチで緩ませる

しく手をおいて調和していく．そうすると，数分で血管が脈打つような拍動を感じることができる．患者は副交感神経が優位となり，より脱力していく．また，この2点タッチの方法は，臨床応用として，一つは動きの少ない固まっている部位2点を同時に触れる方法があり，もう一つは固まっている場所と逆に力がなく過剰に弛緩している部位との2点を同時に触れる方法がある．前者も後者もこの2点というのが全身の中で関係性があり，バランスをとって釣り合っていると解釈する．背骨や肋骨，仙腸関節など，骨格部位だけでなく筋肉にも有効である．例として，同側の緊張が強くなりやすい斜角筋と腰方形筋など，筋肉どうしを2点タッチで緩めていくのも，筆者はよく用い有効である．

4．治療方法④

前述の評価①と②によって，選出された弾力性のない胸郭に対しては図8のように患者自身の呼吸法を用いて胸郭を緩めていく．硬さのある胸郭に対して，肋骨を介した内臓の評価で硬い肋骨部とそれに対応する背骨の横突起を2点タッチで緩めていく．患者には深呼吸を行ってもらい，胸郭の前面と後面の

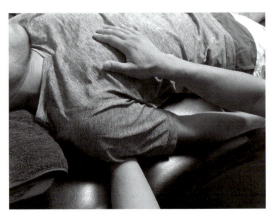

図8 頭部からの軸圧の評価でエラーのある背骨と肋骨を前後で包むように手をあて，前後に膨らますように深呼吸して緩ませ，胸郭に弾力性を出す

両方ともに肺に空気を入れるように意識しながら呼吸を肩の力を入れずに楽に10回程度行ってもらい，そのまま数分間，触れて緩めていく．

◆ 文　献 ◆

1) 高岡英夫：究極の身体．講談社，2006，p231
2) 白石　豊，他：スポーツ選手のための心身調律プログラム．大修館書店，2000，p40
3) 山口　創：手の治癒力．草思社，2012

31 座圧が均等に分散された骨盤アライメントの構築
―腰部多裂筋に着目して

木村友紀／イムス東京葛飾総合病院

Clinical Points
1. 骨盤アライメントの左右差軽減
2. 骨盤アライメントと腰部多裂筋の関連性を理解する
3. 腰部多裂筋の左右対称的な筋活動の獲得

思考背景

1日における平均の総座位時間は8～9時間程度といわれており[1]，座位での不良姿勢は体幹筋の筋緊張に左右差を生じさせ，腰部や四肢の運動制限をきたしやすい．特に，第7～9胸椎付近に位置する上半身質量中心[2]の偏位は，それを座面に投影した点である座圧中心（COP：center of pressure）を同方向に偏位させる．座位では，骨盤が主な体重支持面であり，左右の坐骨結節を中心に圧が分布しているが[3]，COPの位置変化が骨盤アライメントの左右差を生じさせ，座圧の負荷の不均衡を誘発する．また，骨盤に対して胸郭が側方に偏位しているアライメントの場合，偏位側の腰部多裂筋の筋活動が高まりやすいという報告もある[4]．つまり，腰部多裂筋における一側性の過活動は，胸郭内に存在する上半身質量中心とそれに準ずるCOPを同方向に偏位させる．

臨床において，座位での骨盤アライメントを観察すると，上半身質量中心の偏位側の寛骨が対側と比べて前傾していることが多い．さらに，これらに対して腰部多裂筋の筋活動の左右差を軽減させた結果，骨盤アライメントの左右差が軽減される経験を多くする．以上のことから，骨盤アライメントと腰部多裂筋の筋活動は，関連性があるのではないかと筆者は考える．本稿では，腰部多裂筋の筋活動に着目し，座圧が左右均等に分散された骨盤アライメントの構築を目指す．また，対象は骨盤に対して胸郭が側方偏位している場合とし，体幹の偏位軽減につなげる．

骨盤アライメントと腰部多裂筋の関係性

腰部多裂筋の一部は骨盤後面から起始し，2～4分節上位の椎骨棘突起に停止する．両側性の収縮は，腰椎の伸展と腰部骨盤帯の安定に関与し，一側性の収縮は腰椎をわずかに同側側屈させる[5]．そのほかに，大腰筋と協調して収縮することで骨盤を前方に回転させる作用をもつ．これは，大腰筋の腰椎屈曲作用

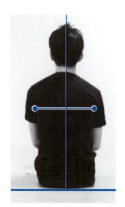

図1 体幹の左側方偏位姿勢
骨盤に対する胸郭の位置を確認する．図上では骨盤に対して胸郭が左に偏位している．これにより，上半身質量中心は左側に位置するため，COP も左側に位置していることが推測される（縦線は殿裂から引いた垂線であり，横線は上半身質量中心を通る座面との平行線）

に拮抗して，脊柱を骨盤上で固定するためである[6]．以上のことから，一側の腰部多裂筋の筋活動が高まっている場合，同側の寛骨アライメントは相対的に前傾している可能性が高いと考える．

評 価

骨盤アライメントと腰部多裂筋の筋活動，座圧位置を確認する．評価環境は，両側足底全面接地，膝関節屈曲 90°，大腿の中央が座面の先端に位置する深さの端座位で行う．座面はプラットホーム，または殿部が沈みこまない程度の硬さのあるものとする．

1．静的評価（図1）

後方より，骨盤に対する胸郭の位置関係を確認し，上半身質量中心とCOP の位置を推測する．この時，筋の膨隆部である第4～5腰椎付近で腰部多裂筋を触診する．また，上前腸骨棘（ASIS：anterior superior ilica spine）と下前腸骨棘（PSIS：posterior inferior iliac spine）を触診し，寛骨前傾・後傾の評価を行う．左右を比較して ASIS が低く，PSIS が高

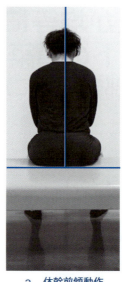 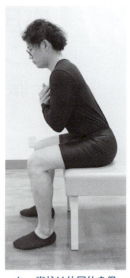

a．体幹前傾動作　　b．脊柱は伸展位を保持して実施

図2 腰部多裂筋機能評価
両肩峰の高さを変えず，回旋が入らないようにして緩やかな速度で体幹前傾動作を行うよう指示する．その際，動作中における腰部多裂筋の筋緊張を触診し，左右差を評価する．腰部多裂筋の左右差が大きい場合，腰部多裂筋の過緊張側に腰椎の側屈が伴うことを確認する

い場合，寛骨は相対的に前傾と判断する．また，座圧分布位置を把握するためには，セラピストが殿部から大腿部にかけて手を差し込むように触診し，より差し込みにくい側にCOP が位置していることを確認する．

2．動的評価

1）動作時の腰部多裂筋機能評価（図2）

セラピストは，対象者の後方より左右の腰部多裂筋を触知しながら体幹前傾動作を行うよう指示する．さらに，両肩峰の高さを変えず，体幹の回旋が入らないよう指示を加える．腰部多裂筋が一側で優位に収縮した場合，体幹前傾に加えて腰椎の同側側屈が伴うことを確認する．この際，動作を緩やかな速度で行うように指示することで，腰部多裂筋の筋活動が触知しやすくなる．

2）股関節屈曲動作の評価（図3）

座位姿勢では股関節の屈曲を伴い，その際の寛骨と大腿骨における相対的アライメントが，股関節運動にも影響を与える．座位での股関節屈曲動作では大腿骨に対して寛骨が相対的に前傾する．しかし，股関節の可動性が乏しい場合や寛骨前傾位の固定が困難な場合，寛骨後傾運動が早期から代償的に生じる．よって，股関節屈曲動作に伴う寛骨運動を触診により評価する．その際，動作は緩やかな速度で行う．寛骨後傾が出現するタイミングの左右差を評価し，早期から後傾が生じる側を寛骨後傾側とする．

3．アプローチの優先順位の決定

腰部多裂筋の左右対称的な筋活動を得るには，筋活動の高い側をリラクセーションし，低い側の収縮を促す必要がある．一時的な筋活動の変化を徒手的に促したうえで，動的評価を再度実施し，動作の左右差の軽減を確認する．また，左右のASISとPSISの高さが一致する方法を確認する．リラクセーションが有効であれば，同側の寛骨後傾アプローチを先行して実施し，また収縮が有効であれば，同側の寛骨前傾アプローチを先行して実施する必要がある．

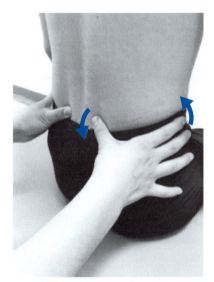

図3　股関節屈曲の評価
股関節屈曲動作に伴う寛骨運動を触診により評価する．その際，動作は緩やかな速度で行う．寛骨後傾が出現するタイミングの左右差を評価し，早期から後傾が生じる側を寛骨後傾側とする

治療アプローチ

1．寛骨前傾アプローチ（図4）

背臥位において寛骨後傾側に対し，寛骨前傾アプローチを行う．股関節屈曲位にて鼠径

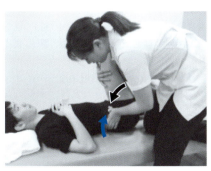

a．セラピストのポジションと運動方向

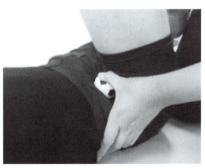

b．ウレタンボールの位置

➡：対象者の運動方向
➡：セラピストの誘導方向

図4　寛骨前傾アプローチ
大腿骨近位と寛骨でボールを挟むこと指示し，寛骨前傾運動を促す（➡）．また，セラピストはボールで鼠径部を軽度圧迫し，関節面を意識させながら股関節屈曲運動を誘導する（➡）．この時，長時間の圧迫は下肢への血流低下を引き起こすリスクがあるため注意が必要である

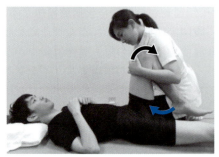
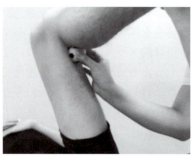

➡：対象者の運動方向
➡：セラピストの誘導方向

a．セラピストのポジションと運動方向　　b．ウレタンボールの位置

図5　寛骨後傾アプローチ

膝窩部にボールを差し込む．対象者に踵を殿部に近づけるようにしてボールを挟むことを指示する（➡）．その際，股関節屈曲運動が生じないよう注意させる．股関節の伸展運動はセラピストが誘導する（➡）．運動のリスクは寛骨前傾アプローチに準ずる

部にウレタンボールを入れ，寛骨の動きを意識しながらボールを挟むことを指示する．この時の動作はなるべく緩やかな速度で行う．セラピストは，股関節の屈曲運動を誘導しながらASISの前方移動と腰部多裂筋の収縮を確認する．また，長時間の強い鼠径部圧迫は下肢への血流低下を引き起こすリスクがあるため注意する．

2．寛骨後傾アプローチ（図5）

背臥位において，寛骨前傾側に対し，寛骨後傾アプローチを行う．股関節屈曲位にて膝窩部にウレタンボールを入れ，踵を殿部に近づけるようにボールを挟むことを指示する．この時，セラピストは股関節の伸展運動を誘導する．また，ASISの後方移動と腰部多裂筋の筋活動が起こらないことを確認する．動作速度と注意点は，寛骨前傾アプローチに準ずる．

◆ 文　献 ◆

1) Healy G, et al：Measurement of adults sedentary time in population-based studies. Am J Prev Med　41：216-227, 2011
2) 久保裕子，他：姿勢・動作分析における身体重心点の視覚的評価の検討．理学療法　33：112-117, 2006
3) 福井　勉：体幹からみた動きと理学療法の展開．山口光圀，他：結果の出せる整形外科理学療法—運動連鎖から全身をみる．メジカルビュー社，2009，pp136-141
4) 本間友貴：腰部多裂筋．柿崎藤泰（編）：胸郭運動システムの再建法 第2版—呼吸運動再構築理論に基づく評価と治療．ヒューマン・プレス，2017，pp106-113
5) Neumann DA，他（著），嶋田智明他（監）：筋骨格系のキネシオロジー 原著第2版．医歯薬出版，2012，p429
6) 石井慎一郎：動作分析臨床活用講座—バイオメカニクスに基づく臨床推論の実践．メジカルビュー社，2013，p131

32 口輪筋を使った呼気運動により腹腔内圧を高める

布施陽子／文京学院大学 保健医療技術学部

Clinical Points
1. 発声（u・o）による呼気運動
2. ストローを用いた呼気運動（粘性度のある液体を使用）
3. 吹き戻しを用いた呼気運動（呼気圧 12±3 cmH$_2$O を使用）

背景

腹横筋は，腹腔内圧を高め，骨盤帯の安定化および排泄動作の円滑化を担う役目をもつ．腹横筋収縮の練習方法は，さまざまなものがあるが，腹横筋は最深層に位置する筋であるため，触診や徒手的評価が困難であり，継続的な自主練習が難しい．筆者の先行研究で，呼気の際に声を生じさせる発声に着目した結果，口唇を丸める筋である口輪筋を伴った円唇母音（u・o）を選択的に発声すると，腹横筋の効率的収縮に寄与する可能性が示唆された[1]．これは，特別な道具を使用せず，またダイナミックな関節運動（体幹の関節運動や歩行など）を伴わずに行うことができる簡易的方法であるため，以下で述べるさまざまな対象者へ有効であると考える．

臨床では，この先行研究を基盤に口輪筋を使った呼気運動により腹腔内圧を高める方法を実施し効果を得ることが多い．以下に，その治療方法と臨床展開を述べる．

治療方法

1．発声（u・o）による呼気運動

図1bのように口輪筋を意識して口唇を丸め円唇母音（u・o）の発声を行う．先行研究では被験者に声の大きさを調整させ，腹腔内圧をコントロールさせる目的で，騒々しい事務所の中や街頭の中でも会話が可能な声の大きさである 75～80 dB に設定し5秒間発声するよう指示した[1]．その結果，非円唇母音（a・i・e）と比較して円唇母音（u・o）で腹横筋厚が厚くなっていることが超音波画像により確認された（図2）．

2．ストローを用いた呼気運動（粘性度のある液体を使用）

ペットボトルに水を入れ，とろみ剤を使用し粘性度を上げる．ストローを使用して呼気運動を行う．この際，呼気が漏れないことに気をつけ，ストローをとおしてペットボトル内へ，すべて息を吐くよう指示する．図3は，

実際に妊婦へ実施した場面である．腹腔内圧をコントロールさせる目的で，設定した呼気時間内にすべて吐き切る練習を行う．図4は，ストローを用いた呼気運動の有無による腹横筋厚を示しており，呼気時で腹横筋厚が厚くなっていることが超音波画像により確認できる．

3．吹き戻しを用いた呼気運動

吹き戻しを用いて呼気運動を行う．この際，呼気が漏れないことに気をつける．腹腔内圧をコントロールさせる目的で，設定した距離手前で吹き戻しを止める（図5）．図6は，吹き戻しを用いた呼気運動の有無（呼気圧 $12 \pm 3\,cmH_2O$ を使用）による腹横筋厚を示しており，呼気時で腹横筋厚が厚くなっていることが超音波画像により確認できる．

臨床での展開例

1．片麻痺の成人男性（病室にストロー付きペットボトルを設置し自主練習として実施）

片麻痺患者は，片側の麻痺により腹腔内圧を高める機能が低下している場合が多い．そこでとろみ剤で粘性をつけた水を入れたストロー付きペットボトルをテーブルに設置し，病室でこの呼気運動を自主練習として提示すると効果が出やすい．筆者は，この自主練習を約2週間継続した後に声を出しての発話が可能になった人の経験をもつ．片麻痺の人へ

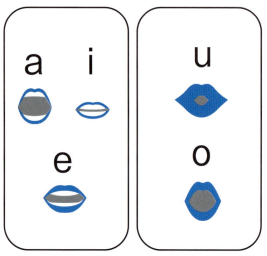

a．非円唇母音（口輪筋−）　b．円唇母音（口輪筋＋）

図1 口輪筋の有無による母音（a, i, u, e, o）の区分け
a：口輪筋の使用しない母音（a, i, e）
b：口輪筋を使用する母音（u, o）

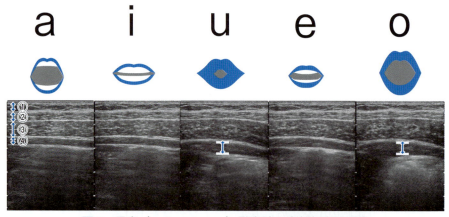

図2 母音（a, i, u, e, o）発声時の腹部超音波画像
非円唇母音（a・i・e）と比較して円唇母音（u・o）で腹横筋厚（④）が厚くなっていることが超音波画像により確認できる．①脂肪層，②外腹斜筋層，③内腹斜筋層，④腹横筋層

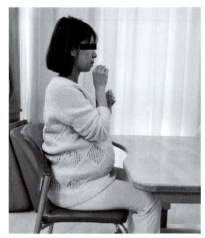

図3 妊婦へのストローを用いた呼気運動

ペットボトルに水を入れ，とろみ剤を使用し粘性度を上げる．ストローを使用して，呼気が漏れないことに気をつけ，ストローをとおしてペットボトル内へ，すべて息を吐くよう指示する

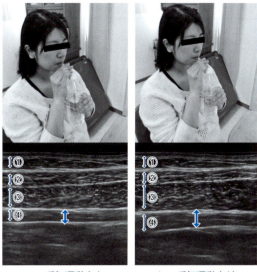

a．呼気運動なし　　b．呼気運動あり

図4 ストローを用いた呼気運動の有無による腹部超音波画像

呼気運動をしている（b）ほうがしていない（a）ほうよりも腹横筋厚（④）が大きい．①脂肪層，②外腹斜筋層，③内腹斜筋層，④腹横筋層

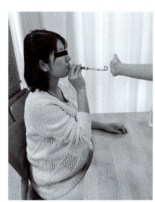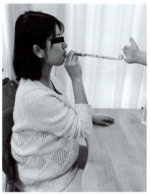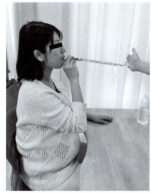

a．距離：小　　　　b．距離：中　　　　c．距離：大

図5 設定した距離手前で吹き戻しを止める練習

腹腔内圧をコントロールさせる目的で，設定した距離（小＜中＜大）手前で吹き戻しを止める練習

導入する場合には，リスク管理として嚥下機能，特に水分を含む食事形態の確認を行ったうえで問題ないことを評価することが必要である．入院中，理学療法士が直接関わる時間は1日の中で限られている．そのため，安全かつ簡単な自主練習方法は持続性が高く，その結果，腹腔内圧調整機能を高めると考えられる．

2．妊婦女性〔陣痛開始後の息み逃しのための呼吸法として発声（u・o）を実施〕

分娩には第1～3期まであり，第3期では腹横筋のみならず腹筋群すべてを総動員して

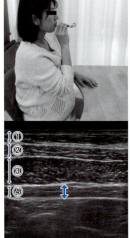
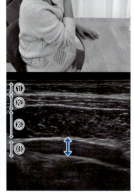

a. 呼気運動なし　　b. 呼気運動あり

図6 吹き戻しを用いた呼気運動の有無による腹部超音波画像

吹き戻しをしている (b) ほうがしていない (a) ほうよりも腹横筋厚 (④) が大きい．①脂肪層，②外腹斜筋層，③内腹斜筋層，④腹横筋層

娩出力を発揮する必要がある．逆に，腹横筋収縮が不十分なまま表層筋群が過剰に収縮することで，腹直筋離開などのリスクが高くなると考えられる．そのため第1期および第2期に腹横筋を収縮しての呼吸法を実践することは，第3期へ向けた準備段階として効果的であると考えられる．

3．産後女性（下腹部引き締め目的で口輪筋を使った呼気運動を実施）

経腟分娩，帝王切開など，さまざまな分娩スタイルがあるが，どんな方法を経ても産後女性は骨盤帯周囲に何かしらの機能低下を生じていることが多い．そのため，腹部を凹ませようとした際に臍より下方部位を凹ませることが困難を極め，その結果，下腹部の膨らみがなかなか解消できない産後女性は多い．今回の方法は，産後の育児生活の中でも手軽に空き時間を使って実施可能となるため実用的であると考えられる．

4．子ども（乳幼児；遊びの延長で吹き戻しを実施）

子どもの発達過程で，ハイハイや四つ這い姿勢での遊び期間が不十分な状態で立位および歩行へ移行してしまうと，体幹・骨盤帯が不安定であることが多い．対象者が子どもの場合，こちらの意図した行動を促すことは非常に困難であるため，子どもにとって遊びであることが重要である．はじめは吹き戻しを最後まで伸ばし切ることを目標に実施し，徐々に伸ばす長さを調節して吹けるように練習する．筆者は，この練習を約1カ月継続した後に，滑り台の着地時に体幹が倒れず足からの着地が可能となった子を経験する．

吹き戻しは，子どもと一緒に遊び感覚で毎日実施することができるため，練習としての継続性が高く，その結果，腹腔内圧の調整機能を高めると考えられる．

◆ 文　献 ◆
1) 布施陽子，他：母音発声と腹横筋活動との関連性．PTジャーナル　49：1055-1057, 2015

33 下腹部に術創部を有す症例に対する運動機能および頻尿症状の改善のためのアプローチ
—男性の腹部と下部尿路,股関節の筋膜連結を考える

田舎中真由美／フィジオセンター

Clinical Points

1. 下腹部と下部尿路の筋膜連結
2. 下腹部の術創の可動性向上
3. 骨盤底筋群に対するリバースケーゲルエクササイズ

はじめに

　近年,わが国でも産後や更年期または高齢期以降の尿失禁や性器脱などの骨盤底筋群の機能不全の問題が取り上げられるようになり,泌尿器科や産婦人科の医師と連携して理学療法の介入がなされるようになってきている.骨盤底筋群の機能不全による問題は,女性だけでなく,男性にもある.下部尿路の機能構造が異なることから,骨盤底筋群の機能不全による問題は女性とはやや異なる.男女に共通して多い症状には夜間頻尿と昼間頻尿があげられ,排尿症状では尿勢低下,残尿感は男性に多く,蓄尿症状の腹圧性尿失禁は女性に多い[1].男性における下部尿路症状とQOLに関する検討では,ほとんどが前立腺肥大症を対象として行われているが,頻尿症例に対する理学療法の報告は少ない.

　左精巣摘出後で,頻尿症状を呈した症例に対して腹部および下部尿路,股関節の筋膜への連結アプローチにより運動機能の変化と頻尿症状を軽減できた経験から男性の腹部,下部尿路の筋膜の連結を解説し,症例に対する評価・アプローチを紹介する.

男性の腹壁と下部尿路の筋膜（図1,2）

　男性の腹壁と下部尿路の筋膜の連結を解説する.図1は男性の骨盤の矢状断である.鼠径管は腹壁の膨出部であるため,腹壁の解剖学的な層構造は,精巣の被膜と陰嚢の各層に対応している（表1）.腹膜の皮下組織は2層になり,浅層のカンパー筋膜と深層のスカルパ筋膜がある.スカルパ筋膜は,外陰部と会陰部の浅筋膜（Colles筋膜）へつながる.この筋膜は泌尿生殖部の皮下組織の膜で,後方は尿生殖隔膜の縁に付着し,側方では坐骨枝と恥骨下肢に付着する.男性ではカンパー筋膜とスカルパ筋膜は癒合して陰茎を包み,陰嚢の肉様膜に続く.さらに陰茎は浅陰茎筋膜,深陰茎筋膜（Buck筋膜）により覆われ,浅腹筋膜および深会陰筋膜に続いている.内腹斜筋と腹横筋は,横筋筋膜を経て精巣挙筋につ

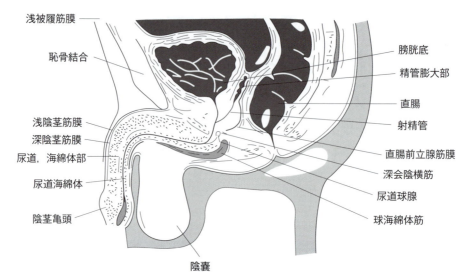

図1 男性骨盤の矢状断

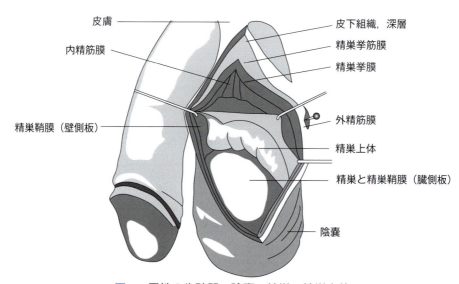

図2 男性の生殖器—陰嚢，精巣，精巣上体

表1 精巣を覆う各層と腹壁の層（文献2）より引用）

腹壁の層	精索と精巣を覆う層
・腹壁の皮膚	→陰嚢の皮膚と肉様膜（皮膚に筋線維芽細胞を含む）
・浅被履筋膜	→外精筋膜
・内腹斜筋	→精巣挙筋およびその筋膜
・横筋筋膜	→内精筋膜
・腹膜	→精巣鞘膜と精巣上膜，そして精巣周膜

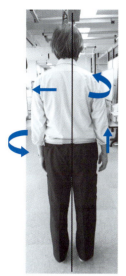
図3 アプローチ前の姿勢

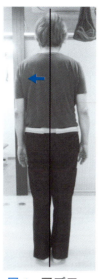
図4 アプローチ後の姿勢

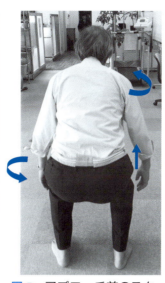
図5 アプローチ前のスクワット
骨盤の左回旋が生じている

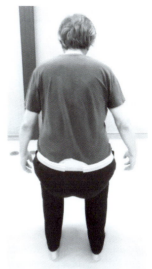
図6 アプローチ後のスクワット
骨盤の回旋が軽減し,股関節屈曲の可動性が増加している

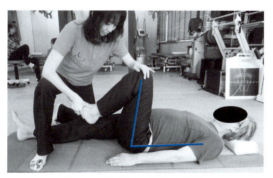
図7 アプローチ前の姿勢

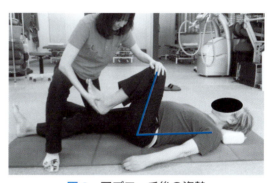
図8 アプローチ後の姿勢
股関節の屈曲可動域が増加している

ながる.起始は鼠径靱帯の内斜部および中央部の下端,停止は恥骨結合と恥骨稜である.この筋は睾丸と精管を包み,睾丸を引き上げる機能を有している.このように下腹部の筋膜は,泌尿生殖部に密接に連結している.

症例紹介

73歳,男性.主訴は,夜間および昼間の頻尿である.既往歴として,38歳の時に左精巣セミノームとなり,左精巣摘出および放射線治療を行う.症例の運動機能評価では,姿勢は骨盤左回旋,胸郭左回旋,右骨盤挙上,右肩下制し(図3〜6),スクワット動作では骨盤の左回旋が増加する.股関節機能は,股関節屈曲の可動性低下があり,特に左で低下している(図7,8).腹部は,左下腹部に10 cm強の術創部があり,特に鼠径部に近い領域では縦,横,垂直方向のすべてにおいて硬さが認められた(図9).吸気時の腹部の動きでは,創部周囲に可動性低下が認められた(図10,11).皮膚,皮下組織,より深層部においても

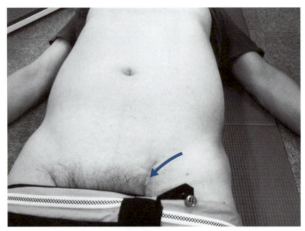

図9 左下腹部の術創
左鼠径部付近の術創．鼠径部に近い部分でより硬さが認められた

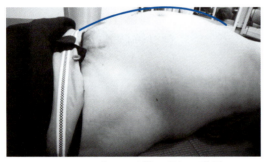

図10 アプローチ前の吸気の腹壁

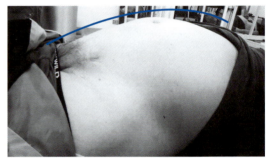

図11 アプローチ後の吸気の腹壁
吸気時における鼠径部周囲の創部の可動性が増大した

硬さが認められた．骨盤底機能は，表層からの肛門挙筋の触診にて挙上の確認が困難であり随意収縮時に下方への押し出しが確認された．また，尾骨筋は筋緊張が高く，下方への下降運動では左で困難であった（図12～15）．排尿機能は，3日間の排尿日誌から平均して日中8～9回，夜間3回の排尿で1日あたり合計12回であった．

🔷 アプローチ

骨盤のアライメントは，骨盤は左回旋，仙骨および尾骨の左回旋，左股関節の可動性低下が認められ，左尾骨筋の過緊張が認められ

た．そのため，吸気において尾骨筋をはじめとする肛門挙筋の下降が困難であった．左下腹部の術創の瘢痕は鼠径部周囲でより硬く，皮膚だけでなく深層にも及ぶ硬さが認められたため，腹式呼吸の吸気において腹部の膨隆を制限していた．そのため，筋膜の硬さにより，膀胱は十分に拡張して蓄尿できず，頻尿を呈していたと考えた．そこで，下腹部の術創部に対する皮膚および筋膜へのアプローチを実施した．アプローチ内容は以下のとおりである．

1．創部へのアプローチ（図16）

皮膚は，あらゆる方向に対して柔軟性を有

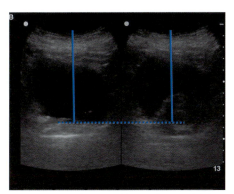

図12 アプローチ前の吸気の骨盤底
左：安静呼気，右：最大吸気，下方への動きがほとんどない

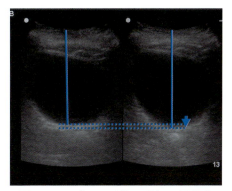

図13 アプローチ後の吸気の骨盤底
左：安静呼気，右：最大吸気，呼気で下るようになった

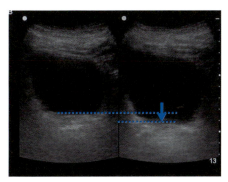

図14 アプローチ前の骨盤底筋群の収縮
左：安静呼気，右：骨盤底筋群の随意収縮，下方へ押し下げている

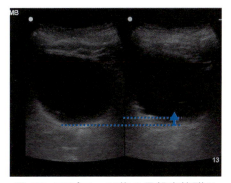

図15 アプローチ後の骨盤底筋群の随意収縮
左：安静呼気，右：骨盤底筋群の随意収縮，収縮時に挙上が確認できるようになった

している．今回は評価に基づき，硬さの強い下腹部の創部に対して長軸方向にストレッチを実施した．また，創部を水平方向に保持し，ストレッチを行った．創部を保持したまま背臥位で腹式呼吸を実施し，より創部の伸張をクライアントに意識させるように実施した．また，創部を垂直方向につまむストレッチも実施した．

2．骨盤底筋のリバースケーゲルエクササイズ（図17）

このエクササイズは，ホームエクササイズとして指導した．腹臥位となり，肛門挙筋を触診したまま，吸気で触診した指を押し返すように指示して肛門挙筋の下降運動（リバースケーゲルエクササイズ）を実施した．図17に示すように，両坐骨間を広げるイメージや恥骨から尾骨を広げるイメージとともに実施するとよい．この呼吸法を5～6回/日実施するよう指導した．なお，腹臥位は下腹部を床に接触させるため，腹腔内圧を下方へ移動させやすい．背臥位でリバースケーゲルが困難な場合は，腹臥位から実施するとよい．

アプローチの結果

提示した症例に対するアプローチ変化の姿勢，動作，骨盤底機能の変化は，前述のアプ

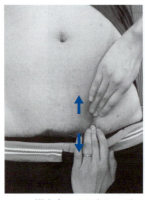
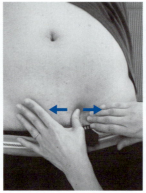

a. 縦方向へのストレッチ　　b. 横方向へのストレッチ

図16　創部へのアプローチ

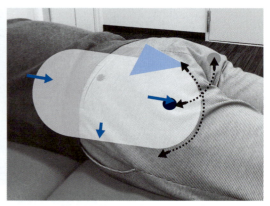

図17　骨盤底筋群のリバースケーゲルエクササイズ

吸気に合わせて骨盤底筋群を下降させる．楕円は腹腔内を示し，色矢印は腹腔内圧の移動を示している．楕円下方の色矢印は恥骨から尾骨に向かう骨盤底筋群を伸張させるイメージ，黒矢印は両坐骨（色丸）間を伸張させるイメージを示す

ローチのうち「1. 創部へのアプローチ」のみを実施した即時的効果である．骨盤の左回旋は軽減し，スクワット動作においても骨盤の左回旋が軽減した．股関節の屈曲可動域の改善も認められた．骨盤底筋群は左尾骨筋の過緊張が軽減し，左右均等に下降運動も可能となった．随意収縮時においては頭側への挙上運動が可能となった．

さらに自宅でのホームエクササイズとして，腹式呼吸を併用した創部マッサージとリバースケーゲルエクササイズを指導したところ，夜間頻尿の軽減につなげることができた．

まとめ

今回，下腹部への創部のアプローチが骨盤底機能と股関節の可動性を改善させること，また骨盤底筋群に対するリバースケーゲルエクササイズの指導により，頻尿症状の軽減につながった症例を紹介した．本症例は，骨盤底筋群の筋機能面では筋力には問題がなかった．しかし，膀胱の前面と下面に存在する筋膜（浅被覆筋膜から外精筋膜，内腹斜筋から精巣挙筋と筋膜，腹横筋の内側にある横筋筋膜から内精筋膜への連結）に硬さを生じていたため骨盤を回旋させ，尾骨筋の過緊張が生じた．また，骨盤底筋群の一部の筋である腸骨尾骨筋は股関節外旋筋である内閉鎖筋と筋膜により連結しているため，頻尿症状を生じるだけでなく股関節の可動性にも影響を与えていたことが考えられる．

開腹術により，下腹部に術創を有す症例は少なくない．本症例のように術後数年を経て排尿機能や股関節の運動機能にも問題を呈す症例もいる．腹部創部が排尿機能だけでなく，股関節の可動性にも影響することが本症例により示唆された．下腹部に術創があった場合，腹部評価として術創部と可動性評価と骨盤底筋群をはじめとするコア機能の評価を行い，出現している症状（運動機能や排尿機能の問題）との関連を考えるべきである．

◆ 文　献 ◆

1) 日本排尿機能学会（編）：男性下部尿路症状診療ガイドライン．ブラックウェルパブリッシング，2008
2) Schunke M（著），坂井建雄，他（監訳）：プロメテウス解剖学アトラス－胸部/腹部・骨盤部　第2版．医学書院，2015，pp324-335

34 腰椎・骨盤・股関節複合体を正中化する

吉﨑和人／上野原梶谷整形外科 リハビリテーション科

Clinical Points
1. 胸郭左側偏位に伴う骨盤帯のアライメントの確認
2. 筋収縮を促し骨盤帯のリアライメントを図る
3. 仙骨前傾・後傾運動によるインナーユニットの賦活

はじめに

　姿勢保持や動作を効率よく遂行するために，骨盤帯機能を踏まえた治療戦略は重要である．骨盤帯には，形状や付着する筋群により多角的な運動を伴うため，腰椎骨盤股関節を含めた機能評価をすることで，病態を把握することが必要となる．また，上半身と下半身を連結する部位でもあるため，治療展開においては脊椎を介した胸郭機能を加味する必要がある．ここでは腰椎・骨盤・股関節を複合体と捉え，胸郭機能不全から起こる骨盤帯の特徴的なマルアライメントに対し，筋活動を介したリアライメントする方法を紹介する．なお，胸郭については，姿勢活動において単体作用することはなく，他の分節（頸椎や肩甲骨，腰椎と骨盤）と関連しあい，それらと複合的に作用し体幹に安定を供給するとしている[1,2]．

胸郭左側偏位に伴う骨盤帯のアライメント評価

　胸郭左側偏位における骨盤帯のアライメントを仙骨との運動連鎖として捉えると，左仙骨の内面が左前方を向くと骨盤は右回旋し，仙骨と寛骨は歯車用の連鎖を起こす．例えば，右側寛骨外方化，左側寛骨内方化，股関節は立位において右側内旋位，左側外旋位となり，腰椎では仙骨左前方に伴い左回旋位となる（図1）．左側では，歩行において左側寛骨を強く挙上・後退させた支持形態をつくっており，左立脚期において骨盤の左側方動揺が観察される．

　アライメント評価として，立位で左右の上前腸骨棘と上後腸骨棘の高さを比較し，寛骨の前傾・後傾，腰椎棘突起の向きにて回旋の評価を行いアライメントを確認する．

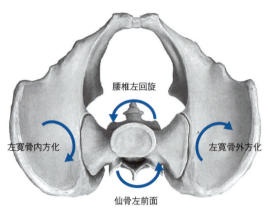

図1 安静時にみられる寛骨と仙骨の配列
（文献1）より引用）

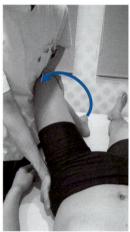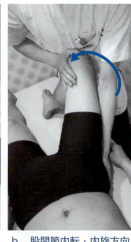

a．股関節外転・外旋方向　　b．股関節内転・内旋方向
　　に対して等尺性収縮　　　　　に対して等尺性収縮

図2 股関節を介した骨盤帯のニュートラル化
股関節は臼蓋に対して求心位を保ちながら実施する

筋収縮を促し骨盤帯のリアライメントを図る

　前述の評価をもとに胸郭機能不全が惹起したことで起こる特徴的な骨盤帯のマルアライメントに着目し，下部体幹機能を腰椎・骨盤・股関節複合体として捉え，各分節に正しい筋収縮を促すことでより効率的にインナーユニットを賦活することが可能であり，以下に筆者の考えを述べる．

　まず，骨盤帯の評価に基づき，左側および右側寛骨と股関節のマルアライメントを改善する．Lee[3]は表部筋の活動パターンは運動課題の特性に関与し，深部筋と共同して生じると述べている．このことから寛骨と股関節に付着する表部筋と深部筋の筋連結を利用し骨盤帯のリアライメントを図る．

　左寛骨前傾および股関節外旋には梨状筋が関与しており，筋の停止部が仙骨内側面となるため，寛骨と仙骨の位置関係にも影響を及ぼすことが考えられる．この評価方法としては，左右同時に開排動作を行い，その左右差を評価する．右側に対し左側股関節の開排角度は減少することが多くみられる．筋スパズムに関しては右股関節外転筋，左梨状筋の筋スパズムが存在し，これは歩行時に左骨盤挙上・後退および側方動揺の影響によるものと捉えている．

　左股関節マルアライメントに対しては，左股関節屈曲・外転・外旋位をとり，臼蓋に対して大腿骨頭が求心位にて保持しながら股関節外転・外旋方向へ等尺性収縮を促す．梨状筋の収縮により停止部にある仙骨は，起始部の大腿骨側に引かれ，結果として右前方，すなわち正中位をとり，寛骨は仙骨との運動連鎖として内方化から正中位となる（図2a）．次に右側股関節も屈曲・外転・外旋位をとり内転方向に等尺性収縮を促す．固定位からの内転筋への等尺性収縮を促し，前斜走ラインにて筋連結をしている左外腹斜筋の筋収縮を促すことができる（図2b）．また，左外腹斜筋は胸郭ニュートラル化において重要な左下部体幹の下位胸郭の内方化に必要な筋であり，この筋収縮は左下位肋骨を後方回旋させ，左第12肋骨の内方化を促し，結果として挙上・後退していた左骨盤をニュートラル化することができる．以上の操作後，開排動作の拡大（図3）および立脚期における左骨盤挙上・後退および左側動揺の改善がみられる（図4）．

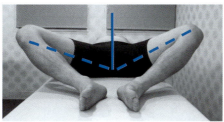 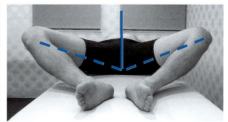

a．治療前―左股関節の開排角度が減少　　b．治療後―左股関節がの開排角度が拡大

図3　開排動作

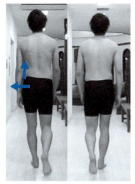 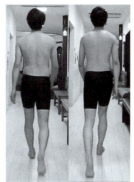

a．治療前―左骨盤挙上・後退および側方動揺　　b．治療後―左右骨盤ほぼ対称

図4　歩行時の骨盤帯アライメント

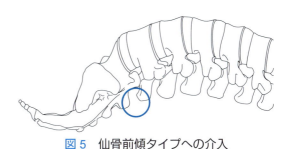

図5　仙骨前傾タイプへの介入
第5腰椎と仙骨関節面にボールを挿入し，軽度圧が加わる程度に押す

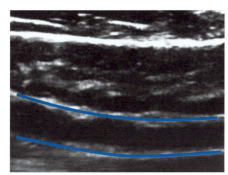 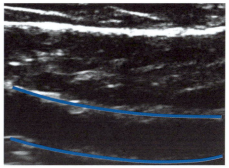

a．安静時における腹横筋の筋厚（実線間）　　b．運動時における腹横筋の筋厚増大（実線間）

図6　超音波画像による前傾から後傾方向運動時の腹横筋の観察

仙骨前傾・後傾のコントロールによるインナーユニットの賦活

　最後に，仙骨のアライメントを評価し前後傾斜のコントロールをする．仙骨は寛骨と腰椎を連結しており，腰仙角の増減はインナーユニットである腰部多裂筋，腹横筋，骨盤底筋群の張力に影響を及ぼす．インナーユニットの機能不全により，安定した姿勢保持の困難や腰痛，下肢への機能障害を引き起こす．そのため，仙骨のニュートラル化を図ることは重要である．

　腰仙角を計測し前後傾を判断して介入していく．矢状面上の腰仙角をX線像や立位に

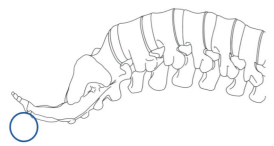

図7 仙骨後傾タイプへの介入
尾骨下にボールを挿入し，軽度圧が加わる程度に押す

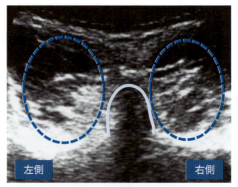

a．安静時における腰部多裂筋の筋厚（点線）

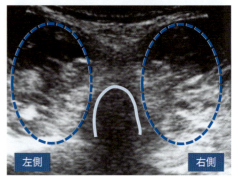

b．運動時における腰部多裂筋の筋厚増大（点線）

図8 超音波画像による後傾から前傾方向運動時の腰部多裂筋の観察
第4腰椎棘突起（実線）を通る水平線上を短軸操作で撮影

て腰仙部にゴニオメータをあて計測し，30°以上を前傾，30°以下を後傾とする．評価後，前傾タイプには第5腰椎棘突起下の仙骨との関節面にボールを挿入し，呼気とともにボールを押させる（図5）．この時，腹部や背部のグローバルマッスルに過剰な収縮が起こらないことがポイントで，うまくボールを押せない場合には，呼気に合わせるとよい．ボールを押し込む際に，仙骨後傾とともにわずかな骨盤後傾が起こり，腹横筋の筋収縮を促すことができる（図6）．後傾タイプには，尾骨下にボールを挿入させて脊柱起立筋群の過収縮が起こらないよう呼気とともにボールを押させる（図7）．仙骨前傾とともに腰椎伸展方向への運動が起こり腰部多裂筋の収縮が確認できる（図8）．なお，使用するボールは直径4cm程度のスポンジ様素材のものが望ましいが，ハンカチを丸めても代用可能である．

　前傾および後傾どちらのタイプにも，呼気最終に骨盤底筋を意識させることで課題を遂行しやすく，また前傾および後傾，両方向の運動を実施することで安定した筋活動が獲得できる．ポイントとして腰部多裂筋は，付着部位が脊柱と仙骨にあるため，横隔膜，腹横筋，そして仙骨を介し骨盤底筋群にとつながっており，連動して収縮を得られることである．

◆ 文　献 ◆

1) 本間友貴：腰部多裂筋．柿崎藤泰（編）：胸郭運動システムの再建法 第2版．呼吸運動再構築理論に基づく評価と治療．ヒューマン・プレス，2017, pp94-105, pp186-190
2) 柿崎藤泰，他：足部と胸郭の関係．柿崎藤泰（編）：胸郭運動システムの再建法 第2版．呼吸運動再構築理論に基づく評価と治療．ヒューマン・プレス，2017, pp196-207
3) Lee D（著），石井美和子（監訳）：骨盤帯 原著第4版—臨床の専門的技能とリサーチの統合．医歯薬出版，2013, pp78-80

35 体幹のデローテーション

石井美和子／Physiolink

Clinical Points
1. デローテーション
2. 体幹の正中化
3. 運動の順序

体幹の正中化の重要性

われわれは，姿勢や動作戦略の一つとして身体を水平面上で回旋させ，平衡を保つ方法をとる．静止時は，身体が正中位を回復している状態が理想であるが，臨床的には体幹内で回旋が生じ，静止時に体幹の正中化ができていない場合や，動作時に体幹内で運動しやすい部位あるいは運動制限のある部位など偏りが生じている場合が多い．本稿では，筆者が臨床で実施している方法の一つで，日常的に体幹内で生じている回旋を修正し（デローテーション），体幹の正中化を図る運動を紹介する．

体幹のデローテーション

体幹を胸郭上部，胸郭下部，骨盤部と3分割し，胸郭上部と胸郭下部を体幹上方，胸郭下部と骨盤部を体幹下方と捉えて，体幹上方と下方それぞれでの水平面上の回旋偏位を日常的にできるだけ減らした状態を継続することを目指す（図1）．

1．方 法
1）体幹下方
①膝を立てた背臥位で骨盤の水平面上アライメントを確認する（図2）．背臥位で膝を伸ばした状態と膝を立てた状態で骨盤の回旋方向が逆向きになる場合や，角度が大きく変化する場合では，体幹下方の水平面上で回旋を引き起こしている因子は股関節以下にある可能性が高いと考え，このデローテーションの運動対象からは除外する．
②両脚を離れないように保ったまま無理なく一側へ両膝を倒す．反対側へも同様に運動を行い，運動の対称性と運動範囲を確認する（図3）．以降，運動範囲の大きい側を易運動方向，運動制限のある側を運動制限方向と呼ぶ．
③前述の②で確認した易運動方向へ，両脚間が離れないよう保ったまま両膝を倒し，無理なく運動可能な範囲まで到達し

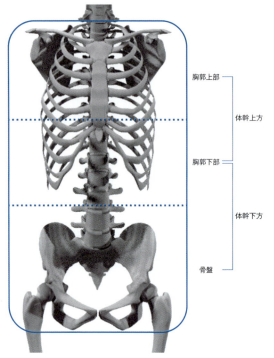

図1 体幹の捉え方

運動時は体幹を3分割し，胸郭上部と胸郭下部間の相対的な回旋を体幹上方の回旋，胸郭下部と骨盤間の相対的な角度を体幹下方の回旋として捉える

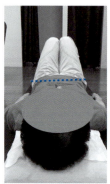 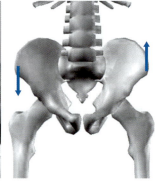

a．骨盤の肢位　　　b．骨盤の左回旋

図2 体幹下方のデローテーション①—骨盤の水平面アライメントの確認

a：骨盤が左回旋している
b：骨盤の水平面アライメントの判断は，両側上前腸骨棘の高さや寛骨の前方・後方回旋を目安にしてもよい

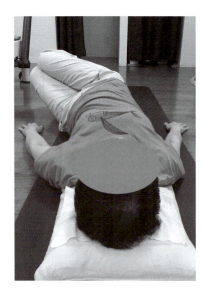

図3 体幹下方のデローテーション②—方法

両脚が離れないよう保ちながら両膝を一方向へ倒す．もう一方向へも倒し，運動範囲が大きい方向（易運動方向）または制限されている方向（制限方向）を確認する．易運動同方向が図2で確認した骨盤の水平面アライメントと同一方向であれば，その易運動性には骨盤の関与が大きく，反対であればその易運動性には胸郭下部の関与が大きいと考えられる．つまり，骨盤の水平面アライメントの方向と易運動方向が異なっていれば，骨盤がその回旋運動制限の責任領域である可能性が高い．易運動方向への往復運動を3回繰り返す．2～3回の呼吸で一方向へ運動をする程度の非常にゆっくりとしたスピードで実施する

たら元の肢位へ戻す．これを，2～3回の呼吸で易運動方向へ両膝を倒し，同じ程度の速さで戻すくらい，非常にゆっくりとしたスピードで実施する．それを3回繰り返す．

④前述の①で確認した骨盤の水平面上アラ

イメントの方向と②で確認した易運動方向が同一の場合，その回旋運動に骨盤の貢献度が大きく，一方，骨盤の水平面アライメントと易運動方向が反対の場合，その運動へは胸郭下部の関与が大きいと考えられる．運動制限を取り除くため，限られた部位に介入する場合，この鑑別により，まずおおまかな責任領域が推測でき，評価対象を限定しやすくなる．

2）体幹上方

① 膝を立てた背臥位をとり，両上肢を天井方向へ伸ばした時の胸郭上部の水平面上アライメントを確認する（図4）．腕を床に下ろした状態と上肢を挙上した状態，つまり肩関節屈曲を伴った状態で，胸郭上部の水平面アライメントが逆向きになる場合や角度が大きく変化する場合では，体幹上方の水平面上で回旋を引き起こしている因子は肩関節を含む上肢にある可能性が高いと考え，このデローテーションの運動対象からは除外する．

② 両腕が離れないよう保ったまま，無理なく一方向へ両上肢を倒すことができる範囲を確認する．この時，頸部への負担を避けるため，頭部を上肢の倒す方向へ事前に回旋する．反対方向へも両上肢を倒し，運動の対称性と運動範囲を確認する（図5）．

③ 前述の②で確認した易運動方向へ両腕の間が離れないように気をつけながら倒し，無理なく運動可能な範囲まで到達したら元の肢位へ戻す．これらは，2～3回の呼吸で易運動方向へ両膝を倒し，同じ程度の速さで戻すくらい非常にゆっくりとしたスピードで実施する．それを3回

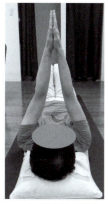
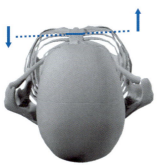

図4 体幹上方のデローテーション①―胸郭上部の回旋アライメント確認
a．胸郭上部の肢位
b．頭側から
a：胸郭上部が左回旋している
b：胸郭上部の水平面上アライメントの判断は，胸骨の回旋を一つの目安にしている

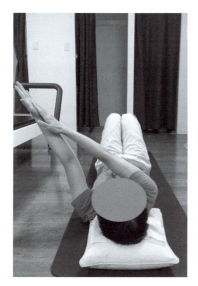

図5 体幹上方のデローテーション②―方法
　両手が離れないよう保ちながら両上肢を一方向に倒す．もう一方へも倒し，易運動方向と制限方向を確認する．その際，上肢を倒す側へ頭部を回旋しておくと頸部の負担を軽減できる．図4で確認した胸郭上部の水平面アライメントと易運動方向が同一方向であれば，その易運動性には胸郭上部の関与が大きく，反対であればその易運動性には胸郭下部の関与が大きいと考えられる．易運動方向への往復運動を3回繰り返す．2～3回の呼吸で一方向へ運動をする程度の非常にゆっくりとしたスピードで実施する

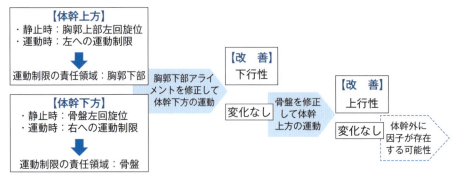

図6 運動の順序

例えば,体幹上方で胸郭上部の水平面アライメントが左回旋位,および両上肢を倒す運動で右方向に易運動性,左方向に運動制限が認められた場合,体幹上方の左回旋運動制限の責任領域は胸郭下部にあると捉える.胸郭下部の左回旋制限,つまり胸郭上部に対して胸郭下部が右回旋していると考え,胸郭下部を徒手的に修正するか,あるいはタオルなどを用いて胸郭下部の左回旋を誘導する.その状態で体幹下方での運動制限が改善されれば,体幹上方のアライメントが体幹下方へ影響を及ぼして制限が生じていると考えられ,そのため運動の順序としては体幹上方の運動を先に実施する

繰り返す.
④前述の①で確認した胸郭上部の回旋および水平面アライメントの方向と②で確認した易運動方向が同一の場合,その回旋運動に胸郭上部の関与が大きく,一方,胸郭上部の水平面アライメントと易運動方向が反対の場合,その運動へは胸郭下部の関与が大きいと考えられる.

2. 適 応

体幹内で水平面上の回旋が生じているケースに用いることができる.呼吸をカウントしながら実施するため,セルフトレーニング時でも息みを起こしにくい.したがって,妊娠中の女性や腹圧上昇が望ましくないケース,例えば臓器脱や腹圧性尿失禁を有するケースなどには有用な方法である.一方,運動制限に構築学的因子の関与が強く認められるケースには適さない.作用機序として,筋の過緊張に対する相反神経抑制の関与が最も可能性として考えられる.

運動の順序

体幹の上方と下方の両方で回旋運動の非対称性が認められた場合に,先行して運動すべきはどちらかという見極めは,その他の理学療法評価で決定した体幹内回旋の生じている原因に準じて決めればよい.運動の順序を決めるための簡易的な検査として,筆者は統合システムモデルを参考に,アライメントを修正して運動制限の改善がみられるか確認する方法を用いている.例えば,体幹下方で両膝をそろえて一方向へ倒す運動で右方向への制限が認められた時,体幹上方では静止時の胸郭上部は左回旋位,両上肢を倒す運動では左方向に運動制限が認められた(図6).この場合,体幹上方の左回旋運動制限の責任領域は胸郭下部にあると捉える.胸郭下部の左回旋制限,つまり胸郭上部に対して胸郭下部が右回旋していると考え,胸郭下部の右回旋を徒手的に修正するか,あるいはタオルなどを用いて胸郭下部の左回旋を誘導する.その状態で体幹下方での運動制限が改善されれば,体幹上方のアライメントが体幹下方へ影響を及ぼして制限が生じていると考えられ,運動の

順序としては体幹上方の運動を先に実施する．体幹下方での回旋が体幹上方の回旋の結果，引き起こされていたものだとすると，体幹上方の回旋が修正されれば体幹下方ではデローテーションが自動的に起こる．臨床的には，そのようなケースも多いことから，効率的かつ漸増的な運動療法を展開するためには，運動の順序も重要である．運動の順序の決定には，身体評価により易運動性および運動制限を作り出している責任領域が理学療法評価で把握している必要がある．

まとめ

本稿で紹介した方法は，運動しやすさや運動しにくさ，あるいは運動制限を自身で確認しながら実践できる．これはセルフメンテナンスの動機づけにも役立ち，教育的効果も得られやすい方法である．

◆文　献◆

Lee D：Biomechanics of the thorax- research evidence and clinical expertise. *J Man Manip Ther* **23**：128-138, 2015

36 体幹下部-骨盤-股関節の軟部組織正中化について

福井　勉／文京学院大学 保健医療技術学部

Clinical Points
1. 身体重心周辺の正中化
2. 殿部皮膚と骨盤位置の正中化
3. 体幹下部の回旋正中化（De-rotation）

はじめに

　身体重心の位置する体幹下部-骨盤-股関節をポイントにあげた．この部位の制御は，身体全体に及ぼす影響が大きく，矢状面・前額面・水平面上の正中化を図る方法として重要である．そこで，2つの方法を述べる．方法①「座面上での坐骨結節位置の正中化」，方法②「体幹を上下に分割し，体幹下部の回旋正中化」である．

方法①—殿部皮膚と骨盤位置の正中化方法

　座位において，座面と坐骨結節の間にはさまざまな軟部組織が存在するが，坐骨結節は座位において前後左右に平行移動方向に大きい可動性を有する．座面上に殿部が位置された状態で骨盤を傾斜することなく，前後左右に移動させることで殿部皮膚と坐骨結節の相対的位置関係が把握できる．例えば，股関節伸展制限のある症例では殿部軟部組織が下制しているため，坐骨結節が前方に移動しにくい．また，左右方向は股関節内転・外転可動域と関連している．同様に坐骨結節の斜め方向の移動は，股関節内旋・外旋可動域と関連している．いずれも皮膚運動の方向を考慮したものである[1]．さらに，立位での骨盤位置と座位での坐骨結節の左右移動にも共通点があることから前述の方法を想起した．

1．評　価

　被験者には，大腿部がなるべく座面にあたらない座位をとってもらう．被験者の骨盤を両手で把持し前後左右に骨盤を平行移動させ，移動範囲，抵抗感，end-feelを評価する（図1）．この際，骨盤の前後傾や左右の傾斜がなるべく起きないように注意し，あくまでも並進運動で行うようにする．同時に股関節可動域も評価する．座面上で坐骨結節の前方移動は股関節伸展，後方移動は股関節屈曲，外方移動は股関節外転可動域と関連する軟部組織の移動方向と一致する．回旋運動の場合には，図のように坐骨結節の45°方向の移動

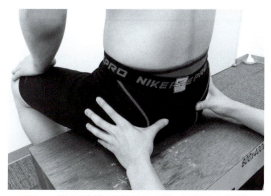

図1 坐骨結節が座面上で動く範囲の評価
図のように被験者の後方から骨盤の下部を把持し，左右前後に移動させて坐骨結節の移動範囲を評価する．移動範囲が小さい方向やend-feelについて評価を行う

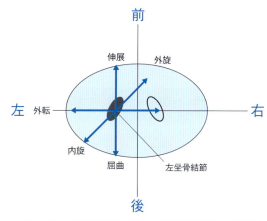

図2 坐骨結節移動方向と股関節可動域の関係
図は座面を上からみたシェーマである．中央の楕円は坐骨結節を表している．色の付いた大きい楕円は殿部を示している．殿部に対しては，左坐骨結節の動く方向と左股関節可動域の関係を示している．例えば，坐骨結節が殿部に対し前方に移動する可動域が大きくなれば，左股関節伸展可動域が大きくなることを示している

を評価する．（図2）．

2．治　療

運動療法としては坐骨結節の左右前後移動が小さい方向へ軽く誘導し，軟部組織が抵抗して戻ってくるのを徒手的に感じながら数十回移動させる．運動方向は，上下移動のなるべくない剪断方向であり並進運動を行うようにする（図3）．うまく並進運動が可能となれば，自分の手で床や壁などを利用した補助があってもかまわない．またこの際に，殿部と座面が滑られない摩擦が要求されるため，座面には適度なやわらかさと摩擦が必要であり，プラットフォームなどが理想的である．例えば，歩行時の股関節伸展制限がみられる場合には，前方への動きを大きくさせる．この際，前方傾斜した斜面上で行うと容易である．また，高齢者のように骨盤後傾姿勢であれば，上半身質量中心を次に述べる方法②で前方に移動させる運動も併せて行う．外転位にしたい場合には，同側の坐骨結節を外側へ移動させる．回旋可動域を変化させたい場合には，端座位になった後に，股関節を外転位にさせ，両大腿が直交するぐらいの角度にして斜め方向に坐骨結節を誘導する．プラットフォームの角などが利用しやすい．

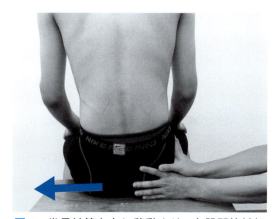

図3 坐骨結節を左に移動させ，左股関節外転可動域を大きくする運動
殿部は摩擦で動かないが，坐骨結節の左方向へ滑る範囲を大きくする．軟部組織が抵抗して戻ってくるのを徒手的に感じながら数十回移動させる．運動方向は，上下移動のなるべくない剪断方向であり並進運動を行うようにする

3．効　果

図2の移動距離が大きくなれば，それに伴い股関節可動域も増大する．最終的には前後左右斜め方向に坐骨結節が大きく移動するよ

うになることを目指す．身体全体の軟部組織の正中化に大きく寄与するため，立位姿勢や下肢の筋力発揮の程度にも改善がみられる．

方法②―体幹下部の回旋正中化

端座位保持をさせた際に，水平面上に投影される角度を計測した．両上前腸骨棘を結ぶ線と剣状突起から第8胸椎棘突起間を結ぶ線のなす角を体幹下部のねじれ，剣状突起から第8胸椎棘突起を結ぶ線と頸切痕から第1胸椎棘突起を結ぶ線のなす角を体幹上部のねじれとすると，自然な端座位は体幹上部と下部が逆方向に回旋している（図4）．このことは動作時にも見受けられ，回旋運動時に体幹上下部において trade-off が存在する．例えば，左回旋時には体幹上部での回旋が優位な場合，右回旋時には体幹下部が優位に大きいというものである．体幹上下部の静止時のねじれや回旋運動は，前述の場合では右前鋸筋の過活動（体幹上部）と右外腹斜筋の低緊張（体幹下部）の組み合わせにおいても観察される．体幹下部は，具体的には仙腸関節，腰椎，胸椎下部を含む部位である．体幹下部の回旋正中化を図ると，体幹上部は自動的に正中化されることが多い．また，体幹下部に正中化が図られると上下肢にも影響が大きい臨床的印象がある．

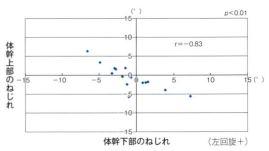

図4 端座位での体幹上部・体幹下部ねじれ（左方向を正）

被験者15名が自然な端座位をとった時の体幹上部と体幹下部のねじれの分布．体幹上部は剣状突起から第8胸椎棘突起を結ぶ線と頸切痕から第1胸椎棘突起を結ぶ線のなす角．体幹下部は両上前腸骨棘を結ぶ線と剣状突起から第8胸椎棘突起間を結ぶ線のなす角

1．評価

体幹回旋可動域の評価を行うが，その前に両肩関節および両股関節の可動域を確かめておく．座面上に回旋中間位で座ってもらう．座面上で寛骨の水平面上中間位をとれていない場合には修正する．また，前述の方法①を先に行うと正中位がとりやすい．その後，被験者には剣状突起上（上半身質量中心高位）に左右の中指をあててもらう．検者は，被験者の前方に膝立ちになり両母指を左右上前腸骨棘上におく．被験者には，この位置から体幹を左右にゆっくりと回旋してもらう．右回旋時には左上前腸骨棘，左回旋時には右上前腸骨棘が前方に動き始めるので，上前腸骨棘が前方に動き始めた位置で「止まってください」と指示し，その際の骨盤と剣状突起間（体幹下部）の左右回旋角度を評価する（図5）．体幹上部については剣状突起高位を軽く固定した状態で肩関節まで（体幹上部）の左右回旋角度について評価を行う．

2．治療

体幹下部回旋運動の左右差を減ずる方向の運動療法（De-rotation exercise）を行う．体幹下部を右回旋させたい場合には点線矢印方向，左回旋させたい場合には実線矢印方向に移動させる．上半身質量中心が後方にある場合は特に前方方向へ，前方にある場合は特に後方方向への運動を主に行わせる（図6）．20回ほど行えば，回旋可動域は変化する．注意すべき点としては，最も大きく動く部位は上半身質量中心高位であり，頭部位置が動いてしまわないようにガイドする．あるいは体幹下部回旋に合わせて，図7のようなテーピングを施行すればテープ施行直後に，改善が生じることが多い．運動後には再評価を行い，体幹下部の回旋運動の正中化が図られている

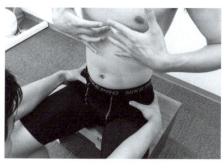
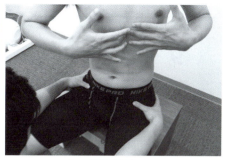

a．評価前ポジション　　　　　　　　　　b．最終ポジション

図5　骨盤と剣状突起間（体幹下部）の左回旋角度の評価

被験者には，剣状突起上（上半身質量中心高位）に左右中指をあててもらう．検者は，被験者前方に膝立ちになり，両母指を左右上前腸骨棘上におく．被験者には，この位置から体幹を左右にゆっくりと回旋してもらう．右回旋時には左上前腸骨棘，左回旋時には右上前腸骨棘が前方に動き始めるので，上前腸骨棘が前方に動き始めた位置で「止まってください」と指示し，その際の骨盤と剣状突起間（体幹下部）の左右回旋角度を評価する

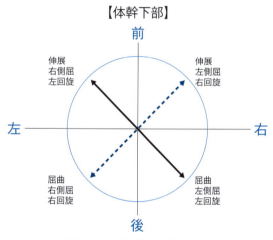

図6　体幹回旋の運動方向

体幹下部を右回旋させたい場合には点線矢印方向，左回旋させたい場合には実線矢印方向に上半身質量中心を大きく移動させる．この運動では上半身質量中心をできるだけ大きく移動させ，頭部はできるだけ移動させない運動が必要である．例えば，右回旋を大きくしたい場合には右前-左後方向に上半身質量中心を移動させる

ことを，再度，前述の評価方法で確認する．正中化が図られた後は，体幹上部は自動的に回旋が調整され，さらに股関節や肩関節可動

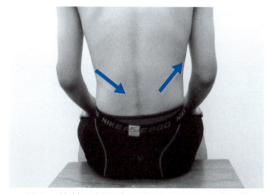

図7　体幹下部を左回旋させるテーピング

矢印の方向に皮膚に剪断力を与えるようにする．腹部はかぶれやすいために背部のみに貼付する．左側は斜め下方向に，右側は斜め上方向にテープを貼付する

域の左右差も減少している．

◆ 文　献 ◆

1) 福井　勉（編）：皮膚運動学．三輪書店，2010，pp1-131
2) 福井　勉：体幹からみた動きと理学療法の展開．山口光國，他：結果の出せる整形外科理学療法—運動連鎖から全身をみる．メジカルビュー社，2009，pp76-173

37 坐骨結節から骨盤前傾運動を改善する

粂原由梨／佐藤病院 リハビリテーション部

Clinical Points

1. 骨盤前傾による坐骨結節の動きの確認
2. ストレッチポールによる坐骨結節の動きの獲得
3. 坐骨結節の開大エクササイズ

骨盤非対称性の運動が及ぼす影響

　骨盤の非対称的な動きは，臨床上でよくみられる．仮に，骨盤の一側の前傾運動が制限されると，同側上位腰椎の過度な前弯や脊柱起立筋の過活動が代償として起きることや，骨盤底筋群の筋出力の低下など，腰椎，骨盤帯，股関節の機能不全に結びつく．例えば，骨盤の非対称がある状態では，骨盤底筋群の収縮の運動学習を繰り返しても，うまく収縮感覚が得られず筋出力の発揮が困難であるケースが多い．そのため，骨盤運動の改善がエクササイズに入る前に必要であると考える．図1は，左寛骨の前傾運動が制限されていた症例である．超音波を用いた経腹法[1]にて骨盤底筋群の収縮を確認すると，膀胱の移動量に大きな差はみられなかったが，骨盤前傾運動を改善した後では，骨盤底筋群の収縮

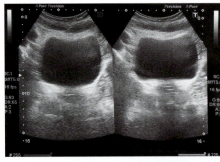 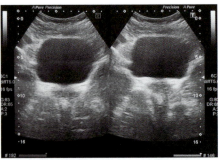

a．介入前：安静時（左），骨盤底筋収縮時（右）　　b．介入後：安静時（左），骨盤底筋収縮時（右）

図1　経腹法による超音波画像の水平断

恥骨結合の上方にプローブを置き，膀胱を映し出す．骨盤底筋群の収縮が起きると，膀胱底部の上方への動きが確認される

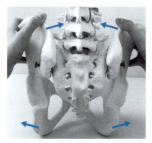
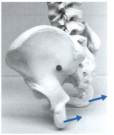

a．側方への広がり　　b．後方移動
図2　骨盤前傾による坐骨結節の動き

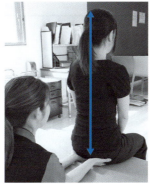
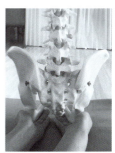

図3　アップライト時の坐骨結節の動きの評価

感覚が得られやすく，収縮持続時間の延長もみられた．

坐骨結節は，股関節や骨盤底筋群など多数の筋の起始であることから，筋の伸張性の低下による運動の制限が起きやすい．本稿では坐骨結節の動きの評価から骨盤前傾のアプローチを考える．

骨盤前傾による坐骨結節の動き

骨盤前傾における骨運動として，仙骨のニューテーション，尾骨の後方移動，寛骨の前方回旋が起きる．寛骨の動きを細かく捉えていくと，左右の上前腸骨棘と腸骨翼が近づき，坐骨結節間は広がる．坐骨結節の動きは，空間上で「側方への広がり＋後方移動」が起こる（図2）．したがって，骨盤前傾運動を生じさせるためには坐骨結節の後外側への動きの獲得が必要であると考えられる．

座位での坐骨結節の動きの評価

図3のように坐骨結節の下に手を入れ，坐骨と頭頂が長軸方向に離れるように体幹のアップライトを口頭指示し，骨盤前傾に伴う坐骨結節の後外側の広がりの左右差を評価する．アップライト動作を骨盤前傾の評価としたのは，腰椎の影響を少なくするためである．この時，第2指と3指で坐骨結節を挟むように把持するとわかりやすい．動きの少ない側が骨盤前傾の制限側となる．さらに，坐骨結節の後方あるいは側方のどちらの制限があるかを評価する．

1．側方の評価

側方への広がりは，坐骨結節と尾骨間の動きの評価になる．図4のように，頭を動かさず，左右の坐骨結節に体重をのせる．例として，右坐骨にのると，仙骨は右傾斜，尾骨は左移動し，坐骨と尾骨間の距離が広がる．荷重量の少ない側では，坐骨と尾骨間の軟部組織の伸張性低下が考えられる．伸張性低下の因子は，仙結節靱帯，仙棘靱帯，坐骨尾骨筋，会陰横筋，肛門挙筋の一つである腸骨尾骨筋があげられる．

2．後方の評価

後方への移動は，坐骨結節と大腿間の動きの評価になる．図5のように，骨盤中間位で股関節を屈曲する．この時，坐骨結節の位置は保持されるはずだが，坐骨と大腿間の軟部組織の伸張性低下があると股関節の屈曲時に大腿の動きに引っ張られ，坐骨結節が前方へ移動する動きが感じられる．伸張性低下の因子は，股関節伸展筋で坐骨結節に付着するハムストリングスおよび大内転筋があげられる．

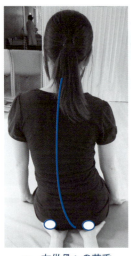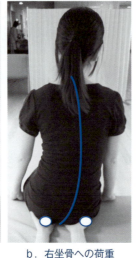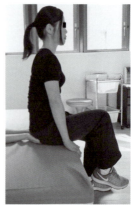

a．左坐骨への荷重　　b．右坐骨への荷重
図4　坐骨結節の側方評価

a．右股関節の屈曲　　b．左股関節の屈曲
図5　坐骨結節の後方評価

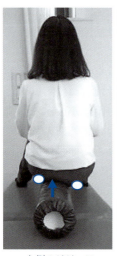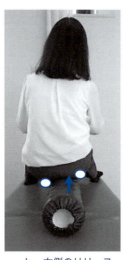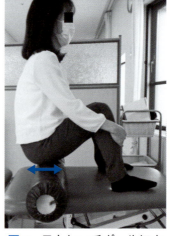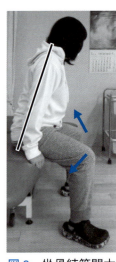

a．左側のリリース　　b．右側のリリース
図6　ストレッチポールによる坐骨側方移動の改善

図7　ストレッチポールによる後方移動の改善

図8　坐骨結節開大のエクササイズ

坐骨結節の治療

アップライトでの評価と側方・後方の評価から左右差が確認された動きの改善を行う．アップライトでの座骨結節の動きに制限があった側と側方・後方の評価で制限があった側は一致する．ただし，側方のみ，後方のみの場合と両方向の動きの改善が必要な場合がある．制限因子である軟部組織のリリースには，直接的なストレッチも有効であるが，ストレッチポールを利用することで簡単に患者自身が実施することができる．

1．方法①

図6は側方への動きの改善である．坐骨結節の内側と尾骨間にかけてストレッチポールで圧を加えながら左右への体重移動を行う．治療側にのった際に，軟部組織が硬く感じるはずである．硬さがあることで，左右への体重移動がうまく行えない場合には，リリース

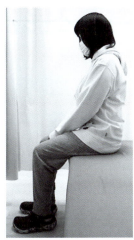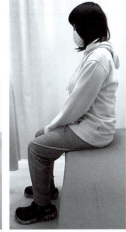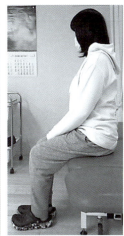

　　a．介入前　　　　b．方法①と②の後　　c．方法①と②→方法③
　　　　　　　　　　　　　　　　　　　　　　　　　の後

図9　エクササイズにおけるアップライト動作の変化

側をのせた状態で数秒間保持してから左右への移動練習に入るとよい．

2．方法②

図7は後方への動きの改善である．坐骨結節の前方にのり，ストレッチポールに制限因子となる筋の起始部があたるように前後に動く．方法①と②ともに骨盤の回旋による代償が生じないように注意する．アップライトでの坐骨の動きを再度確認する．うまくリリースが行えていれば左右差はなくなり，骨盤前傾位が楽に行えるはずである．合わせて，側方・後方の動きの改善がされていれば，方法③のエクササイズを行う．

3．方法③

図8のように，体幹と骨盤を前傾させ股関節を外転位にする．その状態を保持したまま股関節の外転・外旋運動を行うことで，大殿筋が収縮し筋連結のある胸背筋膜，多裂筋，脊柱起立筋，広背筋が収縮し，下部腰椎の伸展と仙骨のニューテーションが起こる．同時に，腸骨稜が近づき坐骨結節の開大をつくり出す．図9は治療前に，方法①と②のみを行った場合，方法①と②の後に方法③のエクササイズを行った後のアップライト動作の変化である．骨盤前傾運動がより行えていることが確認できる．

◆ 文　献 ◆

1) 1) Lee D（著），石井美和子（監訳）：骨盤帯 原著第4版―臨床の専門的技能とリサーチの統合．医歯薬出版，2013，pp75-78

38 においが体幹機能に与える影響

岡山博信／横須賀市立うわまち病院 リハビリテーション科

Clinical Points
1. におい（快刺激，不快刺激）
2. 嗅覚
3. 体幹機能（腹内側系の活動）

においについて

　われわれの日常生活において，においは切っても切り離せないものである．例えば，おいしい匂いを嗅いで空腹を感じたり，反対に食品の臭いで腐敗を察知したり，気持ちが悪くなったりする．快刺激，不快刺激であろうとも，われわれはにおいを嗅ぐと体や心がなんらかの反応をするという体験をよくする．

　近年では，よい匂いを嗅ぐだけで，重度の認知症患者の症状が改善されたり，がんによる疼痛がやわらいだりと，さまざまな報告がされており，メディカルアロマセラピーとして医療の現場で導入が進んでいる．

　においが，認知症改善，疼痛緩和，覚醒・意欲向上，ストレスケアなど，さまざまな効果があると報告されているが，体幹機能への影響の報告はない．そこで本稿では，においが体幹機能にどんな影響を及ぼすのかを考察し，新たな治療の知見になればと考えた．

嗅覚のメカニズム[1,2]

　鼻腔に入ってきたにおい分子は，鼻から吸い込まれ，鼻腔最上部の嗅上皮と呼ばれる特別な粘膜に溶け込み感知される．嗅上皮にある嗅細胞が電気信号を発生し，電気信号が嗅神経を伝わり脳へと運ばれる．

　嗅細胞で発生した電気信号は，まず嗅神経を経て，脳の底の部分にある嗅球（一次ニューロン）へ伝わり，シナプスを介して嗅索（二次ニューロン）へと伝達されて，前梨状皮質，前嗅核，扁桃体，視床下部，嗅内野といった脳領域に信号が瞬時に伝わる．そして，梨状皮質で三次ニューロンに連絡し，大脳皮質内の前頭皮質嗅覚野へ情報が伝達され，においに対するイメージがつくられ，においの認知に至る（図1）．

評　価

　体幹機能の評価として，並進バランステストを使用し（図2），その判断基準はスコア

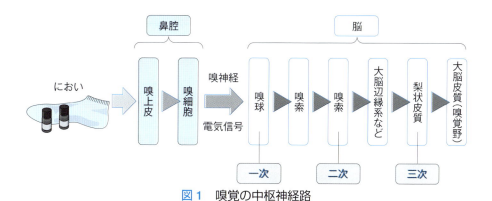

図1　嗅覚の中枢神経路

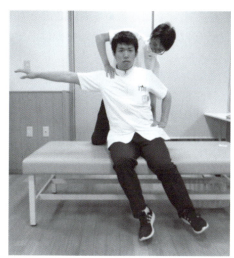
a．右側

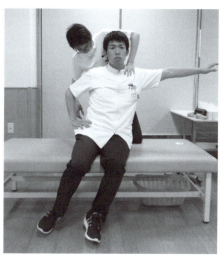
b．左側

図2　並進バランステスト

0〜4の5段階である（表1）[3]．また，負荷量はミュータスF-1（アニマ社）を使用し，肩峰に鉛直下向きにかける圧力を計測（単位：kgf）した．

治療（施行）

以下のにおいをランダムに選択してもらい，数秒嗅ぐ．
- 快刺激①—ラベンダー
- 快刺激②—レモン
- 不快刺激—1日使用した靴下

匂いの取り込み方は，未使用の靴下にラベンダー，レモンの精油を数滴しみ込ませて使用した．また，ラベンダー，レモンは快刺激と感じた人を対象とし，1日使用した靴下は不快刺激と感じた人を対象とした．コントロール群として，何も嗅がない状態で並進バランステストを実施した．

快刺激，不快刺激を嗅いだ後の体幹機能の傾向

若年健常者に実施した結果，10例中5例が快刺激を嗅いだ後のスコアが一つ上がり，体幹機能の向上がみられた．ラベンダーとレモンの違いは，特にみられなかった．また，10例中9例が不快刺激を嗅いだ後のスコアが一

表1 並進バランステストの判断基準

スコア	負荷量	判断基準
0	0 kg	開始姿勢が保持不可
1	5 kg 以下	開始姿勢が保持可能,スコア1の負荷量に対して姿勢保持不可
2	10〜15 kg	スコアの負荷量に対して姿勢保持可能,スコア2の負荷量に対して姿勢保持不可
3	20〜25 kg	スコア2の負荷量に対して姿勢保持可能,スコア3の負荷量に対して姿勢保持不可
4		スコア3の負荷量に対して姿勢保持可能

つ下がり,体幹機能の低下がみられた.本人からも「力が入らない」との感想を多く聞かれた.

臨床応用に向けて

不快刺激を嗅いだ後は,体幹機能が低下する傾向にある.これは失禁(特に便)など,不快な臭いがある環境での動作練習などの治療は,体幹機能が低下した状態での治療になるため,治療効果が減じると思われる.逆に快刺激は,機能向上する可能性があるが,今回は健常男性が対象であり,もともと体幹機能が良好(スコア4)の人も多くいたため,天井効果がみられ,向上する傾向は少なかったが,臨床の現場ではコーヒーの匂いが好きな患者に,コーヒーの匂いを嗅いでもらうと体幹機能が向上する場面を経験している.そのため,中枢神経障害患者で腹内側系の低下がみられている人へ実施すると効果がみられる可能性があると考えられる.

われわれは,視覚,聴覚,表在・深部感覚など感覚を操り治療を行うことが多い.その感覚の中で,嗅覚という感覚はあまり利用されていないように思えるが,快・不快と感じるにおいを嗅ぐだけで,大脳辺縁系へ働きかけ,情動中枢である脳の活動が変化し,体幹機能が変化すれば,嗅覚を利用する治療も新しい治療法として考慮することはよいと思われる.

◆ 文 献 ◆

1) 塩田清二:＜香り＞はなぜ脳に効くのか アロマセラピーと先端医療.NHK出版,2012,pp19-22
2) 東原和成:嗅覚の匂い受容メカニズム.日本耳鼻咽頭科学会会報 118:1072-1075,2015
3) 舟波真一,他(編):運動の成り立ちとは何か.文光堂,2014,p78

下肢

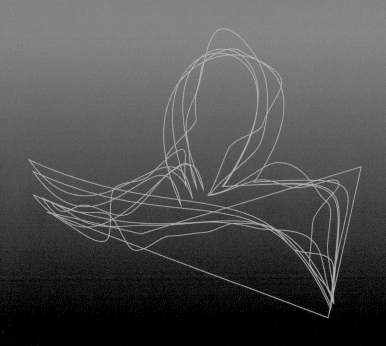

39 歩行動作改善に対する骨盤側方運動の一視点

奥村晃司／川嶌整形外科病院 リハビリテーション部

Clinical Points
1. 骨盤側方運動時の股関節内転・外転運動に着目する
2. 骨盤側方運動での股関節運動パターンを多様化する

変形性股関節症の跛行改善の一視点

　変形性股関節症（以下，股関節症）患者では，病態の進行にかかわらずトレンデレンブルグ徴候，デュシェンヌ現象といった跛行が生じている場合が少なくない．これらの患者に対し，歩行動作の改善を目的に股関節の可動域拡大や筋力強化を実施し，いざ歩行動作を行っても改善に難渋する場合が多い．股関節症は慢性進行性疾患であり，日常生活の中で気づかないうちに寛骨臼および大腿骨頭の形態的変化が形成されていく．この形態変化が生じていく過程において，股関節の運動パターンは患者特有の制限として進行していく．また，隣接関節では股関節の運動パターンの制限に伴い二次的に機能障害が生じることで動作のバリエーションが制限され，複雑に跛行が形成される．股関節症患者における歩行動作の改善に向けた理学療法アプローチでは，単に歩行動作の繰り返しで改善するケースは少なく，股関節のもつ運動パターンの改善のため，立位での股関節運動を多様化する必要があると考えている．本稿では，股関節症患者の歩行動作改善に対する骨盤側方運動に着目した方法について述べる．

変形性股関節症における歩行動作での骨盤側方運動

　骨盤は，正常歩行のメカニズムにおいてパッセンジャーユニットとロコモーターユニットの2つの連結部として相互に関連し影響しあっていることからも[1]，体幹と下肢を連結し両者の運動に伴い三次元的な対応が求められる．

　股関節症患者の関節運動は，疼痛をきっかけとし周囲筋の過緊張，体重負荷への恐怖や不安から一方向の運動制限がある．このような症例では，股関節周囲を一塊にして歩行動作を行っている場合が多い．この歩行動作を前額面上からみると骨盤側方運動が支持側へ過剰に大きい，あるいは逆に固定されて運動が生じないケースが多い．

歩行動作改善に向けた立位での骨盤側方運動の評価

　股関節内転・外転運動時に運動が行いやす

い足幅を見つけ出すことから骨盤側方運動の評価を行う．この時のポイントとして，骨盤側方運動によって感じる抵抗感，窮屈，不安定感などの違和感が生じる足幅を患者自身に認識してもらい，セラピストと共有することが大切であり，前額面上での骨盤側方運動によって感じる楽でスムーズな股関節内転・外転運動の足幅を見つけることが重要である．また，動作の多様化のため骨盤側方運動時に隣接関節と分離して運動が行えるかについても評価する．さらに，患者の骨盤がどのように位置しているか，両側上前腸骨棘と床を平行にした基準線を指標とする（図1）．骨盤の左右側方運動の際に運動範囲の左右差，骨盤傾斜の有無，支持側の股関節内転運動と反対側の股関節外転運動のスムーズ性を指標に評価していく．また，同時に体幹の側屈および回旋の程度を評価していく．

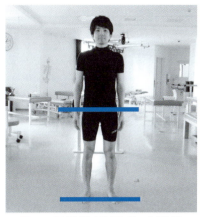

図1　骨盤側方運動時の基準線
両側上前腸骨棘と床面を平行にした基準線を指標とする

立位での股関節内転・外転運動の治療方法

1．方法①

体幹および骨盤を正中位に保持したまま両手を自然に下垂するようにし，足幅は肩幅程度になるように指示する．体幹は，できるだけ正中位に保持したまま骨盤を左右に側方運動させる．骨盤側方運動時に連動して骨盤の傾斜や回旋，体幹の側屈や回旋が生じない程度から運動を実施し，左右への運動範囲（図2）を拡大していく．また，支持側の股関節内転運動と反対側の股関節外転運動のスムーズ性を確認する．疼痛が生じる患者，術後早期で荷重に不安のある患者には平行棒内にて両上肢支持で，荷重をコントロールしながら行う（図3）．その際，両側上前腸骨棘と床面を平行にした基準線を指標に骨盤側方運動を実施する．

2．方法②

骨盤の側方運動に左右差があり，抵抗感や窮屈さなどの訴えがある場合や骨盤の傾斜が生じる場合には，足幅を片側ずつ内転方向や外転方向に調整しながら骨盤側方運動を行っていく（図4）．例えば，右骨盤側方運動時に右股関節の抵抗感や窮屈さがある場合や骨盤の傾斜が生じる場合には，右の足幅を1cm程度内転方向へ狭める．または，左の足幅を1cm程度外転方向へ広げて調整しながら骨盤側方運動を繰り返していく．足幅は両側上前腸骨棘と床面を平行にした基準線で骨盤側方運動が行える位置を見つけていく．

3．方法③

骨盤側方運動の際に，骨盤回旋と傾斜が生じる場合がある．このような場合には，足幅の距離を片側ずつ内転方向や外転方向に調整し，同時に股関節の内旋・外旋を加えながら行う（図5）．例えば，右骨盤側方運動時に骨盤の回旋と傾斜が生じて右股関節への抵抗感や窮屈さがある場合には，右の足幅を1cm程度内転方向へ狭め，股関節内旋を加える．または，左の足幅を1cm程度外転方向へ広げ，股関節外旋を加えて足幅と股関節内旋・外旋の調整を行いながら骨盤側方運動を実施する．

骨盤側方運動は足幅と股関節の内旋・外旋を組み合わせながら調整を繰り返し，患者がもっとも楽でスムーズな骨盤側方運動を見つ

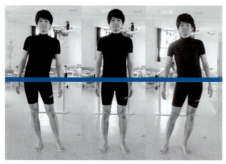 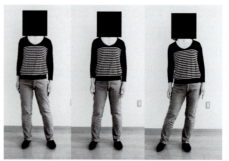

　　a．健常人の骨盤側方運動　　　　　　b．右変形性股関節症患者の骨盤側方運動
図2　立位での股関節内転・外転運動の治療方法
　健常人の骨盤側方運動は,左右の上前腸骨棘と床が平行に移動し運動範囲が同じである.また,支持側の股関節内転運動と反対側の股関節外転運動がスムーズに行える.右股関節症患者の骨盤側方運動では,左側に比較し右側への運動範囲に制限がみられる

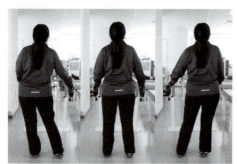 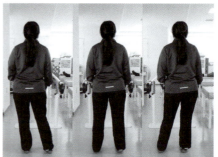

　　a．平行棒を支持しての骨盤側方運動　　　　　b．支持なしでの骨盤側方運動
図3　変形性股関節症患者の骨盤側方運動
　右変形性股関節症術後患者の骨盤側方運動では,平行棒を支持した場合と支持しない場合では運動範囲に左右差が生じる

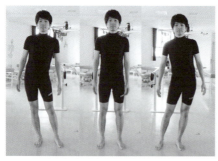 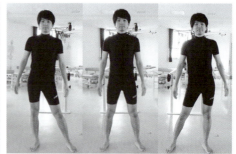

　　a．肩幅での骨盤側方運動　　　　　　b．足幅を広げた骨盤側方運動
図4　足幅を調整した状態の骨盤側方運動

けていく.

4．方法④

　最終段階として,実際の歩行動作改善を目的とした骨盤側方運動では,短い歩幅で,歩隔は肩幅程度から運動を開始し,骨盤側方運動に股関節伸展・内旋・外旋を組み合わせながら実施する.例えば,右側の初期接地から荷重応答期までを想定した場合,右骨盤側方運動を右股関節伸展・回旋を組み合わせなが

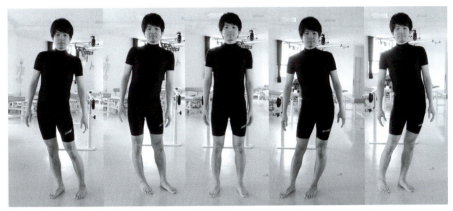

図5 股関節内旋・外旋を調整した状態の骨盤側方運動
足幅の距離を片側ずつ内転方向や外転方向に調整しながら骨盤側方運動を行う．骨盤側方運動時，骨盤の回旋および傾斜が生じる場合は，股関節の内旋・外旋を加えながら骨盤側方運動を行う．股関節の内転・外転および内旋・外旋は患者ごとに調整する

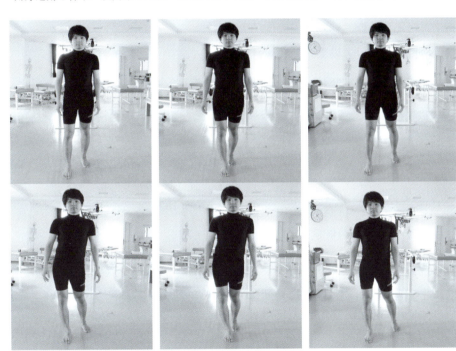

a．肩幅での骨盤側方運動　　b．足幅を狭めた骨盤側方運動　　c．足幅を広げた骨盤側方運動
図6 歩幅および歩隔を調整しながらの骨盤側方運動
足幅および歩隔の距離を調整し，股関節伸展・内旋・外旋を組み合わせながら患者の動かしやすい骨盤側方運動を実施していく

ら誘導し，体幹の側屈や回旋が過度に生じないスムーズな運動方向を見つけて繰り返す．患者自身がスムーズな運動方向を認識し，実施できるようになれば，歩隔および歩幅を調整しながら骨盤側方運動のバリエーションを拡大していく（図6）．

◆ 文　献 ◆

1) Perry J：Gait Analysis―Normal and Pathological Function. SLACK, New Jersey, 1992, pp19-25

40 歩行立脚相の重心側方移動の不足を軽減する

津田泰志／フィジオセンター

Clinical Points

1. 立位における骨盤回旋のアライメント修正
2. 立位における重心側方移動
3. 股関節周囲筋における筋緊張の調整

歩行立脚相の重心側方移動の不足

臨床場面でみられる歩行立脚相の重心側方移動の不足は，変形性股関節症患者，大腿骨頸部骨折の術後患者など，立脚側下肢関節に荷重痛がみられる場合や，足関節骨折後の松葉杖を使用していた免荷後の荷重開始時期などに散見される．その場合，可及的早期に歩容を改善する必要がある．跛行が継続してしまうことにより，頭部・上肢・体幹と下腿傾斜を利用した Head, Arm, Trunk 対応（以下，HAT 対応）と変化することがある．その場合，歩行の非効率性を招くだけではなく，機能障害がない他関節に対してもメカニカルストレスが生じてしまう場合があり，主要な問題以外へのアプローチが必要になる．

立位における骨盤回旋アライメントの評価と重心側方移動（図1）

立位での骨盤回旋アライメントは，対象者の後方より腸骨稜を触診し，挙上・下制を確

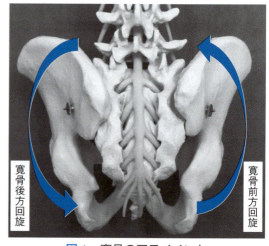

図1　寛骨のアライメント

認する．次に側方より上前腸骨棘と上後腸骨棘を触診して，寛骨の前方回旋および後方回旋側を左右共に評価する．基本的に仙骨は，寛骨の後方回旋側に回旋するが，確認を行う場合は対象者の後方より後仙骨孔の触診から確認できる．

重心側方移動の評価は，両側の腸骨稜を軽

く左右方向へ誘導して評価する．寛骨の前方回旋側と比較して，寛骨の後方回旋側のほうが多くの場合で，重心側方の移動距離が大きい．前額面での歩行観察でも，骨盤回旋アライメントに左右差を認める対象者では，前方回旋側と比較して後方回旋側のほうが歩行時の重心側方移動が大きい．これは両側の変形性股関節症で疼痛などの症状が強い側の寛骨を前方回旋して，股関節の臼蓋被覆を代償している場合や，足関節骨折後の松葉杖による下肢免荷歩行の際の患側下肢側の寛骨が前方回旋し，荷重開始時に重心側方移動が困難である対象者の臨床的印象と一致する．このような場合，寛骨の前方回旋側の股関節は二関節筋である大腿直筋・大腿筋膜張筋・縫工筋の筋緊張が高く，相対的に反対側の寛骨は後方回旋位となりやすい．また，後方回旋側の股関節では，ハムストリングスの筋緊張が高く，仙腸関節の不安定性や大殿筋下部線維の機能不全がある場合が多い．そこで骨盤回旋アライメントを修正する場合には，股関節周囲筋に対するアプローチだけではなく，その原因に対してもアプローチを行う必要があると考えている．

立位における骨盤回旋アライメント修正の治療

1．方法①

図2は，寛骨の前方回旋側の修正を目的としたアプローチである．セラピストは，対象者の股関節を屈曲・外転・外旋位にして，臼蓋被覆が比較的に広く，筋緊張を調整しやすい肢位に調整し，二関節筋の起始部である上前腸骨棘直下に指をあて対象とする筋の腱部分を圧迫する．その際，把持している大腿部より股関節の関節中心に対して軽く圧迫を行いながら行うと，緊張が改善しやすい．また，股関節の回転中心が前方へ偏位している場合は，触診する上前腸骨棘から直下の部分に指

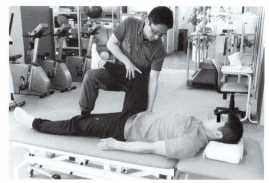

図2　寛骨の前方回旋修正の治療

が入りにくい．対象筋の緊張が低下した場合は，上前腸骨棘と大腿骨頭の間に指が入りやすくなることが確認できる．その際，寛骨の前方回旋が軽減しているため，反対側の寛骨の後方回旋も軽減し，結果として骨盤回旋アライメントの左右差の減少を確認できる．

2．方法②

図3は，寛骨の後方回旋側の修正を目的としたアプローチである．対象者の股関節を軽度屈曲・外転位および膝関節伸展位を保持したまま，坐骨結節直下に指をあてハムストリングスの腱を圧迫する．その際，把持している下腿部より股関節の関節中心に対して軽く圧迫を行うと緊張が改善しやすい．また，腱の圧迫によっても筋緊張が改善しにくい場合は，仙腸関節の不安定性を改善するための体幹深層筋の治療や大殿筋下部線維の治療を追加して実施し，筋緊張を再度評価するとよい．対象筋の緊張が改善した場合は，坐骨結節直下に指が入りやすくなり，治療中の変化として評価する．寛骨の後方回旋が軽減すれば，反対側の寛骨も前方回旋が軽減し，結果として骨盤回旋アライメントの左右差の減少を確認できる．

3．方法③

図4は，レッドコードを使用し両側の股関節から骨盤の回旋アライメントの修正を行う

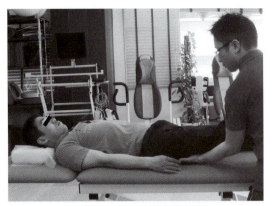

図3 寛骨の後方回旋修正の治療

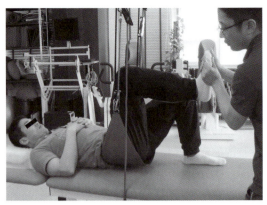

図4 レッドコードを用いた骨盤回旋アライメントの修正

アプローチである．レッドコードを使用し，対象者の骨盤部分を伸張性のあるロープで部分的に免荷する．寛骨の前方回旋側から後方回旋へ誘導する下肢は，軽度骨盤後傾位を保ちながら，股関節・膝関節屈曲位でブリッジングを行い，大殿筋を収縮させる．寛骨の後方回旋側から前方へ誘導する下肢については，足部もしくは下腿部よりセラピストが誘導を行い，腸腰筋の緊張が高まるように誘導を行う．その際，大腿直筋などの二関節筋の収縮を伴わないように股関節周囲の緊張を感じながら，過剰な緊張が伴わないように調整を行う．体幹深層筋の機能不全がある場合，腹横筋や多裂筋の筋収縮を誘導するとより短時間で修正が終了することがある．治療後の評価は，立位での骨盤アライメントの評価，筋の触診，歩行観察が適していると考えている．

重心側方移動改善の機序について

立位の骨盤アライメントの評価・治療が概ね適切であった場合，問題となっている歩行時の重心側方移動や歩行速度にも改善がみられることが多い．その理由として，骨盤の過剰な回旋アライメントを修正することにより，機能不全を起こしていた腹横筋などの体幹深層筋の緊張が自動的に高まることや，直接治療を行わない下肢の二関節筋の過緊張が是正され，下肢の関節可動域が改善することを経験する．立位での身体重心位置が仙骨の前方にあることからも，骨盤アライメントの重要性が推測されるが，その機序は不明な点が多い．今後は，自身で研究を行い，これらの関係性を明らかにしていきたいと考えている．

41 歩行における矢状面での大腿骨回転運動に着目する

杉山健治／至誠堂整形外科 リハビリテーション部

Clinical Points
1. 矢状面での大腿骨の回転軸誘導による身体の変化
2. 二関節筋の新しい機能の示唆
3. 長管骨を身体が認識する

はじめに

　臨床において，関節へのメカニカルストレスの理解と評価は非常に重要とされている．歩行での関節へのメカニカルストレスを評価し，歩行をどの方向に誘導するべきかという確認作業は繰り返し行うものである．歩行を変化させる方法は数多く述べられているが，矢状面での大腿骨回転運動に着目したものは数少ない．例えば，疼痛性跛行を有する症例では，大腿骨の回転運動を簡易的に操作することで，歩容の変化や疼痛の軽減を認めることが多い．そのため，矢状面での大腿骨回転軸を変化させることで関節のメカニカルストレスを軽減することができるのではないかと考えられる．本稿では，筆者が臨床で実践している大腿骨の回転軸を移動させる方法について，歩行分析も含めながら解説する．

大腿骨の回転軸とは

　大腿骨は長管骨であり，人体の最長の骨である．歩行では，その長い大腿骨を回転させてスムーズな前方への推進力を発揮することが求められている．大腿骨は，立脚相初期（接地期）では後方傾斜し，立脚相後期（推進期）では前方傾斜をしている．立脚相における大腿骨の動きに着目すると，回転軸を有する回転運動を行っているように捉えることができる（図1）．例えば，立脚相の回転軸を評価したい範囲で，開始時と終了時の大腿骨長軸をつなぎ四角形をつくり，その対角線の交点を回転軸と定義する．実際に前額面から歩行評価をする際に交点が軸になっているように観察できる．臨床では，回転軸が膝関節に近い所で回転運動が起こる（大腿骨遠位で回転する）タイプ（図2a），回転軸が股関節に近い所で回転運動が起きる（大腿骨近位で回転する）タイプ（図2b）などがみられる．回転軸が膝関節に近い場合は，膝関節周囲に疼痛を訴える症例が多く，回転軸が股関節に近い場合は，股関節や腰部に疼痛を多く訴える症例が多い．すなわち，回転軸の位置に近い関節にストレスを与えていることが考えられる．

大腿骨の回転軸を誘導する方法

背臥位で股関節と膝関節を軽度屈曲位で，大腿骨の近位部と遠位部を把持し，腹側と背側へ交互に動かす．動かす幅は，誘導したい回転軸により変える．回転軸を大腿骨の近位部に誘導したい場合は，股関節側は小さく膝関節側は大きく動かす（図3a）．大腿骨の遠位部に誘導したい場合は，股関節側は大きく膝関節側は小さく動かす（図3b）．動かす際，大腿骨を矢状面上で誘導し，歩行時の大腿骨のスピードと同程度のスピード（2 Hz程度）で繰り返し，回転軸を移動させる．

大腿骨の回転軸誘導による身体変化

大腿骨の回転軸の移動前後に，歩行分析で確認作業を行う．歩行周期の中で膝関節と股関節の矢状面での動きは，常に同時に動いており変動している．そのため，大腿骨の回転運動はどちらかの関節を軸に動くことはなく，大腿骨骨幹部に回転軸をつくる．回転軸の位置を評価・修正することは，上下の関節を考えるうえで非常に重要になる．

回転軸が大腿骨の遠位部にある歩行は，膝関節の矢状面で前方への移動幅が少なく，股関節の矢状面で前方への移動幅が大きい特徴がある（図4a）．すなわち，下腿前傾の動きが少なく，膝関節の伸展運動を優位に用いて大腿骨を後方傾斜位から起き上がらせることにより，矢状面での動きを行っている．逆に回転軸が大腿骨の近位部にある歩行は，膝関

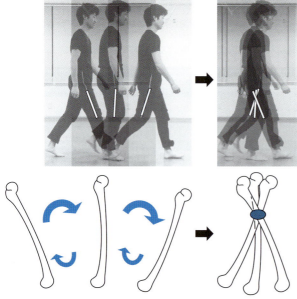

図1　歩行時の大腿骨回転のイメージ
立脚相での大腿骨のみの傾斜に着目すると回転しているようにみえる

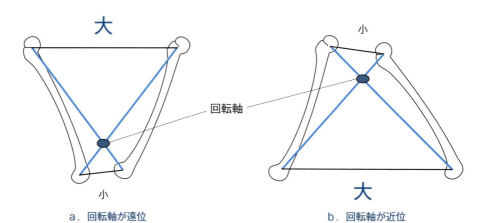

a．回転軸が遠位　　　　　　b．回転軸が近位

図2　大腿骨の矢状面での回転運動のイメージ
　a：股関節の移動幅が大きく，膝関節の移動幅が小さい
　b：股関節の移動幅が小さく，膝関節の移動幅が大きい

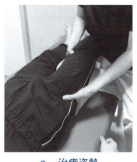
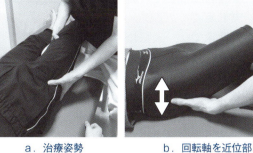
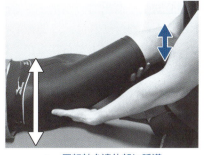

a．治療姿勢　　　　　　　b．回転軸を近位部に誘導　　　　　c．回転軸を遠位部に誘導

図3　大腿骨の回転軸誘導方法

誘導は2Hz程度のスピードで抵抗感が減るまで繰り返し行う．bでは股関節側は小さく，膝関節側は大きく動かす．cでは股関節側は大きく，膝関節側は小さく動かす

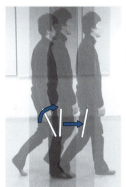
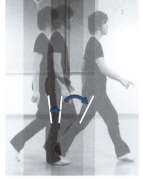

a．回転軸が大腿骨遠　　b．回転軸が大腿骨近
　位部の歩行　　　　　　位部の歩行

図4　回転軸の位置による歩行特徴

a：立脚相初期では，下腿は直立位の状態で大腿骨が後傾位から起き上がり，大腿骨の遠位部を軸に回転する．立脚相後期では下腿の前傾に伴い踵離地し，大腿骨の回転運動は少ない

b：立脚相初期では，大腿骨は平行に前方へ移動し回転運動は少ない．立脚相後期で下腿前傾および股関節伸展し，大腿骨の近位部を軸に回転する

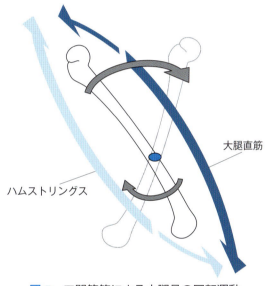

図5　二関節筋による大腿骨の回転運動

大腿直筋とハムストリングスが共同して運動をコントロールすることで大腿骨の回転運動を作り出していると考えている

節の矢状面で前方への移動幅が大きく，股関節の矢状面で前方への移動幅が小さい特徴がある（図4b）．すなわち，下腿前傾を用い，立脚相後半の股関節伸展の運動で大腿骨を前方傾斜位へ回転させることにより，矢状面での動きを行っている．

大腿骨の回転軸が適切な位置に変化することで，歩容や疼痛の改善を認める．さらに，立ち上がり動作の重心移動の円滑性の改善や他動的に下肢伸展挙上，膝関節屈曲の角度増大，大腿四頭筋セッティングの筋収縮のしやすさなどにも改善がみられ，大腿骨の回転軸を変化させることにより，下肢の可動域や筋収縮にも改善を認める．

このように大腿骨の回転軸を操作することで，大腿直筋やハムストリングスなど二関節

筋の筋緊張や筋出力の変化がみられ，機能向上がみられた．これは，二関節筋は2つの関節を動かす機能が主とされるが，長管骨を縦断する筋である．そのため，大腿直筋とハムストリングスの拮抗し合う2つの二関節筋が共同して働くことで，大腿骨を円滑に回転させる共同筋としての機能も有すると考えている（図5）．

おわりに

各関節や筋，軟部組織への治療方法は数多く報告されており，臨床でも有効な結果が述べられている．しかし，長管骨を直接動かすことによる身体への変化の報告は少ない．長管骨を動かすことにより，周囲の関節や軟部組織にも影響は必ず起きているが，長い長管骨の動きを，身体がどのように認識してどのように動かしているのかを考えることは，非常に重要である．

臨床では，大腿骨の回転軸は立脚相初期から立脚相後期の間に遠位部から近位部へ変動するタイプなど，さまざまなパターンがある．適切な回転軸の位置は，症例によりさまざまであり，確認作業を繰り返すことにより歩行の誘導方向を決めていくことが重要である．この介入で，治療が完結するものではなく，誘導方向を決める簡易的な評価として利用できると考えている．

◆ 文　献 ◆

1) Gilroy AM, et al（著），坂井建雄（監訳）：プロメテウス解剖学コアアトラス 第2版．医学書院，2014，pp380-387
2) 中村隆一，他：基礎運動学 第6版．医歯薬出版，2007，pp362-382

42 大内転筋の活動を把握し高める方法

中俣　修／文京学院大学 保健医療技術学部 理学療法学科

Clinical Points

1. 下肢の支持機能の低下に対して大内転筋に着目する
2. 隣接する二関節筋を考慮して大内転筋を触診する
3. 非荷重位および高重位での運動課題にて大内転筋の活動を高める

はじめに

　股関節内転筋群は，抗重力活動において重要な役割をもち，なかでも大内転筋は荷重に伴う下肢の支持機能と関連する．大内転筋は股関節伸展作用をもち，その伸展トルクは股関節屈曲位（0～60°程度）では大殿筋およびハムストリングスよりも大きい[1]．歩行では，薄筋および長内転筋とも活動時期が異なり，遊脚相から立脚相への相転換時に強く活動する．石井[2]は，歩行時の荷重応答期から立脚中期に前額面内で大腿骨を直立化させる筋の一つとしてあげ，この筋の弱化は立脚初期の膝関節が内反し外側に動揺する外側スラスト（thrust）の原因になりうるとしている．

　大内転筋は，主要な股関節伸展筋であり，歩行，階段昇段動作など荷重下での動作において下肢の支持機能に重要な筋と考えられるが，大殿筋やハムストリングスと比較し着目されることが少ない．そこで大内転筋の皮下表在部位の触診方法を示し，歩行時の立脚相における膝の動揺や荷重時の不安定性など，下肢の支持機能が低下している対象者に対する大内転筋に着目したアプローチを紹介する．

大内転筋の触診

　大内転筋の皮下表出部位は，上方を坐骨結節および坐骨下枝，前方を薄筋，後方を内側ハムストリングス（半腱様筋，半膜様筋）により囲まれる坐骨部を底辺とする三角形の領域である（図1）．この領域は，大内転筋の浅層部位（坐骨結節から起始し内転筋結節に停止する）の一部である．

　触診では，この筋が膝関節への直接的な作用をもたない単関節筋であること，また膝関節屈曲作用をもつ二関節筋である薄筋と内側ハムストリングスと隣接するという特徴を利用する（表1）．

　腹臥位での触診方法を例に説明する（図1a）．対象者に膝関節軽度屈曲位で等尺性に保持させると坐骨結節部にてハムストリングスの収縮を確認できる．ハムストリングスの

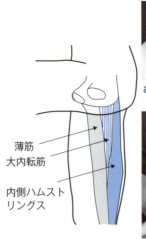
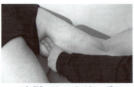
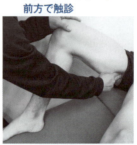
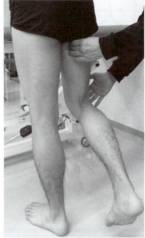

a. 内側ハムストリングスの前方で触診
b. 薄筋の後方で触診
c. 内側ハムストリングスの前方で触診

図1　大内転筋の皮下表在部と異なる姿勢での触診

表1　大内転筋と薄筋，内側ハムストリングスの比較

		薄筋	内側ハムストリングス（半腱様筋，半膜様筋）	大内転筋（浅層部）
筋の分類		二関節筋	二関節筋	単関節筋
筋の作用	股関節	内転，屈曲	伸展，内転	内転，伸展
	膝関節	屈曲，内旋	屈曲，内旋	なし

収縮を確認したのちに大腿内側に向けて触診を進めると筋収縮を認めない領域を確認できる．さらに内側に触診を進めると，軟部組織の硬さの違いから薄筋の筋腹を確認できる．この膝関節屈曲位を保持した際の内側ハムストリングスと薄筋に囲まれた筋収縮を認めない領域が，大内転筋の皮下表出部位である．この領域に触れたまま対象者に股関節の伸展・内転動作を実施させることで筋収縮を確認できる．

この触診方法は，膝関節屈曲作用をもつ二関節筋をガイドとして確認するため，側臥位，背臥位，立位など体位を限定せず触診に利用できる（図1b，c）．なお，立位では股関節伸展筋の活動を伴いやすいため，股関節を軽度屈曲位にて触診する．

大内転筋活動の左右差を比較する方法

側臥位での股関節内転運動，片脚ブリッジ課題，片脚立位課題のテスト動作を考慮するために確認する．このテスト動作を行い，筋収縮の程度，疲労感，自覚的な実施しにくさから左右差を評価する．これに先立ち，股関節の伸展・内転 ROM および大腿筋膜張筋の柔軟性を確認しておく．

1．側臥位での股関節内転運動

側臥位にて上側の股関節および膝関節を屈曲位とする．次に膝関節の屈曲運動を行わせ，薄筋と内側ハムストリングスを基準に大内転筋の領域を確認する．そして，股関節中間位から股関節伸展を伴うように意識した股関節

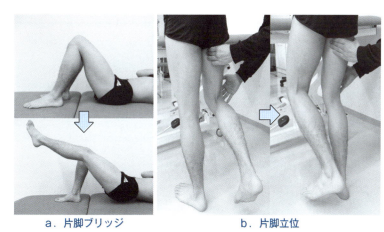

a. 片脚ブリッジ　　　　b. 片脚立位
図2　片脚ブリッジおよび片脚立位姿勢を保持する際の活動評価

内転を行い保持させる．股関節屈曲動作を伴う場合には，長内転筋の収縮が強まることが観察・触診できる．

2．片脚ブリッジ課題（図2a）

膝立て背臥位で大内転筋の領域を確認した後に，股関節の内転・外転・中間位での片脚ブリッジを行う．殿部の挙上量は，セラピストの握りこぶしの高さ程度とし，10秒間程度保持させる．殿部の挙上量を増加すると股関節伸展に伴い大腿筋膜張筋の緊張が高まるため，股関節外転位になりやすい．そのため大腿筋膜張筋の柔軟性に応じて骨盤の挙上量を調整する．

3．片脚立位課題（図2b）

両手で壁やベッドなどで軽く支持した立位で，大内転筋の領域を確認した後に，膝関節を軽度屈曲位とした片脚立位を10秒間程度保持させる．その際，骨盤の中間位を維持した状態で下肢の姿勢を保持できるか確認する．

運動方法の例

運動時には，隣接するハムストリングスの過剰収縮に注意し，坐骨結節部や膝窩部の腱の触診から収縮状況を把握する．

1．非荷重位での運動

1）側臥位および背臥位での下肢伸展運動（図3a）

側臥位にて下側の股関節・膝関節屈曲位からの股関節・膝関節伸展運動（以下，下肢伸展運動）を実施する．上側の股関節・膝関節を屈曲位にすることで，下肢伸展運動に伴う骨盤前傾を防止する．下側の下肢の運動では，床面との摩擦を軽減させるため，内転筋の活動を促しやすい．内転筋群は，股関節屈曲角度により屈曲・伸展作用が切り換わる．そのため，股関節45°程度屈曲した状態から下肢伸展運動行うことで他の内転筋群の関与を減少させ，大内転筋の伸展作用を促す．

背臥位での下肢伸展運動に対して抵抗を加える方法も同様である．股関節と膝関節と足関節を同一線上の配列を意識し，股関節と足関節を結ぶ方向に同時に伸展する．

2）背臥位での股関節伸展運動（図3b）

大腿下部後面に枕などを入れ，股関節軽度屈曲位からの伸展運動を行う．大腿後面の支持部が膝関節遠位になる場合や，踵部で床面を押しつける場合には，ハムストリングスの収縮が高まるため注意する．股関節軽度屈曲位から伸展位付近までの股関節伸展域に近い

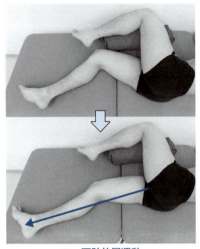
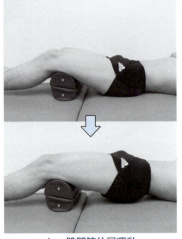

　　a．下肢伸展運動　　　　　　b．股関節伸展運動
図3　非荷重位での運動

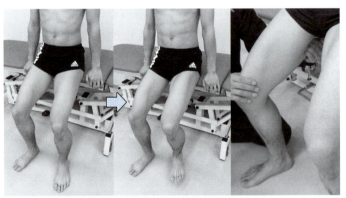
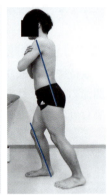

　a．座位での一側下肢挙上運動と大内転活動の確認　　b．立位姿勢の保持課題
図4　荷重位での運動

範囲まで収縮を促すことができる．なお，股関節伸展に先立って腹筋群と背筋群の同時収縮を行わせ，腰椎部の過剰な前弯に注意する．

2．荷重位での運動

1）座位での下肢荷重課題（図4a）

　座面を高めに設定した座位を開始姿勢とする．まず，第2中足骨，膝蓋骨中央部を鉛直上に位置させた状態で，一側下肢を挙上させる．非挙上側の下肢では床面への荷重が高まり，大内転筋の活動が上がる．その際，座面の高さを変化させ，下肢屈曲角度を調整しな

がら実施する．

2）立位での姿勢保持課題（図4b）

　両側の足部内側縁を直線上に位置させた前後開脚立位において，膝関節を軽度屈曲させた姿勢を保持させる（立位バランスに応じて左右幅を調整）．まず，前方側の下肢の第2中足骨，膝蓋骨中央部を鉛直上に位置させ，骨盤の回旋中間位を維持しながら前方側の下肢に荷重を促す．その際，下腿と体幹の矢状面角度が平行となるように注意しながら，前方側の下肢への荷重を促す．前後の開脚距離や体幹前傾角度の増加は，ハムストリングスの

作用を増加させるため注意する．

おわりに

隣接する二関節筋の作用を利用した大内転筋の触診方法と，その活動を促す運動を示した．これらの運動は，すでに大殿筋の活動を促す方法としても用いられるが，触診方法を工夫することで，さまざま運動課題で大内転筋の活動も確認できる．しかし，大内転筋の皮下表出部位に該当する領域は，この筋全体の約3割程度であり，残り約7割の大内転筋領域の機能に関する理解は不十分である[3]とされ，触診部位での機能評価の限界を考慮する必要がある．

◆ 文　献 ◆

1) 小栢進也，他：関節角度の違いによる股関節周囲筋の発揮筋力の変化─数学的モデルを用いた解析．理学療法学　38：97-104，2011
2) 石井慎一郎：動作分析　臨床活用講座─バイオメカニクスに基づく臨床推論の実践．メジカルビュー社，2013，pp196-197
3) 滝澤恵美，他：大内転筋はなぜ大きいか？─筋の形態的特徴と神経支配からみた大内転筋の分類と機能．日本臨床スポーツ医学会誌　19：609-616，2011

43 頸部から股関節可動域を変化させる

原　歌芳里／高島平中央総合病院 リハビリテーション科

Clinical Points

1. 頸部回旋可動域の左右差の改善
2. 股関節可動域の変化
3. 姿勢の変化

はじめに

　超高齢化社会の日本において，大腿骨頸部骨折をはじめとする股関節疾患のリハビリテーション介入頻度は高い．例えば，観血的骨接合術，人工骨頭置換術といった股関節術後の急性期の理学療法において，歩行や着座を含む日常生活動作（ADL：activities of daily living）を獲得するための股関節可動域の早期向上は大切であると感じる．しかし，対象の多くは高齢者や認知症を伴い，炎症による痛みを伴う周術期において痛みなく可及的に可動域拡大させていくことに難渋するケースは少なくない．したがって，痛みを与えず股関節可動域を変化させる技術は，セラピストにとって必要な技術であると感じる．

　臨床において，股関節に可動域制限がある患者は，頸部にも一側性の回旋制限を認めることを多く経験する．ある先行研究において，発育性股関節形成不全の先天性素因の一つに開排制限（一側の股関節内転の拘縮）と反対側への強い向き癖があることが報告されている[1]．

　この臨床経験と先行研究をもとに，股関節可動域と頸部可動域について成人を対象に研究を行ったところ，頸部回旋可動域と股関節可動域には，ある関係性があることを示した[2,3]．本稿では，その関係性と臨床での活用方法の一例を紹介したい．

頸部回旋可動域と股関節可動域の関係

　ヒトの頸部回旋可動域と股関節可動域には，関係がある．その関係とは，頸部回旋可動域の大きい側（以下，優位側）の股関節可動域は，屈曲・外転・外旋可動域が優位であり，反対に頸部回旋可動域が小さい側（以下，非優位測）の股関節可動域は，伸展・内転・内旋可動域が優位である（表1）．すなわち，頸部回旋可動域が右側優位の患者は，右股関節の屈曲・外転・外旋可動域と左股関節の伸展・内転・内旋可動域が優位となり，反対に左股関節の屈曲・外転・外旋可動域と右股関節の伸展・内転・内旋可動域は非優位である．

表1　頸部回旋可動域と股関節可動域の関係

	股関節可動域		
	矢状面	前額面	水平面
頸部回旋可動域の優位側	屈曲	外転	外旋
頸部回旋可動域の非優位側	伸展	内転	内旋

頸部回旋可動域の大きい側（優位側）の股関節可動域は対側と比較し，屈曲・外転・外旋可動域が優位となり，反対に頸部回旋可動域の小さい側（非優位側）の股関節可動域は伸展・内転・内旋可動域が優位となる

同様に，頸部回旋可動域が左側優位の患者は，左股関節の屈曲・外転・外旋可動域と右股関節の伸展・内転・内旋可動域が優位となり，反対に右股関節の屈曲・外転・外旋可動域と左股関節の伸展・内転・内旋可動域は非優位となる．

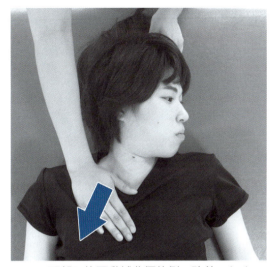

図1　頸部回旋可動域非優位側の改善のための徒手的介入
　　頸部回旋可動域が優位側より十分に改善する程度まで伸長を加える

臨床応用

　臨床において，この頸部回旋可動域と股関節可動域の関係の法則は，股関節可動域の治療に活かすことができると筆者は考える．それは頸部回旋可動域を改善させ，間接的に股関節可動域の改善を図ることである．

　例えば，頸部左回旋可動域が優位な対象者では，右股関節屈曲・外転・外旋可動域に制限がある場合が多い．この右股関節可動域の制限を改善したい場合は，非優位側の，頸部右回旋可動域を改善させるために，左胸鎖乳突筋に対して徒手的に伸長を加える（図1）．それにより非優位である頸部右回旋可動域が十分に改善すると，それまで制限のあった右股関節屈曲・外転・外旋可動域が向上する（図2）．

　この方法は，疼痛や著しい変形などにより直接的な股関節への介入が困難な場合でも，頸部から間接的に股関節可動域の改善を図ることができる．

考察

　頸部回旋可動域の変化により，股関節可動域が変化する要因として2つ考えられる．まず1つ目に，運動連鎖をあげる．頸部回旋運動は，それ以下の各分節に対して相対的な回旋偏位をもたらす．その回旋偏位は股関節臼蓋の向きの偏位を生み出し，その結果，股関節可動域の変化がもたらされると考える（図3）．2つ目は，上半身質量中心位置（第7～9胸椎高位）の対側偏位をあげる．先行研究により，上半身質量中心位置の対側移動は頸部回旋可動域の増加をもたらすことが報告されている[4,5]．つまり，上半身質量中心位置の非優位側の偏位に伴い，脊柱は優位側に側屈し，腰椎は非優位側に回旋し，骨盤帯は優位側に回旋し，その結果，股関節臼蓋の偏位をもたらすと考える．

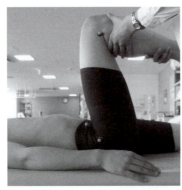 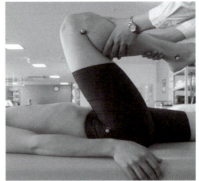

a．頸部回旋可動域の変化前　　b．頸部回旋可動域の変化後

図2　頸部回旋可動域の変化前後における股関節屈曲可動域
頸部回旋可動域の改善により股関節可動域は変化する

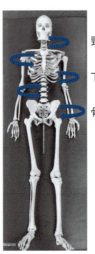 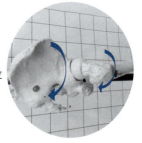

頸部右回旋
上部胸郭左回旋
下部胸郭右回旋
腰椎左回旋
骨盤帯右回旋
臼蓋後内方位

右股関節屈曲・外転・外旋優位

図3　身体部位における回旋運動の関連性

おわりに

　頸部回旋可動域と股関節可動域の関係は，股関節可動域に対して間接的に介入を可能とする．痛みや障害をもつ部位に対して介入することの多い，セラピストにとって患部に間接的に介入できることは非常に大きいと考える．

◆文　献◆

1) 浜西千秋：先天性股関節脱臼―その発生素因と治療戦略．別冊整形外科　57：2-6，2010
2) 原歌芳里，他：頸部回旋可動域と股関節可動域の関係．第50回日本理学療法学術大会，2015
3) 原歌芳里，他：頸部回旋可動域と股関節可動域の関係―第二報．第34回関東甲信越ブロック理学療法士学会，2015
4) 福井　勉：力学的平衡理論・力学的平衡訓練．山嵜　勉：整形外科理学療法の理論と技術．メジカルビュー社，1997，pp172-201
5) 上田泰久，他：上半身質量中心位置の変化と頸椎の回旋可動域の関連性．文京学院大学保健医療技術学部紀要　3：1-6，2010

44 人工股関節置換術術後のリハビリはいらない!!

永井　聡／広瀬整形外科リウマチ科

Clinical Points

1. 術後のリハビリではなく，理学療法士が行うべきは下肢機能の再建である
2. 荷重位での片脚機能の評価
3. 荷重位での筋収縮の学習

人工股関節置換術は進歩しているが，術後理学療法はどうだろうか？

現在の人工股関節置換術（THA：total hip arthroplasty）は，低侵襲で術後の筋力低下も一時的なもので問題なく，人工関節もサイズ，デザイン，材質とも改良され，術後の筋力強化，関節可動域訓練も必要ないとされる時代に到達している．いずれ数年後には，診療報酬改定で人工関節術後の算定期限は短縮されるか，淘汰されてしまう時代がくるかもしれない．では，実際に理学療法は淘汰されるのか，また本当にいらなくなるのか？

近年，整形外科医からは「THA術後のリハビリテーション（以下，リハビリ）は必要ないです，散歩していれば十分です」といわれ，術後患者は戸惑っていることがある．この必要ないという根拠はなんなのか？

リハビリという言葉は使われているが，いまだ理学療法，運動療法という言葉は浸透していない．低侵襲手術が増え，筋間アプローチでの筋損傷がなく人工股関節が設置できることにより，筋力の低下もなく疼痛は消失し，関節可動域も改善するため，術後リハビリが必要ないということだろうか．確かに術後の回復が良好で，患者の満足度も高ければ，社会保障費の削減にもなり，従来のようにリハビリという都合のいい言葉のもとに漫然で無意味な通院は淘汰されるべきである．しかし，その根底には整形外科医に理学療法が認められてはいない，または理解をされていない結果でもある．理学療法士が結果をだし，医師を納得させる実績をだせていないから，このような現状になっているのである．術後の理学療法が必要な患者も多数存在し，昏迷しているのが現状であり，臨床現場での嘆きである．

では，THA術後に理学療法士は何をやっておけばいいのか

THA術後の歩行訓練で，平行棒や歩行器での歩行訓練と称し，ただ隣を歩いているだけでは，何の意味もない．それは理学療法士

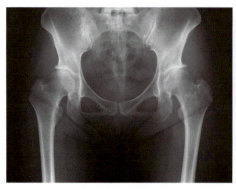 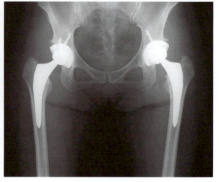

a．術前　　　　　　　　　　b．THA術後

図1　人工股関節置換術による脚延長
左右とも術前より外側および下方に延長されている．そのため術後早期には軟部組織の緊張が高まる

でなくても，病棟助手さんや家族でも可能である．いわゆる理学療法士ではなく，歩行訓練士がいればいいのである．われわれは理学療法士であり，運動器の専門家としては，術後のリハビリではなく，運動機能の再建ができることが問われているのである．そのためには，適切な評価が必要であり，施行された手術手技と患者の何が変化したかを理解する必要がある．入院早期から荷重訓練を行い，下肢軸上の殿部筋の促通ができるように，股関節の位置を習得するための関節可動域の獲得と筋収縮の学習をやっておく必要がある．

筋温存，筋間アプローチなど低侵襲手術を施行しても，変形していた部分は改善するが，そのぶん脚が延長され関節構成体組織や筋・筋膜なども伸張されて，術前の筋硬結は残存し，さらに伸張されて過緊張状態で硬くなっている場合もある（図1）．また，荷重痛は人工関節になったため消失するが，関節構成体の伸張痛は残存する．したがって，術後早期から伸張され，延長されている組織の疼痛感を解消して正確な荷重感覚を再建することが必要である．具体的には，梨状筋の硬結を除去する，中殿筋の中部線維の収縮・弛緩を促す．また，術前の罹患側が内転位だった場合には，概ね罹患側の骨盤が挙上位になっているので，そのような症例では術後早期に短内

転筋群の短縮，硬結を改善させて外転角度を獲得することで前額面上の骨盤位置の修正に努める．逆に術前外転位だったような例は，罹患側の骨盤が低下し，股関節外転位となっていることが多いので，術後は可及的早期に内転を改善させていく．なお，内転・外転の改善にはスリングエクササイズなどが有効である．

近年のTHA術後の屈曲可動域の改善は良好であり，骨頭径を大きくすることで，脱臼の心配はなくなり，特に制限なく関節可動域は大きくしても問題がない時代となっている．入院中の早期から関節可動域を改善させることで，筋の収縮力・出力も改善できる．なお，図2の症例は骨頭径を大きくし，関節可動域の改善とともに，患者の希望でもあるバレエ講師に復帰した症例である．

荷重位での下肢と体幹の安定性評価

筆者は，下肢支持性と体幹動揺性に対して同時に評価可能な片脚立位評価（図3）を行っている．その評価から姿勢制御および改善すべき部位の判定指標に用いており，荷重ラインを良好にすることで，筋出力を効率よく発揮させる．これは股関節疾患の殿筋出力の評価にはもちろん利用できるが，他の疾患でも

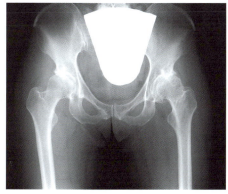
a．術前

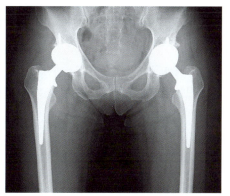
b．THA 術後

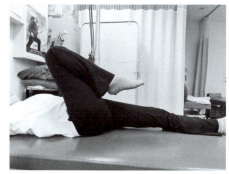
c．屈曲 120°可動域良好

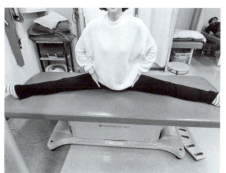
d．両側開脚外転も問題なし

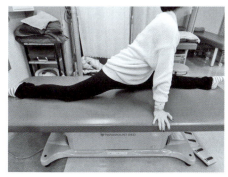
e．開脚も問題なし

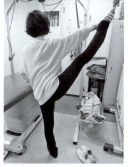
f．片脚開脚も容易に可能

図2　両側同時の THA 症例（バレエ講師）

同様に下肢・体幹の支持性評価に有益である．

　まず，患者の両肩に軽く検者の手をのせて，片足ずつ片脚立位をとらせる．その時に，どちらの片脚がふらつくか，体幹が潰れるか，また骨盤の側方偏位（sway）が強い側，体幹の側方 sway が強い側，脚短縮様に沈下する側はどちらかを評価する．一般には，トレンデレンブルグ徴候（Trendelenburg sign）を評価するために骨盤（上前腸骨棘）を触知しながら片脚立位をとらせ，遊脚側の骨盤が動揺するかを確認しているが，後方からも両肩の反応をみることで，体幹の動揺性も評価可能である．

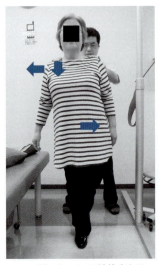 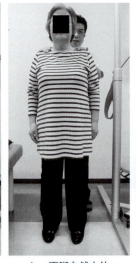 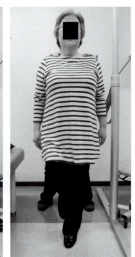

a．デュシェンヌ肢位をとる　　b．両脚自然立位　　　　　c．左健側の体幹偏位なし
　　右THA

図3　片脚立位評価

検者は両肩に手をのせて，左右片脚立位をとらせる．体幹の側方動揺や沈み込みを感じとり支持性を評価する

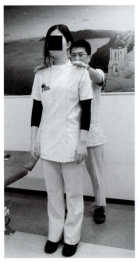 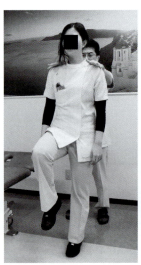 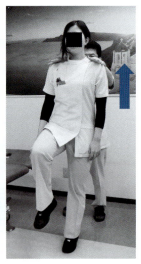

a．自然立位で両肩に手を　　b．片脚させて体幹の動揺　　c．デュシェンヌ肢位になる
　　添える　　　　　　　　　　　を確認　　　　　　　　　　場合，肩から抵抗を入れて体幹の遠心性収縮を促す

図4　片脚立位からの体幹伸張エクササイズ

この反応からアプローチを考える

片脚立位評価で体幹の動揺，いわゆる潰れ，デュシェンヌ（Duchenne）肢位が強い場合には，両肩に軽くのせた検者の手を押し返すように，体幹・肩甲帯の挙上運動から体幹の崩れを修正する（図4）

荷重位での殿筋群収縮訓練としては，まず

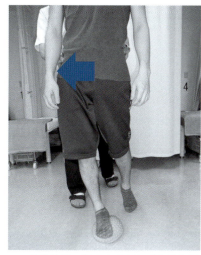
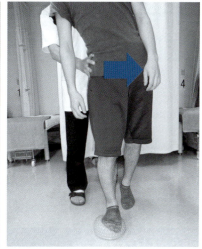

a. 骨盤外側へ（トレンデレンブルグ方向）　　b. 骨盤内方へ（デュシェンヌ方向）

図5　半球上ツールを踏み骨盤の左右偏位から殿筋群の筋収縮を促通させる

は一歩を踏みこませる．非手術側と手術側両側とも行い，左右の違いを患者に理解してもらう．そして，足部の上に股関節がくるように荷重していく．その際，骨盤は荷重側に水平側方移動し，股関節は内転位になっていく．その反応で股関節外転筋群は活動する．その荷重ラインにのれない，のりたがらないような反応をした場合には，足部からのアプローチも有効である．足部にドーム状の踏みつけ道具や，角材，少し踏む感じがわかるような凹凸物（重錘バンドを折りたたんだものなど）を用意して患者に踏み込ませると，股関節荷重を意識し筋収縮が促通するので，足部からの荷重を意識させていく（図5）．

補高の悪影響―補高は股関節伸展可動域の妨げになる

脚長差に対して補高を試みることがよくあるが，脚短縮側を安易に補高すると，足部は底屈位となり，その影響で歩行時の股関節伸展可動域は不十分となり，蹴りだす力は低下していく．また前足部が硬く，足関節も背屈制限が強い場合にも，股関節は伸展しにくく底屈筋の収縮．腰椎の可動性も低下し，骨盤も若干前傾位で股関節の伸展制限は残存しやすくなる．このように，足部が股関節の可動性や歩容に影響を及ぼすことは多い．筆者は，歩容改善には脚長差を安易に補高しないことを勧めている．

結論として，THA術後の理学療法士の介入は必要である

術前・術後の変化を把握し，術後の患者に適切な運動療法を提供すれば，患者は効率よく機能回復していくはずである．関節可動域を改善させ，足部に対して荷重ラインを調整し，筋収縮を促通できれば，患者の機能回復は早い．つまり，目の前の患者に術前から習得されてしまっているマルアライメントや姿勢，荷重感覚を術後に修正させていく運動療法の提供が必要である．THA術後に修正された股関節の位置や筋機能を早期に習得させれば，術後機能は早期に回復し，症例の満足度も高まり理学療法の価値も高まる．THA術後には，単なる歩行訓練やリハビリではなく，下肢関節機能の再建が必要である．

45 術後早期に股関節屈曲運動の適正化を図るには

湯田健二／海老名総合病院 リハビリテーション科

Clinical Points

1. 背臥位姿勢の修正
2. 反射性攣縮の抑制
3. 屈曲運動のイメージ

股関節屈曲運動の必要性と適合性

われわれは重力環境下に存在しており，どのような姿勢においても重力に抗した姿勢を保持している．したがって，重力に抗したいわゆる伸展活動は必要不可欠となる．その伸展活動には，各関節の伸展運動が必要となるが，その運動を惹起するのは屈曲運動であることは容易に理解できる．股関節は臼状関節であり，自由度の高い関節である．股関節の骨構造的な適合性を考えた場合，屈曲運動とは単なる矢状面運動ではなく，外転・外旋運動，ならびに骨盤の後傾運動を伴った複合的な運動と捉えるべきである．また，動作時には両側性の活動を行いながら他関節と協調した動きをもって，その動作を遂行する．股関節術後の急性期においては，闇雲に股関節を動かすのではなく，適正に動かす環境を設定することが重要であり，本稿では股関節の屈曲運動に焦点をあて，筆者の考える評価と治療のポイントを解説する．

評価①—特徴的な術後の背臥位姿勢

図1は特徴的な術後の背臥位姿勢である．臥床時に股関節伸展運動の代償として，腰背部から頸部にかけて過剰な伸展活動がみられ，結果的に股関節は骨盤前傾を伴う屈曲・内旋位を呈した背臥位姿勢となることが多い．この状態から股関節屈曲運動をした場合，運動連鎖から内旋を伴う屈曲運動となる可能性が非常に高くなる．運動連鎖という言葉は慎重に扱うべきであり，"可能性が高い"ということで理解していただきたい．このような骨盤前傾を伴う屈曲運動を強要してしまうと，人工股関節置換術や人工骨頭置換術などの術後脱臼リスクに対して，特に注意が必要となる．ここでは骨盤のアライメントに加え，腰背部および頸部の筋緊張を確認する必要がある．また，図2の症例にみられる上肢の配置にも意味があることを認識しなくてはならない．この症例では，右側の骨盤引き上げ，腰背部の筋緊張亢進により，胸郭は左に回転しているため，右手はベッドの縁をつかみ，

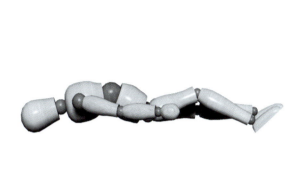 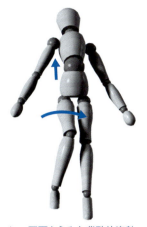

a．矢状面からみた背臥位姿勢　　　　　　　　　　b．正面からみた背臥位姿勢

図1　特徴的な術後の背臥位姿勢

股関節伸展運動の代償として，腰背部から頸部にかけて過剰な伸展活動がみられ，結果的に股関節は骨盤前傾を伴う屈曲・内旋位を呈した背臥位姿勢となることが多い

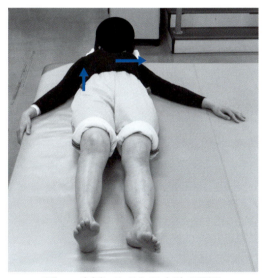

図2　症例にみられる上肢の配置

右側の骨盤引き上げ，腰背部の筋緊張により，胸郭は左に回転しようとしているため，右手はベッドの縁をつかみ，左手は支持基底面を広く保つために外転位となっていることが予測される

左手は支持基底面を広く保つために外転位となっていると予測される．

● 評価②—股関節屈曲自動運動（方向，スピード感）

どのような運動や動作においても，方向性やスピード感を捉えることは重要である．どの程度動くのかを知ることは必要であるが，動きのプロセスを初動から確認することは重要である．動きは，流動的か断続的かで表現することを勧める．われわれセラピストが目指しているものは途中で途切れることのない流れるような動きである．よって，動きの表現は「スー」や「スィー」となる．「ガタガタ」や「ズリズリ」といった断続的な動きには何かしら問題が生じているのである．方向性は屈曲運動を複合的に捉え，内旋・外旋，内転・外転も含めた視点で捉える必要がある．図3に示すように，膝の位置や下腿の向きから評価が可能である．

● 評価③—不安定感，抵抗感

図4のように，下腿を愛護的に保持しながら，運動の軸をずらさないために，軽く大腿の長軸方向に沿って股関節の中心へ圧をかけながら他動的な屈曲運動を確認する．基本的

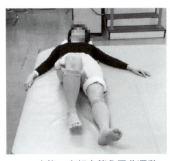 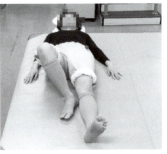

a．内旋・内転を伴う屈曲運動　　b．外旋・外転を伴う屈曲運動

図3　複合的な屈曲運動の違い
膝の位置や下腿の向きから評価する

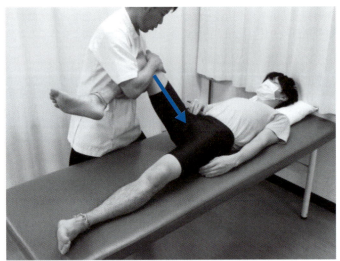

図4　不安定感・抵抗感の確認
大腿の長軸方向に沿って股関節の中心へ圧をかけながら，他動的な屈曲運動時の不安定感・抵抗感を確認する

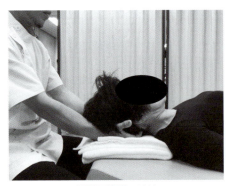 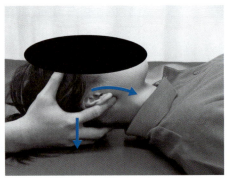

a．後頭下筋群のリリース　　　　　b．頭長筋・頸長筋の収縮

図5　後頭下筋群のリリースと頭長筋・頸長筋の収縮

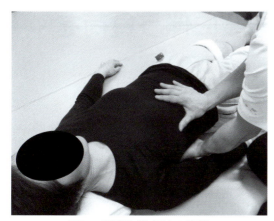

図6　過剰な筋収縮の抑制
緊張の高い腰背部に軟らかい感覚で手をあてることで，筋の過剰な収縮を抑制できる

には，屈曲・外転・外旋を意識したいわゆる適合曲面での動きの中から，不安定感もしくは抵抗感を確認する．

治　療

1．背臥位姿勢の修正

前述した特長的な背臥位姿勢の場合，その多くは上位頸椎の伸展筋である後頭下筋群の過活動がみられるため，拮抗筋である頭長筋・頸長筋は抑制されている可能性がある．頭長筋および頸長筋は大腰筋に筋膜連結しており[1]，股関節屈曲の主動作筋である大腰筋の確実な収縮を獲得するためには，頭長筋・頸長筋の収縮は重要となる．そのため図5に示すような後頭下筋群のリリースおよび頭長筋・頸長筋の収縮を促す．また，図6のように緊張の高い腰背部に手をやわらかくあて，筋の過剰な収縮を抑制する．

2．反射性攣縮の抑制―適合局面とルーズパックポジション

佐々木[2]は，関節包の前面には大腿神経知覚枝，下面に対するものは閉鎖神経，後面は坐骨神経からの大腿方形筋に対する筋枝と上殿神経由来の関節枝の分布を報告している．そのため，手術による関節包侵襲で反射性攣縮によって過剰な筋収縮が出現している可能性がある．これを抑制するためには，関節包が緩んだ状態を保持することが必要と考える．例えば，股関節のルーズパックポジションの角度には，諸説あるが，筆者は適合性を考えた複合運動の中でも屈曲約60°において，その関節肢位を保持することにより反射性攣縮の抑制を図れることを多く経験する．

3．屈曲運動のイメージ

その後，前述の評価③で解説したように運動軸をずらさないようにしながら，自らの収縮を感じてもらったうえで，外転・外旋を加えた適合曲面での動きのイメージを強めながら屈曲運動の適正化を図る．

◆ 文　献 ◆

1) Myers TW（著），松下松雄（訳）：アナトミー・トレイン．医学書院，2009，pp179-208
2) 佐々木隆：股関節及びその周辺の運動器の知覚神経分布について．岩手医学雑誌　22：24-43，1970

46 歩行時の股関節伸展に伴う負荷を軽減する方法

建内宏重／京都大学大学院医学研究科 人間健康科学系専攻

Clinical Points

1. 股関節外旋変位の抑制により大腿骨頭を寛骨臼に合わせる
2. 胸椎との協調関係を利用して寛骨臼を大腿骨頭に合わせる
3. 股関節と足関節との協調関係を利用して股関節負荷を減少させる

歩行時の股関節伸展と伴う力学的負荷

　寛骨臼形成不全症や変形性股関節症の患者，関節唇損傷患者などでは，歩行における股関節伸展時（立脚終期）に違和感や疼痛を訴えることが多い．また，疼痛を避けるために立脚終期を短縮した跛行を呈することも多い．

　正常歩行では，立脚終期の股関節には外的伸展・内転・外旋モーメントが加わる．そのため，股関節屈曲・外転・内旋筋が主に活動して股関節を安定させるが，一方では，その時期の腸腰筋や中殿筋，大腿直筋などが発揮する張力は股関節間力の増加に大きな影響を与える．また，股関節伸展角度が増大するほど寛骨臼に対する大腿骨頭の前方剪断力が増加する[1]．そのため，股関節に構造的脆弱性を有する患者においては，正常歩行に近い効率的な歩行動作を目指すとともに股関節への過負荷にも留意して歩行動作を調整する必要がある．

歩行時の股関節伸展に伴う負荷軽減のための治療

1．大腿骨頭を寛骨臼に合わせる

　股関節は構造上，屈曲位よりも伸展位で寛骨臼と大腿骨頭との接触面積が減少する．そのため，特に寛骨臼形成不全を有する患者では，立脚終期に不安定性や関節構成体への大きなストレスを生じやすい．さらに，関節の接触面積の観点からは股関節伸展位で外旋変位していると，より一層負荷が増加しやすい．臨床においては，立脚終期における過剰な股関節外旋変位を抑制することが重要と考えている．

1）方法①—股関節内旋方向への可動性改善

　寛骨臼と大腿骨頭との接触面積は，股関節伸展位では外転・内旋位で大きくなる．そのため，伸展位での内旋方向への可動性改善は股関節外転位で実施すると股関節周囲組織へのストレスは増加しにくい．

　荷重位で，後方・外側に対象側の下肢を接

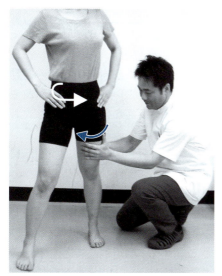

図1 荷重位での股関節内旋運動
股関節（左）伸展・外転位で骨盤を左回旋させる．セラピストが大腿骨の外旋変位を制動してもよい

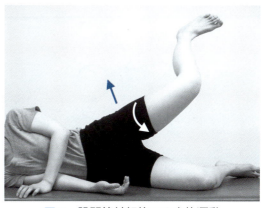

図2 股関節外転位での内旋運動
股関節外転位での外転運動もしくは内旋運動を行う．股関節屈曲角度を変えて行う

地し，骨盤および体幹部の回旋を行うことで軽い股関節内旋運動を繰り返す．膝関節屈曲や足部内反などにより代償が生じやすい場合は，大腿骨の外旋変位をセラピストが制動して行う（図1）．

2）方法②—中殿筋・小殿筋前部線維の強化による股関節安定化

中殿筋・小殿筋前部線維の収縮は，外転位での外転運動あるいは外転位での内旋運動で強く生じる．立脚終期は股関節伸展位となり，これらの筋は伸張位となるが，筋がより短縮した肢位でも運動を実施しておくと，伸張位での安定した筋収縮が得られやすい．

非荷重位で，股関節肢位を屈曲位，伸展位およびその中間位と変えて，股関節外転位での外転もしくは内旋運動を実施する．筋力発揮には不利な肢位であるため，負荷のない自動運動もしくは軽い抵抗運動で実施する（図2）．

2．寛骨臼を大腿骨頭に合わせる（胸椎との協調関係）

股関節部での力学的負荷を軽減するために，歩行動作の中で寛骨臼を大腿骨頭の方向に向けるという観点でのアプローチも有効な場合がある．寛骨臼の向きは，腸骨の向きに依存するため，骨盤が前傾，同側下制，後方回旋すると股関節の接触面積は増加する．そのため，その逆方向への骨盤変位（後傾，対側下制，前方回旋）があれば抑制する必要がある．ただし，骨盤アライメントは腰椎アライメント関連しやすいため，腰椎での過剰な代償（過前弯など）には注意が必要である．そこで，臨床的には胸椎との協調関係を利用することが有用である．

歩行時の脊柱回旋は，主に胸椎部で生じており，胸郭の回旋と股関節の屈曲・伸展運動は，歩行速度によらず常に逆位相で運動が生じている[2]．胸椎での回旋可動性の増加は，骨盤の逆方向への回旋（後方回旋）増加を通じて，歩行速度などを保ったまま股関節伸展時の力学的負荷を分散させることができると考えている．胸椎での可動性の増加は，腰椎での過剰運動の抑制にもつながり，腰椎の障害を合併しやすい股関節疾患患者では，特に有用である．

1）方法—立脚終期に焦点をあてた胸椎の可動性改善

肩甲骨運動を介して，胸椎の回旋運動を促

す．その際，骨盤・腰椎には大きな運動が生じないように意識して行う．段階的に，対象側の下肢を伸展位とした姿勢でも行う（図3）．その際，肩甲骨が内転する側の運動をより意識して行うとよい．胸椎の過屈曲や側弯がある場合は，可能な限りそれらを改善したうえで実施する．

2）胸椎の可動性改善による股関節負荷の変化（即時変化）

初期の変形性股関節症患者（n=1）に対して，胸椎の可動性改善運動のみを実施した前後での歩行変化を示す（図4）．運動後に歩行速度とストライドの増加，歩きやすさの改善を認めた（表1）．一方で，歩行時における股関節角度の変化はほぼ認めず，脊柱の回旋増大がストライドの増加につながっていることがわかる．また，股関節モーメントは歩行速度の増加に応じて接地時の外的屈曲モーメン

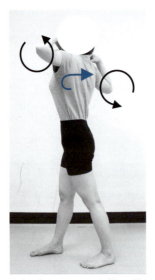

図3 歩行時における胸椎回旋の可動性改善

対象側の下肢を伸展位とし，両手指で肩の部分の服をつまみ，肘で空中に円を描くようにして肩甲骨・胸椎の運動を行う

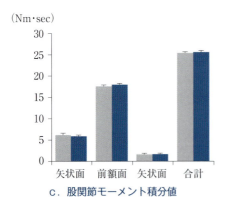
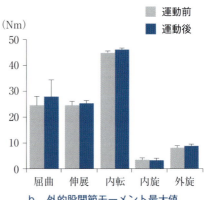
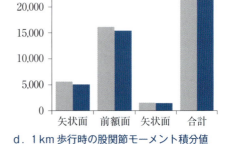

図4 胸椎の可動性改善運動による即時変化

表1 運動前後の歩行の比較（運動前後の各3試行の平均値）

	運動前	運動後
歩行速度（m/秒）	1.04	1.13
ストライド（m）	1.09	1.16
歩きやすさ（VAS：最高100）	45	72

トに増加を認めるが，立脚期におけるモーメントの積分値には，ほとんど差を認めず，仮にこの歩容で1km歩行することができれば，胸椎運動後のほうが歩数は少なくてすむため，股関節モーメントの積分値の総量はむしろ減少する．

3．足関節と股関節の協調関係を利用する

歩行中の運動力学において，股関節と足関節との結びつきは強い．特に立脚終期から遊脚期の前半にかけては，股関節屈曲筋と足関節底屈筋が重心の制御や下肢の振り出しに協調して貢献している．そのため，足関節底屈筋による力発揮の増大は，股関節屈筋による力発揮を減少させ，股関節負荷の軽減につながる[3]．

1）方法①——足圧中心の早期前方化

まず，歩行中の足底での圧の移行（踵から中足骨骨頭）を意識してもらい，次に中足骨骨頭部への圧の移行をやや早めに行うように指示する．開張足や扁平足などで前足部への荷重移行および床面への力伝達が不十分な場合は，適宜インソールなどを用いる．

2）方法②——立脚終期で必要な運動に負荷をかけたエクササイズ

30cmあるいは40cm台への健側でのステップ動作を行う（図5）．スムーズな動作の遂行には，支持脚側の股関節・膝関節伸展位

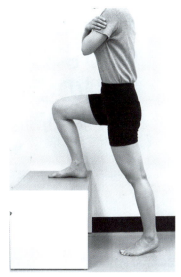

図5 立脚終期を改善するための運動
　40cm台へのステップ動作を利用して支持脚側（左）の立脚終期に必要な要素を練習する

の保持と足関節底屈筋の作用による前足部での荷重が必要である．これらの要素は，立脚終期に必要な運動要素であるため，ステップ動作の練習後には歩行時の足関節底屈筋の作用が自然と強まりやすい．

◆ 文　献 ◆

1) Lewis CL, et al：Effect of hip angle on anterior hip joint force during gait. *Gait Posture* **32**：603-607, 2010
2) Bruijin SM, et al：Coordination of leg swing, thorax rotations, and pelvis rotations during gait：The organization of total body angular momentum. *Gait Poture* **27**：455-462, 2008
3) Tateuchi H, et al：Immediate effects of different ankle pushoff instructions during walking exercise on hip kinematics and kinetics in individuals with total hip arthroplasty. *Gait Poture* **33**：606-614, 2011

47 立脚期前半にトレンデレンブルグ徴候およびデュシェンヌ徴候を有する症例の歩行動作を改善する
―股関節周囲の筋の硬さに着目した介入

近藤崇史／文京学院大学スポーツマネジメント研究所

Clinical Points

1. 立脚期前半に認めるトレンデレンブルグ徴候，デュシェンヌ徴候の歩行動作の特徴を理解する
2. 股関節後面の筋付着位置を大腿骨大転子の上方と下方に分けて捉え，筋の作用の違いを考慮する
3. 股関節内転筋の硬さを寛骨の薄筋付着部より前方と後方で分けて捉え，寛骨に対する影響を考慮する

はじめに

歩行のトレンデレンブルグ徴候およびデュシェンヌ徴候の原因は，股関節の形態的異常（変形），股関節外転筋の筋力低下，下部体幹の安定性低下など多岐にわたる．変形性股関節症の症例に多く認める歩行の特徴ではあるが，臨床場面においては片麻痺者やスポーツ障害の患者などにも同様の徴候を認めることを経験する．そこで今回は，歩行立脚期前半にトレンデレンブルグ徴候およびデュシェンヌ徴候を有する症例に対して股関節周囲の筋の硬さに着目した臨床介入を考える．

トレンデレンブルグ徴候およびデュシェンヌ徴候の歩行の特徴

トレンデレンブルグ徴候の症例（以下，トレンデレンブルグ症例）は，立脚期の前半に支持側への骨盤の並進運動・後方回旋が大きく，また足部に着目すると歩隔が小さい．デュシェンヌ徴候の症例（以下，デュシェンヌ症例）は，支持側への骨盤の並進運動・後方回旋が小さく，歩隔が大きいことがあげられる（図1）.

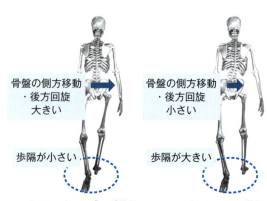

a. トレンデレンブルグ徴候　　b. デュシェンヌ徴候

図1　トレンデレンブルグ徴候およびデュシェンヌ徴候を有する症例の立脚期前半の歩行動作の特徴

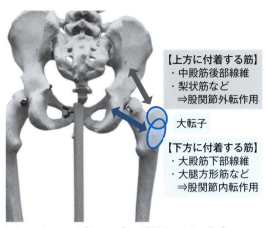

図2 トレンデレンブルグ徴候およびデュシェンヌ徴候における股関節後面の筋作用の特徴（股関節後面から筋付着部および筋走行の観察）

図3 トレンデレンブルグ徴候およびデュシェンヌ徴候における股関節内転筋の特徴（寛骨側面より股関節内転筋の起始部の観察）

トレンデレンブルグ徴候およびデュシェンヌ徴候の立脚期前半における股関節後面の筋作用の特徴

歩行中の股関節外転筋は，非支持側の骨盤の下制を制御し，骨盤を安定させる作用を有している[1]．トレンデレンブルグ症例およびデュシェンヌ症例では，歩行中の床反力ベクトルの方向や歩隔の違いから前額面上の骨盤を安定させる方略が異なり，股関節外転筋の発揮に影響を及ぼすと考えられる．デュシェンヌ症例（支持側への体幹側屈が大きい症例）は，体幹直立位での歩行動作と比べて，歩行中の床反力ベクトルは身体に対して外方化する傾向が報告されている[2]．デュシェンヌ症例では，歩隔の大きな歩行動作により股関節内転角度の低下，さらに床反力ベクトルの外方化から立脚期前半には股関節外転方向への外部モーメントが作用し，身体の内部モーメントとして股関節内転作用を有する筋活動が少なからず発揮されやすいと推察できる．成書によると，大殿筋下部線維では股関節内転作用を有するとあり[3]，臨床的な感覚からは股関節を後面から観察した際に，大腿骨大転子の上方に付着する中殿筋後部線維，梨状筋などでは股関節外転作用，大腿骨大転子の下方に付着する大殿筋下部線維および大腿方形筋などは，股関節内転作用を立脚期前半に有すると考えられる[4]（図2）．よって，立脚期前半にトレンデレンブルグ症例では股関節外転作用を有する筋（中殿筋後部線維，梨状筋など）の活動が大きく，デュシェンヌ症例では股関節内転作用を有する筋（大殿筋下部線維，大腿方形筋など）の活動が大きいと考えられる．これらの活動が大きい筋は，筋の硬さを触診することで確認することができる．

トレンデレンブルグ徴候およびデュシェンヌ徴候における股関節内転筋の硬さの特徴

股関節内転筋群（長内転筋，短内転筋，恥骨筋，大内転筋など）の停止部は，薄筋および長内転筋の一部を除いて大腿骨後面の大腿骨粗線にある[4]．一方，股関節内転筋群の起始部には，それぞれの筋に特徴がある．寛骨（恥骨，坐骨）の筋の付着位置に着目した場合，薄筋の停止部である恥骨結合下方（恥骨下枝）よりも前方に付着する筋と後方に付着する筋に分けて観察すると，前方に付着する筋には

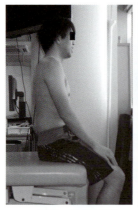 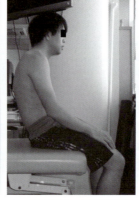 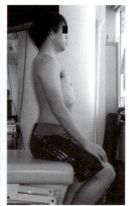

a. 脊柱・骨盤中間位　　b. 脊柱屈曲・骨盤後傾位　　c. 脊柱伸展・骨盤前傾位

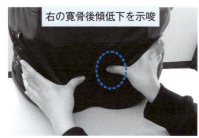 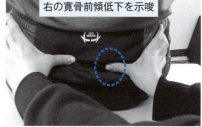

d. 脊柱屈曲・骨盤後傾時　　e. 脊柱伸展・骨盤前傾時

図4　股関節内転筋の硬さの臨床評価

端座位にて脊柱屈曲と骨盤後傾および脊柱伸展と骨盤前傾を自動運動にて行う．そして脊柱屈曲と骨盤後傾時の寛骨後傾の大きさ，脊柱伸展と骨盤前傾時の寛骨前傾の大きさを評価する．その際，脊柱屈曲と骨盤後傾時の寛骨後傾が小さい側では寛骨を前傾に導く筋の硬さを示唆し，脊柱伸展と骨盤前傾時の寛骨前傾が小さい側では寛骨を後傾に導く筋の硬さを示唆する

恥骨筋，短内転筋，長内転筋などが，後方に付着する筋には大内転筋などが存在する（図3）．また，筋の付着部と筋の走行から前方に付着する筋に着目した場合，寛骨を前傾に導く筋および後方に付着する筋は，寛骨を後傾に導く筋と考えることができる．そこで，立脚期前半の股関節求心位を保持するための方略の違いからトレンデレンブルグ症例では寛骨後傾が大きく，寛骨を前傾に導く筋が伸張位になりやすく，デュシェンヌ症例では寛骨後傾が小さく，寛骨を後傾位に導く筋が伸張位となる場合が多い．そのため，トレンデレンブルグ症例では寛骨を前傾に導く筋の硬さが，デュシェンヌ症例では寛骨を後傾に導く筋の硬さが，大腿近位部にて触診することで確認できる．

股関節内転筋の硬さの臨床的な評価法としては，座位での脊柱屈曲と骨盤後傾運動および脊柱伸展と骨盤前傾運動の際に，寛骨前後傾の左右差により確認する．そして，脊柱屈曲と骨盤後傾運動時に寛骨後傾が小さい側では，寛骨を前傾位に導く筋（恥骨筋，短内転筋，長内転筋など）の硬さを示唆し，脊柱伸展と骨盤前傾運動時に寛骨前傾が小さい側では，寛骨を後傾位に導く筋（大内転筋など）の硬さを示唆する（図4）．

表1 トレンデレンブルグ徴候およびデュシェンヌ徴候を有する症例の股関節周囲筋の硬さの特徴―まとめ

	股関節後面筋	股関節内転筋
トレンデレンブルグ徴候	中殿筋後部線維,梨状筋,など	長内転筋,恥骨筋,など
デュシェンヌ徴候	大殿筋下部線維,大腿方形筋,など	大内転筋,など

トレンデレンブルグ徴候およびデュシェンヌ徴候を有する症例に対する介入のポイント

トレンデレンブルグ症例およびデュシェンヌ症例の股関節周囲の筋の硬さを整理すると,トレンデレンブルグ症例は股関節後面の筋では大腿骨大転子の上方に付着する筋(中殿筋後部線維など),股関節内転筋では寛骨を前傾位に導く筋(長内転筋など)が硬く,デュシェンヌ症例は股関節後面の筋では大腿骨大転子の下方に付着する筋(大殿筋下部線維など),股関節内転筋では寛骨を後傾位に導く筋(大内転筋など)が硬いことが多い(表1).

臨床的な介入方法としては,トレンデレンブルグ症例およびデュシェンヌ症例,それぞれの対象となる股関節後面筋ならびに股関節内転筋の硬さを有する筋に対してリラクセーション(ストレッチ,マッサージなど)を行うこと,またトレンデレンブルグ症例では大腿骨大転子の下方に付着する筋,デュシェンヌ症例では大腿骨大転子の上方に付着する筋といった股関節後面筋のそれぞれの硬さを有する筋と大腿骨大転子の付着する位置が異なる筋を促通することが重要である(図5).

また今回,紹介した股関節周囲筋(股関節後面筋,股関節内転筋)は寛骨の外側および下方,大腿骨大転子の上方および下方に筋の付着部をもつ筋について考えたが,トレンデレンブルグ症例およびデュシェンヌ症例のどちらの場合も,股関節が求心位を保持することが困難で,寛骨に対して大腿骨の不安定性を有する症例が多い.そのため,①寛骨の内

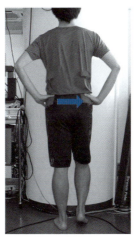 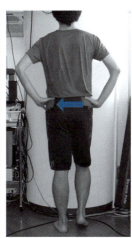

a.トレンデレンブルグ症例に対する骨盤の誘導方向
b.デュシェンヌ症例に対する骨盤の誘導方向

図5 股関節後面筋の促通方法の一例―前足部接地による踵上げ足踏み運動

対象下肢(左下肢)が支持するタイミングに合わせて骨盤を誘導する(トレンデレンブルグ症例:骨盤内方誘導,デュシェンヌ症例:骨盤外方誘導)

側に筋の付着をもつ腸骨筋,②今回紹介した大腿後面筋の付着位置である大腿骨大転子の上方と下方の中間に付着する内閉鎖筋と双子筋の筋力発揮は,股関節求心位の安定性を高めるために重要である.

おわりに

今回は,立脚期前半におけるトレンデレンブルグ徴候およびデュシェンヌ徴候を有する症例の評価・介入のポイントとして,筋の硬さの視点を中心に寛骨と大腿骨の関係を考えた.症例によっては,股関節形態異常(変形)の程度や下部体幹の安定性の低下など,その

ほか多くの点も考慮に入れなければならない場合も存在するが，股関節周囲の筋の硬さを踏まえた評価・介入は，臨床を効果的・戦略的に進めるうえでの一助となると考える．

◆ 文　献 ◆

1) Perry J, 他（著），武田　功（統括監訳）：ペリー歩行分析—正常歩行と異常歩行 原著第 2 版. 医歯薬出版，2012, pp77-79
2) Mündermann A, et al：Implications of increased medio-lateral trunk sway for ambulatory mechanics. *J Biomech* 41：165-170, 2008
3) Kapandji AI（著），塩田悦仁（訳）：カパンジー機能解剖学 原著第 6 版-下肢. 医歯薬出版，2010, pp46-49
4) Schünke M, 他（著），坂井建雄，他（監訳）：プロメテウス解剖学アトラス 解剖学総論／運動器系 第 2 版. 医学書院，2011, pp472-475

48 人工股関節全置換術施行後患者の歩容改善エクササイズ

西村圭二／市立長浜病院 リハビリテーション技術科

Clinical Points
1. 手術前の姿勢および運動パターンの修正
2. 下部体幹筋収縮と股関節伸展運動のリンク
3. 下部体幹筋収縮を意識した状態でのエクササイズおよび歩行

人工股関節全置換術施行後における歩行の特徴

　変形性股関節症患者は，疼痛や関節可動域制限，脚長差などから，さまざまな跛行を呈する．多くの症例では，人工股関節全置換術（THA：total hip arthroplasty）が施行されるが，術後も跛行が残存する場合がある．主な特徴としては，立脚中期に認めるトレンデレンブルグ徴候やデュシャンヌ徴候などの遊脚側骨盤の下制・挙上，あるいは体幹側屈，術側立脚中期から後期において術側股関節伸展に伴い生じる腰椎前弯や骨盤前傾の増強，体幹前傾の増強，骨盤の後退（回旋）などがあげられる．これらの代償が生じる原因として，術側股関節伸展および内転・外転可動域の低下，殿筋群の筋力低下，股関節屈筋の伸張性収縮能力の低下，下部体幹筋の安定性の低下，脊柱アライメントの不良，脚長差などがあげられる．近年，THAのクリニカルパスは短縮化傾向であることから，術後に歩行は獲得できたとしても，術前の変形の程度や発症期間によっては跛行が残存する場合があり，入院期間内の改善に難渋することがある．

下部体幹筋収縮と下肢運動のリンク

　THA施行後の患者の歩容を改善するためには，特に術側股関節の可動域や外転筋力の獲得が必須である．手術侵襲や術式によっては筋活動に影響を及ぼすが，股関節以外の問題も考慮する必要がある．変形性股関節症の発生機序として，寛骨臼形成不全によるものと腰部変性後弯（加齢変化）によるものに大きく分けられる[1]．どちらにおいても姿勢アライメントは不良であり，筋のインバランスが生じる．寛骨臼形成不全例では，骨頭被覆面積を増大させるために，骨盤前傾および腰椎前弯が増強する．そのため胸腰部脊柱起立筋，腸腰筋，大腿直筋は過緊張または短縮し，腹部筋群および殿筋群は弱化する傾向を示す．THAを施行し股関節痛や脚長差，関節可動域の改善は得られても，脊柱や骨盤の不良アライメントが残存する場合があり，術前

からの姿勢および運動パターンに依存してしまう．したがって，THA 施行後の患者の歩容改善のためには，股関節周囲の機能改善だけでなく，下部体幹筋の機能や姿勢アライメントにもアプローチすることが必要と考える．そこで入院期間中や退院後，継続的に歩容改善が行えるよう，患者自身がセルフエクササイズとして行える内容について，以下に述べる．

1．方法①─腹臥位での股関節伸展運動

歩行立脚期の股関節伸展を改善するために，腹臥位での股関節伸展運動が用いられることは多い．THA 施行後の患者の場合，股関節伸展を骨盤や腰椎で代償することが見受けられる．腹臥位での股関節伸展運動中の瞬間回転中心を計測してみると，健常成人では運動軸が股関節付近に位置するのに対し，THA 施行後の患者では頭側に位置している例が多い（図 1a）[2]．股関節伸展の可動域制限や大殿筋の筋力低下を認める場合は，まずこれらの改善が先決である．しかし，これらに著明な問題がなくても，術前の運動パターンから腰椎や骨盤で代償する場合がある．そのような症例では，腹部下にタオルやクッションなどを挿入し腰椎前弯や骨盤前傾を抑制した状態で，さらに腹部を背側に引き，骨盤底筋も同時に収縮させて股関節伸展を行うと，運動軸が股関節に近づき代償を抑制した股関節伸展運動が可能となる（図 1b）．これは，下部体幹筋収縮により腹腔内圧が上昇し，腰椎骨盤の安定化が得られるため，より股関節を中心とした運動につながることが考えられる．症例によっては，挿入物を過剰に押しつぶすことや，対側股関節屈筋を強く収縮することで，さらに代償する場合があるため，正確な動作確認および指導は必要である．

2．方法②─下部体幹筋収縮を意識した立ち方（エクササイズの基本姿勢）

歩行は立位姿勢の連続であるため，基本的

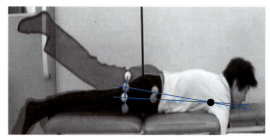

a．THA 施行後の患者の一例

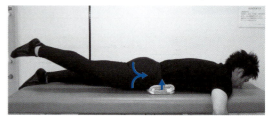

b．下部体幹筋収縮を伴う股関節伸展運動

図 1 腹臥位での股関節伸展運動

な体幹の緊張を維持した立位を常に意識する必要がある．そこで，体幹を頭尾側方向へ伸展すると腹横筋の活動が増大する[3]ことから，まず肩幅開脚立位にて両膝関節を軽度屈曲し，体幹を頭尾側方向に伸展する．その際，顎を引き，腹部を背側に引き込み，さらに骨盤底筋を収縮させるように意識する（図 2）．収縮は体幹の回旋動作を抑制しない程度とする．この姿勢および緊張を基本としてエクササイズや歩行をすると，体幹や骨盤の代償抑制につなげられる．

3．方法③─体幹の代償を抑制した側方体重移動

歩行時の体幹側屈による代償や骨盤の高低差（脚長差）に対しては，立位での側方体重移動練習が効果的である．しかし，修正が不十分な場合は，壁から拳一つぶん程度離れて立ち，肩と壁との間に丸めたバスタオルやペットボトルなどを挟む．この状態で挿入物を押しつぶさず，骨盤のみを壁側に移動させるようにして，正しい側方体重移動の感覚を獲得する（図 3）．特にデュシャンヌ歩行では，術側の片脚立位時に体幹を術側へ側屈したり，さらには骨盤を対側へ偏位するパターン

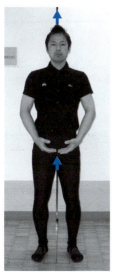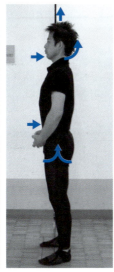

a．前額面　　　b．矢状面

図2　下部体幹筋収縮を意識した立ち方
　　（エクササイズの基本姿勢）

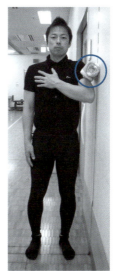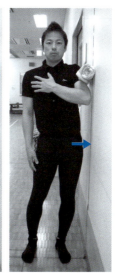

a．開始肢位　　　b．体重移動

図3　体幹の代償を抑制した側方体重
　　移動練習（左術側の場合）

をとるような場合，この方法は有効である．

4．方法④―体幹の代償を抑制した片脚立位

　方法③に引き続き，正しい片脚立位を獲得するために，肋木や壁を用いた修正が有効である．特に変形性股関節症を長期間患っている患者では，疼痛や脚長差の影響から脊柱の側弯が生じており，術後もこの影響が残存していることがある．術側の片脚立位時は，主に術側へ体幹が側屈し，術側の肋間は狭小化する．そのため，術側の上肢を挙上して体幹を正中位かつ肋間を拡大させた姿勢で片脚立位をとるように指導する．また同時に，術側の胸郭へ空気を吸い込むことを意識することで，さらに修正が得られやすい（図4a）．壁を用いる場合は15 cm程度離れて立ち，術側の上肢を壁に沿って真上に挙上した状態となり，さらに高く挙上することを意識しながら術側下肢へ体重移動し，片脚立位をとる（図4b）．壁と反対側の手は，杖や椅子の背もたれなどで支持すると，より安定した片脚立位が行える．これにより正しい体重移動と片脚立位姿勢を学習できる．

5．方法⑤―立脚後期を想定したステップ動作による修正

　立脚中期を想定した方法③と④の側方体重移動と片脚立位練習から，さらに術側の立脚後期を想定したステップ動作へとつなげていく．この場合も方法②の基本的な緊張を維持した状態で行う．壁側の上肢は，体幹を正中位に保持する程度に挙上し，両脚立位をとる．また，術側の前足部下にタオルや板などを挿入し足関節背屈位とする．この状態で反対側の下肢を一歩前方に踏み出す（図5）．このステップ動作を繰り返す．その際，下部体幹筋の収縮を意識することで骨盤および体幹の過度な前傾を抑制し，さらにタオルの挿入にて術側の股関節伸展での代償として生じる足関節底屈筋の過剰収縮を抑制できる．これにより，股関節を中心とした伸展が得られ，股関節伸展可動域の拡大にもつながれる．

6．方法⑥―歩行中の意識

　歩容改善のためには，歩行中も可能な範囲で方法②の基本的な緊張を維持することが望ましい．特に体幹や骨盤による代償が著明な

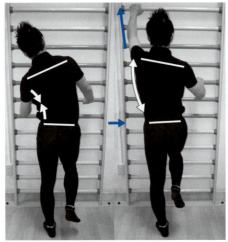
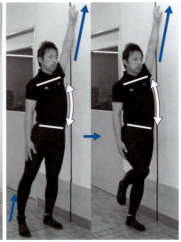

a．肋木を用いた修正　　　b．壁を用いた修正
図4　体幹の代償を抑制した片脚立位練習（左術側の場合）

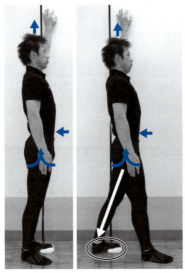

a．開始肢位　　b．ステップ動作時
図5　立脚後期を想定したステップ動作による修正（左術側の場合）

患者では，意識の継続が必要である．患者には，身長を1～2 cm高くするように伸び上がり，顎と腹部を引き，踵から接地することを意識して歩行するように指示している．この際，両肩甲帯を挙上したり上半身を過剰に固めたりしないように注意が必要である．なお，収縮意識は3割程度であり，両上肢が振れ，体幹が回旋できることが望ましい．

エクササイズの効果と有効性

前述したセルフエクササイズの継続的な実施により，THA施行後の跛行（体幹前後動揺，側方動揺）が減少傾向を示すことを臨床上で経験する．また，下部体幹筋収縮の意識により，歩行中の体幹および骨盤動揺の左右対称性が得られることも確認している．THA施行後の歩行を考えるうえで，股関節の可動域や筋力の獲得は必須である．しかし，四肢の土台となる体幹や姿勢アライメントを考慮したセルフエクササイズの指導および実施が，歩容改善の一助となり，さらには患者満足度の向上につながることを期待する．

◆ 文　献 ◆

1) 土井口祐一，他：骨盤傾斜異常と股関節症の進展メカニズム—股関節正面像を用いた骨盤傾斜の解析から．関節外科　23：484-492，2004
2) 西村圭二，他：人工股関節全置換術後患者における下部体幹筋収縮の有無が股関節自動伸展運動軸に与える影響．第49回日本理学療法学術大会抄録集，2014
3) 石井美和子：多関節運動連鎖からみた腰部の保存的治療戦略．井原秀俊，他（編）：多関節運動連鎖からみた変形性関節症の保存療法—刷新的理学療法．全日本病院出版会，2008

49 機能解剖学に基づいた脛骨大腿関節のROMエクササイズ

山﨑　敦／文京学院大学 保健医療技術学部

Clinical Points

1. 膝関節の関節構造の理解
2. 関節包内運動の誘発
3. 軟部組織へのアプローチ

はじめに

　膝関節の主たる運動は，いうまでもなく屈曲・伸展である．大腿骨と脛骨からなる脛骨大腿関節は解剖学的に蝶番関節と記されることが多いが，若干の回旋運動を伴うために「らせん関節」とも称される．つまり，脛骨大腿関節は2度の自由度を有している[1]．この関節は，膝蓋大腿関節とともに一つの関節腔内に存在し，膝関節の運動には膝蓋骨の変位を伴う．本稿では，脛骨大腿関節のROMエクササイズについて機能解剖学的視点から概説する．

関節形状と関節包内運動によるROMエクササイズ

　脛骨大腿関節は，大腿骨の内側顆・外側顆と脛骨の内側顆・外側顆からなる．大腿骨の内側顆と外側顆は，ともに凸面で関節頭を形成するが，その形状は対照的ではない．つまり，外側顆に比較して内側顆は球形に近い形状を呈する．また，関節面の距離を比較すると，内側顆よりも外側顆で短く，前後の長軸は平行ではない（図1）．一方の脛骨は，内側顆が凹面を，外側顆がやや凸面を呈する．しかしながら，この関節には三日月状の関節半月が介在するため，関節全体としてみると脛骨側は凹面の関節窩を形成する．

　図2は，荷重下で行ったオープンMRIを用いた研究[2]の結果を，抜粋して示したものである．大腿骨後顆部を近似円とみなして，その中心点を脛骨関節面に投影させている．つまり，脛骨に対して大腿骨がどのように変位したかを知る手がかりとなる．着目すべき点の1つ目は，大腿骨の内側顆と外側顆で移動距離が異なる点である．この研究結果によれば，5°伸展位から90°屈曲位まで運動した際に，脛骨関節面で大腿骨内側顆はわずかに後方に移動している（移動距離：2.2 mm）．一方の大腿骨外側顆は，5°伸展位から120°の屈曲運動を行った際に，21.1 mmも後方に移動している．多くの書籍では，膝関節最終伸展域で回旋運動が生じることをscrew-home

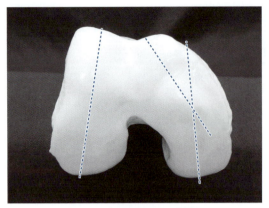

図1 大腿骨顆部の形態
両顆の関節面は矢状面に対して傾斜角を有するが対照的ではない

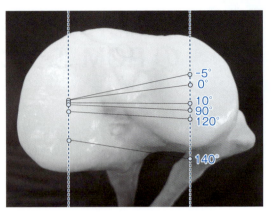

図2 脛骨大腿関節の骨運動
大腿骨後顆部を近似円とみなして，その中心点を脛骨関面に投影させている．大腿骨の内側顆は外側顆に比較して，その移動距離が少ない

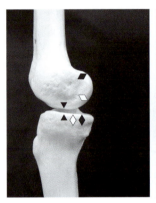 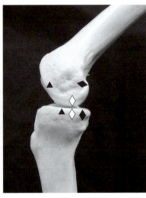 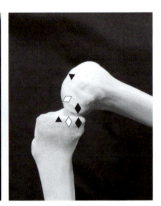

a．0°　　　　　　　　　b．軽度屈曲位　　　　　　　　c．深屈曲位

図3 膝関節屈曲時のロールバック機構
膝関節が屈曲するにつれて，脛骨関節窩（関節面）に対して大腿骨顆部の接触点が後方へと変化する

movement として紹介しているが，実際にはかなり広い屈曲・伸展の可動域において回旋を伴うことになる．このことから，膝関節 ROM エクササイズを伸展位から屈曲 90～120°の範囲で行う場合，伸展時には大腿骨に対して脛骨の外旋運動を，屈曲時には内旋運動を考慮する必要がある．

2つ目に着目すべき点は，屈曲 120°以降の深屈曲域での関節包内運動である．図3に示したのは，古くよりカパンジーの書籍[3]にも記されている脛骨関節窩（関節面）に対する大腿骨顆部の運動である．屈曲に伴い大腿骨顆部の接触点が後方へと変化していること（ロールバック機構），さらには接触点の距離が脛骨に比較して大腿骨で長いことがみてとれる．つまり，関節包内で生じる構成運動としては「滑り」運動が不可欠となる．前述した図1における移動距離を合わせて考えると，大腿骨の内側顆よりも外側顆で滑っていることになる．さらには，屈曲 90°～120°の変位からして深屈曲位に至る運動では，両顆が同程度に大きく滑っていることがうかがえ

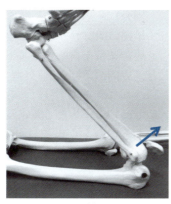 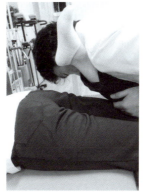

　　a．脛骨関節面の運動　　　b．具体的手技
図4　深屈曲位におけるROMエクササイズ
患者の有する最大屈曲角度において，脛骨長軸と直交する方向に牽引する

る．これらのことから，深屈曲の可動性を獲得するためのROMエクササイズでは，大腿骨関節面に対する脛骨関節面の「転がり」運動は不要であり，前方への「滑り」運動を十分に出すことが求められる．筆者は，大腿骨の固定性を考えて患者を腹臥位にし，脛骨近位部背側に手を差し込み，脛骨長軸と直交する方向に牽引を加えている（図4）．なお，背臥位や座位でも不可能ではないが，大腿骨の固定が不十分になりやすい．

関節周囲の軟部組織に対するアプローチ

　本稿では関節に対するアプローチを先行して記述したが，臨床においては軟部組織に対する運動療法を先行して行うことが多い．膝関節周囲の軟部組織については，脛骨大腿関節と膝蓋大腿関節を分けて論じることは困難である．今回は，滑液包および脂肪体に焦点をあてた具体的な運動療法を紹介する．

　脛骨大腿関節と膝蓋大腿関節は，それぞれに関節面を有しているが，関節包は共通である．この膝関節包は，大腿骨遠位部前面にあって中間広筋との間に位置する滑液包，つまり膝蓋上包と交通する．また，膝蓋上包と大腿

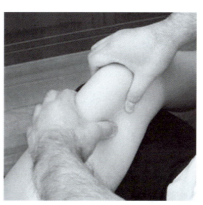

図5　膝蓋上包および大腿骨前脂肪体の滑走誘発
大腿四頭筋を把持し，大腿骨上で軽くつまみあげる．膝蓋上包および大腿骨前脂肪を含めて，大腿四頭筋を滑走させる

骨の間には大腿骨前脂肪体が存在し，中間広筋および膝蓋上包の滑走に大きく関与する．人工膝関節全置換術や膝関節周囲骨折術後の患者では，膝蓋上包や大腿骨前脂肪体が周囲の組織と癒着する可能性が高い．

　この癒着によるROM制限を予防するには，術後早期に膝蓋上包および大腿骨前脂肪体の滑走誘発が必要となる．そこで大腿骨遠位部において大腿四頭筋を把持し，大腿骨上で頭尾方向および内側・外側方向に移動させる（図5）．疼痛により把持することが困難な

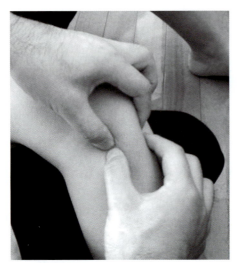

図6 膝蓋下脂肪体の滑走誘発
膝蓋靱帯を含めて膝蓋下脂肪体を把持し，
頭尾方向および内外側方向に移動させる

患者においては，大腿四頭筋を入れる大腿の前区画全体を滑走させる．

同様に，手術により膝蓋下脂肪体が周囲の組織と癒着した場合，さらには膝蓋下脂肪体への侵襲が生じた場合には，膝関節のROM制限が生じやすい．特に人工膝関節全置換術では，膝蓋下脂肪体を部分的に切除することが多く，脂肪体の萎縮や出血に伴う疼痛を招来する．また，膝蓋下脂肪体は膝関節運動に伴い移動することから，その滑走低下はROM制限の原因となる．これらの観点から早期のアプローチが必要となる．具体的には，膝蓋靱帯を含めて膝蓋下脂肪体を把持し，頭尾方向および内側・外側方向に移動させる（図6）．これらの手技は，関節拘縮に至った患者では効果が少なく，術後早期の介入がポイントとなる．

おわりに

今回のターゲットである脛骨大腿関節に限らず，運動器の機能改善を図るうえでは，機能解剖学的知識が不可欠となる．初心に帰って，解剖学や運動学の書籍を熟読することで，運動療法の新たな視点に気づくことが多い．

◆ 文 献 ◆

1) Neumann DA（著），嶋田智明，他（監訳）：カラー版 筋骨格系のキネシオロジー 原著第2版．医歯薬出版，2012
2) Johal P, et al：Tibiofemoral movement in the living knee. A study of weight bearing and non-weight bearing knee kinematics using "interventiona" MRI. *J Biomech* 38：269-276, 2005
3) Kapandji IA（著），塩田悦仁（監訳）：カラー版 カパンジー機能解剖学─Ⅱ．下肢原著第6版．医歯薬出版，2010

50 膝関節の独立した運動を獲得する

山田英司／総合病院回生病院関節外科センター附属 理学療法部

Clinical Points

1. 共同運動
2. 緊張系連鎖と相動系連鎖
3. 分離運動

関節疾患術後の筋緊張異常

　ある目的を達成するための合理的な運動には，複数の関節の運動学および運動力学的に適切な連携が必要である．この連携は，一定のパターンを形成することが多いが，運動の遂行を一つのパターンのみではなく，独立したさまざまなパターンで実行できることが関節や筋への負荷を回避するために重要である．このような制御は，感覚運動システムによって行われるが，多くのバリエーションから適切な運動を選択できるためには，運動を行う際に正常な筋緊張を維持していることが条件の一つとなる．

　筋緊張の亢進や異常な共同運動は，中枢神経障害の症状として捉えられることが多く，これまで運動器に対する理学療法において，あまり重要視されてこなかった．しかし，姿勢や動作を制御するための基本的な機能である筋緊張の制御は，運動発達と深い関係性をもっており，統合された成人においても，加齢，疼痛，恐怖などの条件により大きく変化することが報告されている[1]．

　例えば，下肢関節の術後や関節疾患により，筋緊張の異常が関節可動域や筋力，さまざまな動作に影響を及ぼしていることは臨床場面でよく遭遇する．これは，疼痛や運動に対する恐怖感などによる防御性収縮により，筋を弛緩することが困難で関節可動域制限を呈したり，歩行時に膝関節の屈曲・伸展運動を行えずに，膝関節を屈曲位で固定したまま歩行する stiff-knee gait や quadriceps avoidance gait と呼ばれる特徴的な歩行様式を出現させる．このような状態では，患者は自分の筋緊張をコントロールすることは困難であり，理学療法士が「力を抜いてください」といっても，「抜いてるつもりなんですけど…」と患者が答える，よくある臨床場面の風景となる．

　図1 に右人工膝関節置換術後患者の背臥位，端座位，立位姿勢を示す．背臥位では，術側は内反尖足位で安静時にもかかわらず大腿四頭筋と股関節内転筋群の収縮が認められる．端座位でも膝関節伸展筋が収縮しており

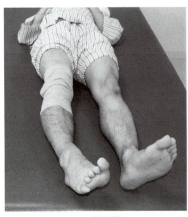 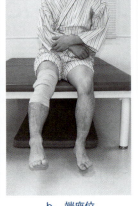 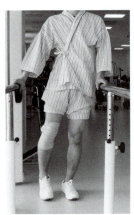

a．背臥位　　　　　　　　b．端座位　　　　　　　c．立位
図1　右人工膝関節全置換術後患者の姿勢

膝関節を屈曲することができない．また，内反尖足も背臥位と同様に認められる．端座位では，座圧は左殿部に偏位しており，体幹は左凸の側屈を呈し，右の骨盤が挙上している．立位では右下肢を骨盤挙上により引き上げている．

下肢だけに注目すると，内反尖足，膝関節伸展，股関節内転，骨盤挙上といわゆる中枢神経疾患の下肢伸展パターンとほぼ同様である．もし，このような筋緊張が亢進したままの状態で膝関節の他動的可動域練習を施行すれば，膝関節伸展筋の遠心性収縮を引き起こし，疼痛を惹起し，さらに筋緊張を亢進させてしまう悪循環に陥ることは容易に想像できる．また，このように骨盤が挙上した状態では，十分な荷重と膝関節の屈曲運動が困難であり，stiff-knee gait や quadriceps avoidance gait となる可能性が高くなる．

このように術後の患者の姿勢・運動パターンには，程度は異なるが中枢神経疾患と類似した筋緊張の異常，共同運動が出現しており，これらの異常に対して理学療法を用いて対応することが重要であると考える．

Jandaは，中枢神経系による身体全体をとおして調整される2つの筋グループ，緊張系連鎖（下肢帯：底屈，内反，屈曲，内旋，内転）と相動系連鎖（下肢帯：背屈，外反，伸展，外旋，外転）に分類し，緊張系連鎖は系統学的に古く，加齢，疼痛，廃用などで優位になりやすく，相動系連鎖は系統学的に若く，容易に抑制されやすいと述べている[1]．すなわち，疼痛や恐怖感のある状態では，股関節屈曲・内転・内旋，膝関節屈曲，足関節底屈・内反が優位になりやすいということであり，股関節屈筋である大腿直筋と膝関節屈筋であるハムストリングスの同時収縮により，膝関節が固定された状態となると考えると，よく観察される臨床症状と一致する．

筋緊張亢進を抑制し，独立した運動を獲得するポイント

まず，表1に示す運動器疾患における筋緊張異常の3つのレベルを考慮する．これはレベル1がもっとも重度であり，もし患者がレベル1であれば，レベル2，レベル3の順に改善することを目標とする．

レベル1の状態での目標は，まず常に特定の筋に収縮が起こっていることを患者に気づかせることである．患者の手で膨隆している筋を触ってもらったり，表面筋電図を利用して視覚的なフィードバックを用いることで，自分では力を抜いているつもりでも，筋が収縮していることを確認させる．特に緊張系連鎖の構成筋である大腿筋膜張筋や大腿直筋は，筋緊張が亢進しやすく，背臥位でも手で

表1 運動器疾患における筋緊張異常の3つのレベル

レベル1	筋が収縮している（力が入っている）ことに気づけない
レベル2	筋が収縮していることはわかるが，自分で弛緩できない
レベル3	収縮している筋を，自分で弛緩することができるが，気がつけばまた収縮している

触診可能な範囲にあり，これらの筋を用いて確認することが多い．

次の段階であるレベル2では，自分でコントロールはできないが，筋が収縮したり弛緩する感覚を気づかせることを目標とする．例えば，大腿筋膜張筋では理学療法士が他動的な股関節運動をさまざまな方向に行い，緊張しやすい肢位と弛緩しやすい肢位をみつけ，収縮時と弛緩時の違いを患者による触診や収縮感で感じさせる．

そして，レベル3ではさまざまな姿勢において，緊張系連鎖の筋が過剰に収縮していることを自分で気づき，それを弛緩させることができる，すなわち過剰な筋緊張を随意的にコントロールする能力の獲得を目指す．例えば，関節可動域練習の際に，背臥位で安静にしている時は正常な筋緊張であるが，理学療法士が足を触った瞬間に，大腿筋膜張筋が収縮してしまう場合もある．この際，理学療法士が足を持った状態でも，筋を弛緩することができるようになれば，筋緊張の影響を受けることなく，運動療法を行うことが可能となる．

独立した運動を獲得させる方法

注意すべき点は，①反射的な収縮を誘発しやすい他動運動ではなく自動運動，あるいは自動介助運動から行い，患者に収縮と弛緩した感覚を理解させる．②自動運動では負荷量に注意する．例えば，下肢挙上運動はかなり負荷量が大きく，多くの筋の収縮を必要とす

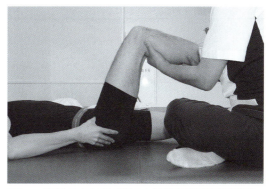

図2 背臥位にて患者に大腿筋膜張筋が収縮していることを気づかせるための患者による筋の触診

股関節を他動的にさまざまな方向に動かし，収縮する肢位と弛緩する肢位を確認させる

るため，緊張系連鎖の筋が過剰に収縮しやすい．よって，まず狭い可動範囲での自動介助運動から開始する．

患者に筋が収縮していることを気づかせる方法

背臥位で理学療法士が股関節を他動的にさまざまな方向に動かし，収縮する肢位と弛緩する肢位を探す．その際，患者に筋を触診させ，収縮時に筋が膨隆し，弛緩時に膨隆が消失することを理解させる（図2）．他動的な運動で弛緩する肢位をみつけられない場合は，相反抑制を利用し，弛緩させたい筋の拮抗筋を収縮させ，目的とする筋が弛緩する状態を気づかせる（図3）．

背臥位で可能となれば，端座位でも収縮と弛緩を確認させる．その際，自動股関節屈曲運動では負荷が大き過ぎるため，踵を浮かせる運動を行う．まず，端座位で腰椎の前弯を保持したまま，大腿部の近位前外側を触診してもらう．そして，自動股関節屈曲運動を行い，大腿筋筋膜張筋と大腿直筋が収縮し，筋が膨隆することを確認してもらう．次に，安静時に筋が収縮していないことを確認した後，筋が収縮しないようにしながら踵を挙上

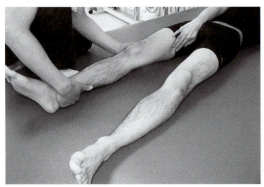

図3 背臥位にて患者に内転筋群が収縮していることを気づかせるための患者による筋の触診

股関節外転運動に抵抗を加えることで，相反神経抑制にて内転筋群の収縮が減少することを確認させる

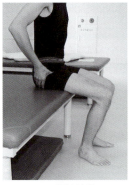 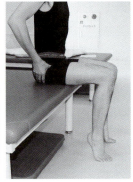

a．開始肢位　　　　b．終了肢位

図4 踵の挙上運動による大腿筋膜張筋と大腿直筋の収縮の確認

腰椎の前弯を保持したまま，大腿筋膜張筋と大腿直筋を収縮させずに踵が挙上できることを目標とする

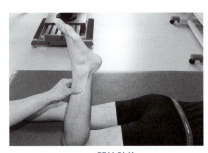

a．開始肢位

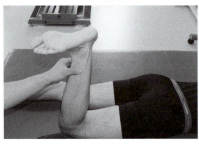

b．終了肢位

図5 腹臥位での自動足関節外反運動

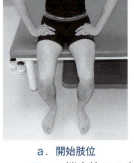 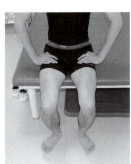

a．開始肢位　　　　b．終了肢位

図6 端座位での自動足関節外反運動

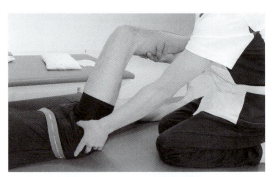

図7 Ib抑制を利用し，筋を弛緩させる方法

するよう指示する（図4）．なお，ここでは大腿筋膜張筋と大腿直筋が収縮せずに踵を挙上できることが目標である．

筋緊張を抑制する方法

優位になりやすい緊張系連鎖グループの特徴は，個々の筋でなくグループ全体で活動することである．すなわち，緊張系連鎖グループを構成する一つの筋の筋緊張が亢進している時は，他の筋も筋緊張が亢進している場合が多い．逆に，一つの筋の筋緊張が低下すれば，グループを構成する筋全体が筋緊張を低下させる．よって，下肢の緊張系連鎖グルー

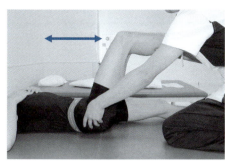 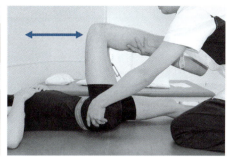

a．開始肢位　　　　　　　　　　b．終了肢位

図8　他動的な股関節運動
左手で大腿筋膜張筋の筋収縮が起こらないことを確認しながら下腿長軸方向に他動的に動かし，筋収縮が起こらず動かせる範囲を広げる

プの筋の筋緊張を抑制したい時には，意識しやすい足関節の緊張系連鎖グループの筋緊張を抑制することにより，下肢全体の筋緊張を正常化させる場合が多い．実際には，緊張系連鎖グループの拮抗筋である相動系連鎖グループに属する背屈筋・外反筋である前脛骨筋や腓骨筋を収縮させる相反神経抑制を用いて行う．重要な点は，前脛骨筋や腓骨筋の収縮を代償なく十分に行うことであり，母趾や足趾の伸展筋や股関節の筋による代償に注意する．その際，健側との比較を行いながら実施すると理解しやすい．また，背臥位のみでなく，腹臥位や端座位での膝関節屈曲位でも行う（図5，6）．

他動的に筋緊張を抑制する場合には，膝関節と股関節をまたぐ二関節筋をIb抑制と股関節の他動運動を用いて抑制する．まず，背臥位で理学療法士は下腿を下からしっかり保持し，可能な限り手の上に下肢をもたれてもらう．反対の手で大腿筋膜張筋と大腿直筋を触診し，安静時で筋が収縮しているかを評価する．収縮している場合には，筋を圧迫しIb抑制を利用して筋を弛緩させる（図7）．この時に股関節の角度を少しずつ変化させ，筋が弛緩しやすい長さを探してみるのもよい．そして，筋が弛緩すれば筋が収縮しない範囲で，他動的な股関節運動を行い，他動的に動かしても筋が収縮しない範囲を広げていく．動かす方法は，二関節筋における力学体系の方向

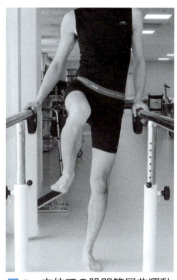

図9　立位での股関節屈曲運動
腰方形筋による骨盤の挙上と足関節の背屈運動が認められる

制御の理論に応じて，下腿の長軸と同じ方向に動かすことにより，二関節筋の活動を可能な限り引き起こさないように注意し，他動的に股関節を動かされる感覚を患者に感じてもらう（図8）．

歩行時の下肢の筋緊張を低下させ，膝関節運動を拡大する方法

歩行時の異常な筋緊張亢進は，膝関節の可動範囲を減少させ，結果としてstiff-knee gaitやquadriceps avoidance gaitを引き起こ

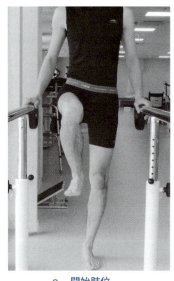 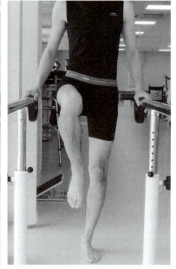

a．開始肢位　　　　　　　　b．終了肢位
図10　立位での足関節のコントロール
股関節を屈曲したまま，前脛骨筋を弛緩させ尖足になるようにする

す．これまでに述べた背臥位や端座位での筋緊張を抑制する方法でうまくいっても，立位では共同運動が残存している場合も多い．立位でのコツは，股関節と膝関節の運動から足関節の運動を分離することから始めるとうまくいくことが多い．

平行棒内を両手で支持した立位で自動股関節屈曲運動を行ってもらう．筋緊張が亢進している患者では，腰方形筋の過剰な収縮による骨盤の過度な挙上と足関節の背屈運動が認められる（図9）．しかし，腰方形筋を随意的にコントロールすることは難しいため，操作しやすい足関節の背屈運動に注意を向けさせ，股関節を屈曲したまま前脛骨筋を弛緩させて尖足になるようにする（図10）．もし，弛緩することが困難であれば，最初は自動足関節底屈運動によって尖足にしてもよい．そして，左右交互に自動股関節屈曲運動を行わせ，股関節運動に伴い，足関節背屈筋の異常な筋緊張が出現しないことを学習させる．

次に，平行棒内で歩行し，立脚期から遊脚期に移行する際につま先を床にこすって振り出すよう指示する．これは，膝関節の力を抜いてくださいという指示（内的焦点）ではコントロールが難しいが，床をこするという指示（外的焦点）で筋緊張を変化させる方法である．これを繰り返すことにより，徐々に歩行中の膝関節の可動範囲が拡大していく場合が多い．ただし，いきなり独歩に移行するなど，負荷が急激に大きくなると，筋緊張が再び亢進してしまうので負荷量の設定に注意する必要がある．

おわりに

運動器疾患において効率的な運動療法の効果を出すためには，可能な限り筋緊張を正常化する必要がある．今回は，筋緊張の亢進を中心に述べたが，抑制されている筋が機能障害と関連している場合も多い．よって，筋力や関節可動域のみでなく，これらに影響を及ぼしている筋緊張に着目する必要があると思われる．

◆ 文　献 ◆
1) Phil P，他（著），小倉秀子（監訳）：ヤンダアプローチ―マッスルインバランスに対する評価と治療．三輪書店，2013

51 荷重位における膝関節伸展運動機能障害に対してのアプローチ

森口晃一／西尾病院 リハビリテーション科

Clinical Points
1. 腸腰筋の遠心性収縮機能の向上
2. 股関節屈曲可動域の拡大
3. 腰椎・骨盤の分節的な運動

はじめに

歩行や起立など動的場面で膝関節の動きを観察してみると，膝関節最終伸展域での運動制御に問題がある場合にしばしば遭遇する．そのような症例は，伸展域での疼痛や不安定感を訴えることが多い印象である．病態としては，膝蓋下脂肪体の炎症やインピンジメント[1,2]の発生につながる可能性がある．動的場面における膝関節伸展での最終域の運動制御に問題がある場合の現象としては，荷重位において膝関節伸展の最終局面で，脛骨近位部および大腿遠位部に後方移動が急激に生じてしまうことである．関節弛緩性を有するなど，膝関節後方関節包および靱帯系の伸長性が高い場合（いわゆる反張膝）には多くみられる．膝関節自体で伸展最終局面の運動を制御するのは困難であり，またこのような現象は，大腿については股関節より上位，下腿においては足関節と足部からの影響の結果であると捉えている．筆者は，特に股関節より上位に着目して評価およびアプローチを行っており，その部位に注目すると，荷重位での膝関節伸展時の大腿遠位部の後方移動に伴い，大腿近位部（股関節）および骨盤帯の前方移動が同時に生じることが多い．変形性膝関節症により伸展制限を有している場合でも，もともと関節弛緩性を有し，膝関節においても過伸展しやすい状態にあった症例は，同様の現象がみられる．伸展域での制御は，荷重支持機能として重要であり，その制御に問題があると，膝関節へのメカニカルストレス（特に滑り）の増大につながると考えている．そこで本稿では，動的場面において膝関節伸展の最終域に問題があると考えられる症例に対する評価ならびに運動療法の概要を述べる．

評価方法

1．膝関節アライメントの確認

大腿骨に対する脛骨の位置関係を確認する．臨床的に，大腿骨に対して脛骨の後方化および脛骨の内弯が強い症例は問題となりやすい．

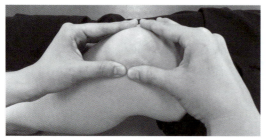

a．膝蓋骨の可動性の確認（膝関節屈曲位）

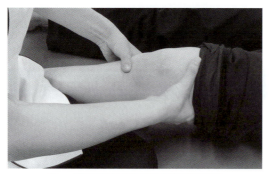

b．大腿骨に対する脛骨の遊びの確認

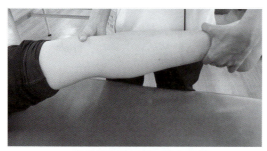

c．他動伸展時の脛骨の動きの確認

図1　膝関節運動の確認

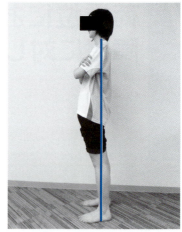

図2　立位姿勢の確認
骨盤が膝関節中心よりも前方に位置し，大腿骨頭の前方移動が生じやすい姿勢

2．膝蓋大腿関節と大腿脛骨関節の遊び，膝関節他動伸展運動の確認（図1）

膝関節伸展位および屈曲位における膝蓋骨の過可動性の有無を確認する．また，徒手的に大腿骨に対する脛骨の遊びを確認し，特に内側において脛骨の後方移動が大きいか否かを確認する．さらに，膝関節を他動伸展した際に脛骨の後方移動（特に内側大腿脛骨関節において）が大きいか否かを確認する．特に膝蓋骨の過可動性，脛骨の後方移動（特に内側）が関節の遊びや膝関節他動伸展時に大きい場合が問題となりやすい．

3．立位姿勢の確認（図2）

矢状面における骨盤・大腿骨・脛骨の相対的位置関係を確認する．膝関節中心よりも骨盤が前方に偏位し，さらに後傾位にあり，大腿骨頭の前方移動が生じやすい状態にないかを確認する．これらの状態は問題となりやすい．

4．スクワット動作の確認（図3）

スクワット動作において，身体重心を下降した状態から立位姿勢に戻る際の膝関節および骨盤帯の動きを確認する．立位に戻る段階で，骨盤の前方移動が大きい場合や，腰椎の前弯を強める場合は，膝関節最終伸展域で急激な伸展が起こり，過伸展となりやすい．このような場合は，各体節において身体重心の上方移動に切り替わる際の動き始めや最終肢位（立位）に至る局面での終了のタイミングにずれが生じていることが多い．

5．腸腰筋の筋力の確認（図4）

体幹などの影響を排除するために，背臥位で実施する．股関節・膝関節90°屈曲位で抵抗に対し，その肢位を保持できるか否かを確認する．

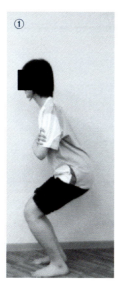 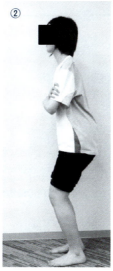 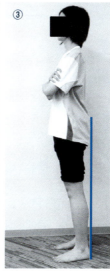 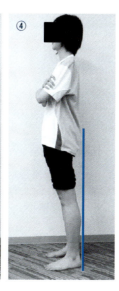

図3 スクワット動作の確認

①〜④はスクワット動作での身体重心下降状態から静止立位に戻るまである．③と④においては，下腿と足関節の動きはほぼ終了しているが，③に対して④では股関節の伸展（大腿骨頭の前方移動），骨盤の前方移動が生じており，動作終了姿勢（静止立位）に至るまでに関節運動の終了のタイミングにずれが生じている

アプローチ

1．股関節可動性の改善（図5）

徒手的に，胸腰筋膜や脊柱起立筋の緊張緩和を図り，腰椎が可動しやすい状態をつくるとともに，仙腸関節へのアプローチを加えると，股関節屈曲可動域が拡大しやすい．

2．骨盤・腰椎運動制御の改善（図6）

腰椎や股関節屈曲の可動性改善を図った後に，患者に座位での骨盤前傾・後傾運動を行ってもらい，セラピストが運動の方向や順序をアシストしながら骨盤と腰椎が分節的に運動が行われることを目指す．

3．腸腰筋の機能向上運動（図7）

腸腰筋の遠心性収縮機能の改善を図る．背臥位で股関節・膝関節90°屈曲位から腸腰筋を意識して膝関節は屈曲位を保ったままゆっくりと股関節を伸展させ，足底を接地させる

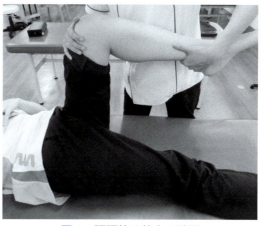

図4 腸腰筋の筋力の確認
背臥位で股関節・膝関節約90°屈曲位で抵抗に抗して肢位を保持できるか否かを確認する

ように指示する．

4．スクワット動作の学習（図8）

バランストレーニング用の道具などを使用して立位が安定しにくい状況をつくり，その上でゆっくりとスクワット動作を行う．正確

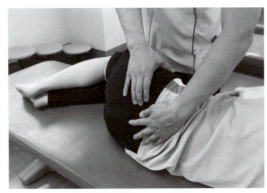
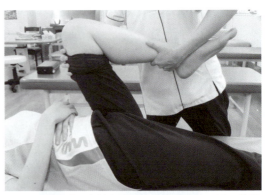

a．仙腸関節への徒手操作　　　　b．股関節屈曲の自働介助運動（屈曲約90〜100°の範囲で実施）

図5　股関節屈曲可動域の改善

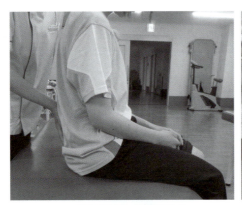
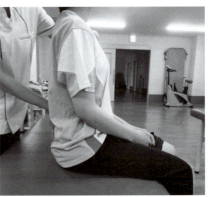

a．骨盤後傾位，腰椎屈曲位　　　　b．骨盤前傾位，腰椎伸展位

図6　骨盤・腰椎の運動制御改善
セラピストが骨盤と腰椎の運動を誘導しながらの骨盤前傾・後傾運動を行う

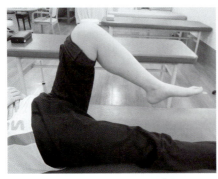
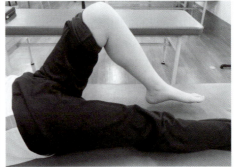

a．股関節・膝関節90°屈曲位　　　　b．aの角度を維持した状態で股関節伸展

図7　腸腰筋の機能向上
背臥位で股関節・膝関節90°屈曲位から膝関節は角度を維持したまま，足底が床に接地するまで股関節をゆっくり伸展させる

に身体重心の上下動が行われないと，円滑にスクワット動作が達成できない．

◆ 文　献 ◆

1) 桃原茂樹，他：膝関節前内側部痛—膝蓋骨内側滑膜ヒダと膝蓋下脂肪体の問題．東京女子医科大学雑誌　76：219-224, 2006
2) 高澤祐治，他：インピンジメント症候群-病態と治療—膝関節のインピンジメント．*Orthopaedics*　27：25-31, 2014

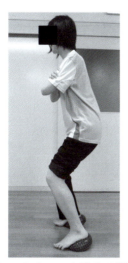

図 8　スクワット動作の学習
道具を使用して立位が安定しにくい状況をつくり，その上でゆっくりとスクワット動作を行う

52 変形性膝関節症患者の歩行時痛を軽減する

近藤　淳／老健あさひな，中村整形外科

Clinical Points

1. 下肢後面3筋の圧痛確認とリリース
2. 膝関節伸展可動域の確保
3. 膝関節屈曲筋の抑制を伴う股関節および膝関節伸展筋力の同時促通

はじめに

筆者は，変形性膝関節症患者の歩行時痛にアプローチする際，一つのデータ解析結果を元に評価治療を展開している．それは，変形性膝関節症の術前患者を，内側開大式高位脛骨骨切り術の群（n：158）と外側閉鎖式高位脛骨骨切り術および人工膝関節置換術の群（n：143）の2群に分け，おのおのの群内において10m歩行の速度に関与する因子を検討したものである．検討因子は，年齢，体重，BMI，膝関節伸展・屈曲筋力，膝関節伸展・屈曲のROM，疼痛（Knee Injury and Osteoarthritis Outcome Scoreの疼痛項目）である．その結果，10m歩行速度に関与した因子として，両群ともに膝関節伸展の筋力，膝関節伸展のROM，疼痛，年齢が抽出されたが，外側閉鎖式高位脛骨骨切り術および人工膝関節置換術の群のみ，膝関節屈曲の筋力も抽出された．また，内側開大式高位脛骨骨切り術と比較して，外側閉鎖式高位脛骨骨切り術および人工膝関節置換術は，変形性膝関節症が進行した患者に施行されている．これらを考慮すると，変形性膝関節症はその進行に伴い，歩行時に膝関節屈曲筋に依存する割合が大きくなり，過負荷を生じさせる可能性があることが示唆された．

そのため，筆者は変形性膝関節症患者の歩行時の除痛にアプローチする際，①下肢後面3筋の圧痛確認とリリース，②膝関節伸展可動域の確保，③膝関節屈曲筋の抑制を伴う股関節および膝関節伸展筋力の同時促通，という方向で治療を進めている．なお，①では即時的な除痛効果，②と③では中期・長期的な除痛効果を得ることを多く経験するが，その詳細について，以下に述べる．

圧痛の確認部位とその理由

1. 圧痛の確認部位①—内外ハムストリングスの遠位筋間と内外腓腹筋の近位筋間（図1）

①内外ハムストリングスの遠位筋間と②内

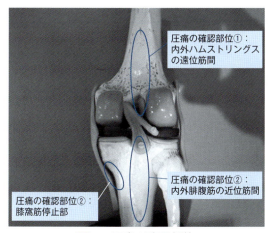

図1 圧痛の確認部位

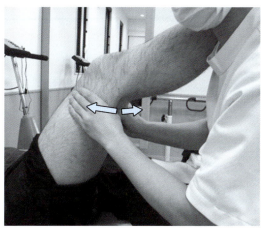

図2 内外ハムストリングスの遠位筋間に圧痛を認めた場合

患者の下肢を挙上し，セラピストの両母指を内外ハムストリングスの遠位筋間に挿入し，膝窩から近位方向へ内側・外側ハムストリングスを離すように短軸方向のリリースを施行する（矢印）

外腓腹筋の近位筋間ともに，筋自体ではなく，膝窩から近位・遠位に向けて 10〜15 cm 程度までの筋間で圧痛を確認する．歩行時痛を訴える変形性膝関節症患者において，膝関節屈曲筋である 2 筋の内外間に圧痛を訴える患者は非常に多い．これは，膝関節屈曲筋に依存した歩行により，筋膜に過負荷が生じていると考えられる．特に歩行時痛として問診上では，膝関節内側に疼痛を訴える患者は多いが，前述の 2 部位の圧痛は患者自身も自覚していない場合が多い．

2．圧痛の確認部位②─膝窩筋停止部（図1）

圧痛部位は，脛骨内側近位の腓腹筋を避けた奥の膝窩筋停止部で確認する．関節制動を考えた時，他関節の影響を受けづらい単関節筋が非常に重要な役割を担うと筆者は考えている．その中で，膝窩筋は膝関節単関節筋であるうえに膝関節外反・内旋作用を有するため，わが国において多くみられる内反膝の制動を要求されていると考える．加えて，膝関節外旋アライメントの症例では，より多くの制動を要求される可能性があり，圧痛を訴える場合が多い．

圧痛の確認部位別による治療

患者の治療肢位は背臥位とする．また，すべて血管や神経の近くを治療するため，十分に注意して行う必要がある．

1．内外ハムストリングスの遠位筋間に圧痛を認めた場合

患者の下肢を挙上し，セラピストの両母指を内外ハムストリングスの遠位筋間に挿入し，膝窩から近位方向へ内側・外側ハムストリングスを離すように短軸方向のリリースを施行する（図2）．

2．内外腓腹筋の近位筋間に圧痛を認めた場合

患者の下肢を軽度屈曲位とし，セラピストの両 2〜4 指を内外腓腹筋の近位筋間に挿入して，膝窩から遠位方向へ内外側腓腹筋を離すように短軸方向のリリースを施行する（図3）．特に内側ハムストリングスや内側腓腹筋の内側方向へのリリースは愛護的に念入りに行う．これは膝関節内側をまたぐ筋の筋緊張，

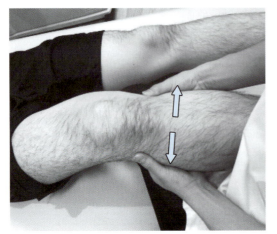

図3 内外腓腹筋の近位筋間に圧痛を認めた場合
　患者の下肢を軽度屈曲位とし，セラピストの両2〜4指を内外腓腹筋の近位筋間に挿入して膝窩から遠位方向へ内外腓腹筋を離すように短軸方向のリリースを施行する（矢印）

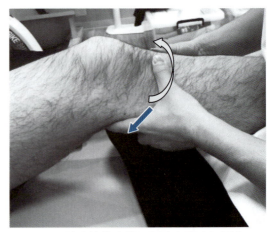

図4 膝窩筋停止部に圧痛を認めた場合
　患者の下肢を膝関節軽度屈曲位とし，セラピストの母指で脛骨外側を把持して第3〜4指を腓骨頭レベルの両腓腹筋中央の奥に挿入し，膝窩筋の起始部方向へ膝窩筋の筋腹を間接的にリリースする（色矢印）．その際，反対の手で脛骨内側を把持し，両手で脛骨内旋を入れながら行う（矢印）

スパズムの軽減により，内反膝を呈する膝関節内側関節面の過剰な圧上昇の軽減も狙ったものである．

3．膝窩筋停止部に圧痛を認めた場合

　患者の下肢を軽度膝関節屈曲位とし，セラピストの母指で脛骨外側を把持し，第3〜4指を腓骨頭レベルの両腓腹筋中央の奥に挿入し，膝窩筋の起始部方向へ膝窩筋の筋腹を間接的にリリースする．その際，反対の手で脛骨内側を把持し，両手で脛骨内旋をさせながら行う．（図4）．この治療は，圧痛を評価しながら行う．これらの治療により，即時的な歩行時の除痛が図れ，伸展可動域の改善もみられることを非常に多く経験する．そのため，変形性膝関節症の歩行時痛は筋性疼痛が大きく修飾している可能性が高いと考える．

膝関節伸展可動域の確保

　ここまでに得られた除痛効果を持続させるために必要な要素が2つある．1つ目の要素は，前日の治療により改善した膝関節伸展可

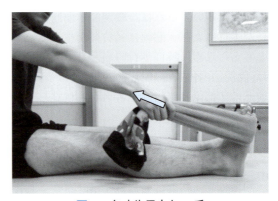

図5 タオルストレッチ
　タオルをMP関節にかけ肩の方向に引っ張る（矢印）．それにより足底からの力のベクトルが膝の腹側を通し膝関節伸展方向へのモーメントをつくる

動域の維持である．膝関節伸展可動域の確保で得られる，受動組織による安定性向上は重要である．そのために自主トレーニングが重要と考えタオルストレッチ（図5）を指導している．タオルストレッチは，主に下腿三頭筋のストレッチとして用いられることが多いが，筆者は膝関節伸展方向への他動的なモー

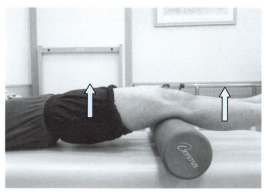

図6 膝ブリッジ
膝関節より近位の後面に枕などの支持物を入れ，股関節を伸展しつつ膝関節の伸展を行う（矢印）

メントを与えることを主目的としている．そのため，タオルを足趾ではなく，MP関節にかけ肩の方向に引っ張るように指導し，足底からの力のベクトルを膝の腹側に向け膝関節伸展方向へモーメントを作用させて，膝関節伸展の可動域改善およびハムストリングスと腓腹筋のリラクセーションも行う．

膝関節屈曲筋の抑制を伴う股関節および膝関節伸展筋力の同時促通

除痛効果を持続させるために必要な2つ目の要素は，歩行時の主役を膝関節屈曲筋から股関節および膝関節伸展筋に移すということである．そのため立脚初期に重要な大殿筋と大腿四頭筋を促通すると同時に，ハムストリングスおよび腓腹筋にもアプローチする．その際，自主トレーニングとしてパテラセッティングを選択することがあるが，ハムストリングスの収縮が強くなってしまうことを多く経験する．そのような場合は，図6に示す膝ブリッジを指導している．膝関節より近位の後面に枕などの支持物を入れ，股関節を伸展しつつ膝関節の伸展を行う．このトレーニングは，開放性運動連鎖での膝関節伸展を伴った運動のため，ハムストリングスが抑制された大殿筋と大腿四頭筋の同時収縮が可能であると考えた．例えば，われわれが行った筋電図測定において，膝ブリッジの％Maximum Voluntary Contractionは大殿筋が21.6％，内側広筋が29.7％に対し，ハムストリングスは9.7％であり，ハムストリングスが抑制される結果となった．これに足関節背屈を伴いながら施行することで腓腹筋を抑制することが可能となる．よって，膝ブリッジは簡便に施行できるため，自主トレーニングとして適していると考える．

前述の膝関節伸展の可動域確保と膝関節屈曲筋の抑制を伴う股関節および膝関節伸展筋力の同時促通が行われた患者は，長期的な歩行時の疼痛軽減がなされることを多く経験している．

おわりに

筆者は，以上の方法で変形性膝関節症患者の歩行時痛にアプローチし，大きな効果を得ている．変形性膝関節症患者に対しては，前額面上のアプローチが多いが，今回のように矢状面上のアプローチも非常に有意義であると考える．しかし，段差昇降などの他の動作での疼痛に対しては，別の評価や治療が必要である．また，手術療法を含めた包括的な視点も患者のQOLのためには重要である．最後に貴重な術前患者データの使用を快く承諾していただいた横須賀市立市民病院リハビリテーション科の皆様に深謝する．

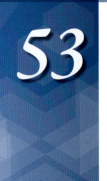

53 変形性膝関節症の痛みの特徴

田中　創／九州医療整形外科・内科リハビリテーションクリニック

Clinical Points

1. 変形性膝関節症（以下，膝OA）の痛みの多面性を理解する
2. 膝OA保存例の理学療法において推奨される初期評価の項目
3. 膝OAの評価・治療のポイントと能力障害の改善に影響する因子

はじめに

わが国における膝OAの有病率は2,530万人と推定されており[1]，要介護・要支援の原因になる疾患としても上位を占めている．膝OAの主たる問題点として「痛み」があげられるが，本稿では自験例をもとにその痛みの特徴と評価・治療のポイントについて述べる．

膝OAにおける問診の要点

近年，痛みを捉える場合には，身体的な痛み感覚だけでなく，痛みに伴って生じる不安や不快感といった感情の変化，痛みに対する注意や予測といった痛みに対する自己の認識についてもみていく必要性が提唱されている[2]．理学療法士は機能をみるスペシャリストであるため，身体機能と密接に関連する精神・心理・社会的側面を考慮して理学療法を実践していくことは不可欠である．膝OAにおいて，問診で聴取すべき項目について表1に示す．

表1　問診で聴取すべき項目

①受傷機転
②痛みの部位・強さ・表出
③痛みの性質・場面・種類
④痛みの再現性
⑤痛みの変動
⑥痛みが増減する姿勢・動作
⑦痛みの経過
⑧痛みに対する認識
⑨現状で困っていること，改善したいこと
⑩既往歴
⑪社会的背景（事故，ライフイベントなど）

初期評価として推奨される項目

膝OAの保存例を対象とした初期評価時に実践すべき項目として，われわれの調査では図1に示す項目の評価を実践する必要性が示唆された．膝OAで医療期間を受診する場合，痛みを主訴として来院されることが多い．しかし，初診の場合であっても，その時点で罹患期間が数カ月から数年に及ぶことも少なくない．このように長年の痛みに悩まさ

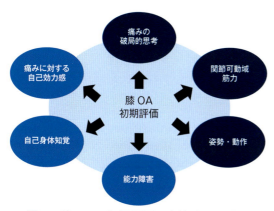

図 1 膝 OA の初期評価で実施すべき項目
　膝 OA 保存例の初期評価においては，基礎情報としての年齢，重症度，関節可動域・筋力検査に加えて，痛みに関連した破局的思考，自己効力感，身体知覚，能力障害，姿勢・動作の特徴を把握しておく必要がある．それぞれを測定するためのスクリーニングツールについては正書を参照されたい

れている患者も多いことから，膝 OA の理学療法を実施していくうえでは，初期評価時から多角的な視点で問診・評価を行うことが重要である．

膝 OA における評価・治療のポイント

　膝 OA では，痛みを主要な訴えとして来院される患者が多いが，評価・治療のアウトカムは能力障害におくことが重要である．ここであげている能力障害とは，日常生活動作の制限や職業能力を含む社会的能力まで幅広い活動制限を含んでいる．筆者は，患者と互いに訴えを共有できる，また患者自身が困難と感じているシンプルな課題（meaningful task）を軸に，能力障害に関与する因子の評価を行うようにしている．膝 OA においては，スクワットや椅子からの立ち上がり，段差の昇降などを meaningful task として選択することが多い．
　われわれの縦断的調査において，運動時痛と能力障害を媒介する因子として破局的思考が抽出された．これは能力障害を改善してい

くために運動時痛の程度だけでなく，初期の介入時より破局的思考を改善していく必要性があることを示唆している．患者が痛みに対して抱いている不安感や恐怖心，痛みへの誤解などがないかを聴取し，必要に応じた患者教育を行うことで安心感を与えながら理学療法を提供することが重要である．
　また，膝 OA の理学療法においては，表出される問題のみを取り上げがちだが，われわれの調査において，実際の状態よりも自身の膝が腫れていると自覚している患者ほど，長期的な能力障害の改善が乏しかったことがわかっている．つまり，理学療法の評価・治療においては視覚的に捉えられる現象だけでなく，内的な表象としての自己の身体イメージにも注意を払う必要がある．

膝 OA の能力障害の改善に影響する因子

　運動器疾患における標準的算定日数は 150日と定められており，その経過に影響を及ぼす因子を把握しておくことは重要である．われわれは，膝 OA 保存例における初期評価時から 150 日までの能力障害の改善に影響する因子について調査した．その結果，能力障害の改善が乏しい膝 OA 患者では運動時痛と破局的思考の改善がみられず，自己効力感が低い傾向にあることがわかった．また，初期評価時に自身の膝に対する身体認識が低い患者ほど，150 日後の能力障害が改善しにくいことも明らかとなった．これらより 150 日後の能力障害の改善のためには運動時痛や破局的思考の改善だけでなく，主観的な判断としての自己効力感を高めていく必要性がある．さらに，内的表象としての身体イメージについては，介入初期より重点的に評価・治療していくことが 150 日後の能力障害の改善につながることが予測される．

まとめ

　膝 OA は単に加齢に伴う構造的変化だけでなく，痛みの多面的な要因によって能力障害の低下を引き起こす疾患である．したがって，本稿で述べたように多面的な視点から評価・治療を行っていくことが不可欠である．しかし，本稿で述べた内容は膝 OA の機能・能力障害をみていく一例にすぎないため，さらなる視点の拡大とデータの聴取に努めていきたい．

◆ 文　献 ◆

1) Yoshimura N, et al：Prevalence of knee osteoarthritis, lumbar spondylosis, and osteoporosis in Japanese men and women：the research on osteoarthritis/osteoporosis against disability study. *J Bone Miner Metab* **27**：620-628, 2009
2) 信迫悟志，他：慢性疼痛に対するニューロリハビリテーションの取り組み．理学療法学　**43**：37-41，2016

54 変形性膝関節症に対する大腿四頭筋の筋力訓練の再考

上原卓也／豊橋整形外科江崎病院 リハビリテーション科

Clinical Points

1. 大腿四頭筋の各筋厚の評価
2. 膝関節の動揺性の抑制
3. 外側広筋の筋力強化

はじめに

現在，日本において変形性膝関節症（以下，膝OA）の患者数は，自覚症状を有する者は約1,000万人，潜在的な患者は約3,000万人いるといわれている．日本人の約4人に1人は，膝OAを発症する可能性があり，膝OAの進行に伴い運動痛および関節可動域制限などにより，日常生活が障害されていくことが考えられる．そのため，介護予防やロコモティブシンドロームの視点からも，リハビリテーションによる予防や改善が必要であると考えられる．膝OAの要因の中には，歩行時での膝関節の動揺性があり，臨床における治療アプローチとしては大腿四頭筋の筋力強化が多く用いられている．

歩行時の大腿四頭筋の機能

大腿四頭筋の筋力評価として，超音波画像診断装置を用いて大腿直筋，中間広筋，外側広筋，内側広筋，内側広筋斜走線維の各筋厚と歩行時の膝関節動揺性との関係について調べた結果，軽度膝OAでは外側広筋が薄いほど，歩行荷重応答期の前額面上の外的膝関節モーメントに影響を及ぼしていることがわかった．これは，外側広筋には速筋線維が多く含まれており，加齢の影響により内側広筋が早期に筋萎縮が起こるため，特に軽度膝OAでは外側広筋が前額面上の外的膝関節モーメントに関与しやすいことが考えられた．また，先行研究において膝OAでは，歩行時に外側広筋が内側広筋と比べて約2倍の筋活動をしていたと報告している[1]．そのため，膝OAにおいて大腿四頭筋の中でも特に外側広筋は膝関節動揺性に及ぼす影響が大きく，外側広筋への治療介入が重要だと考えられた．

外側広筋へのアプローチ

外側広筋への治療介入として，外側広筋の筋出力を改善するためには，外側広筋が働きやすい環境を整えることと，外側広筋への個

別的な筋力強化訓練を行う必要がある．その治療方法を以下に述べる．

1．外側広筋の筋出力の改善

まず，外側広筋が働きやすい環境を整えるためには，外側広筋との滑走性不全が起こりやすい腸脛靱帯へのアプローチと腸脛靱帯と連結する大腿筋膜張筋と大殿筋，長腓骨筋へのアプローチを行っていく．腸脛靱帯へのアプローチは，まず靱帯にはコラーゲン線維を多く含まれ，そのコラーゲン線維は不規則に走行していることを考慮し，腸脛靱帯をたわませたり，ねじらせたりしてストレスを加えていく（図1）．そして，ストレスを加えた状態で30秒保持し，近位から遠位まで全体的にアプローチを行っていく．特に大腿中央部が硬くなりやすいため，時間をかけて行い，腸脛靱帯の柔軟性の改善を図っていく．治療後に超音波画像診断装置を用いて，外側広筋の筋収縮をみると腸脛靱帯との滑走性が改善し，羽状角も増大していることから，腸脛靱帯へのアプローチにより外側広筋の筋出力が改善し，外側広筋が働きやすい環境を整えることができると考えられた（図2）．

次に，大腿筋膜張筋，大殿筋，長腓骨筋へのアプローチは，腸脛靱帯と連結していることで，これらの筋の硬さが腸脛靱帯の硬さに影響を及ぼすため，アプローチを行っていく．筋に対するアプローチとしては横断マッサージ，機能的マッサージ，ホールドリラックス，ストレッチを行い，最後に獲得した角度まで拮抗筋の最大収縮を行う．それぞれの筋の柔軟性の改善を図ることで，腸脛靱帯の柔軟性の改善にもつなげていく．

2．外側広筋への個別的な筋力強化訓練

外側広筋への個別的な筋力強化訓練は，大腿直筋の筋発揮を抑制するために長座位の状態で，股関節屈曲・外転方向への下肢伸展挙

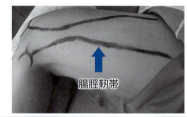
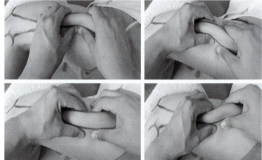

| 凹凸方向にたわませる | 上下にねじる |

図1　腸脛靱帯へのアプローチ

腸脛靱帯の長軸に対し，凹凸方向へ腸脛靱帯をたわませるように圧迫する方法と上下にねじるように圧迫する方法を用いて，腸脛靱帯と外側広筋との滑走性を改善させる

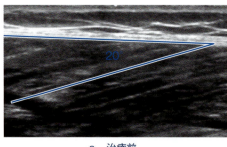
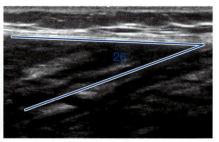

a．治療前　　　　　　　　b．治療後

図2　治療前後での外側広筋の羽状角の比較

腸脛靱帯の治療後では外側広筋の羽状角の増加が認められた

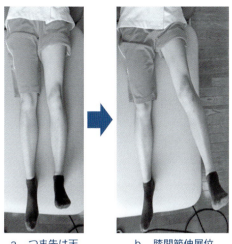

図3 長座位での外側広筋への個別的な筋力強化訓練
つま先が天井へ向き，膝関節伸展位の状態で，股関節屈曲・外転方向へ下肢を上げていく

a．つま先は天井へ向ける
b．膝関節伸展位＋股関節屈曲＋外転

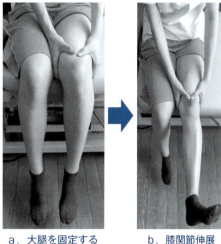

図4 端座位での外側広筋への個別的な筋力強化訓練
大腿部が回旋しないように固定した状態で，つま先を外側に向け，下腿外旋を加えながら膝関節伸展を行う

a．大腿を固定する
b．膝関節伸展＋下腿外旋

上訓練を行う（図3）．また，端座位で行う方法として，大腿部が回旋しないように固定した状態で，つま先を外側に向け，下腿外旋を加えながら膝関節伸展を行うことで，外側広筋がより個別的に作用するように訓練を行う（図4）．

おわりに

大腿四頭筋の筋力訓練は，膝OAの治療として多く用いられてきた．その中でも今回は大腿四頭筋の中でも外側広筋に着目し，アプローチにより外側広筋の膝関節外反作用を改善させることで，立脚期の膝関節動揺性の軽減につなげていければと考える．

◆ 文　献 ◆

1) 竹内一喜, 他：変形性膝関節症における下肢筋の筋電図学的研究. 日関外誌　6：455-471, 1987

55 運動失調症に対しての身体重心位置に着目した膝立ち位練習について

楠瑛津子／富山県リハビリテーション病院・こども支援センター

Clinical Points
1. 重心動揺計・姿勢分析による総合的評価
2. 膝立ち位での重心移動練習
3. 固定的姿勢制御の修正

はじめに

運動失調症は，運動の協調性が低下することでさまざまな運動障害を呈し，筋姿勢保持や歩行時のふらつきの原因となることがある．

小脳性運動失調は，四肢・体幹に運動調節障害が出現し，測定距離障害や動作時振戦が認められる．今回は，小脳性運動失調症に対して支持基底面と重心に注目した姿勢評価を実施し，治療の立案を行う．

評価

はじめに立位姿勢をおおまかに評価し（表1），その後，アライメント・筋緊張の評価，そして重心動揺計による評価を行う．

重心動揺計の使用は，立位でのふらつきを客観的に評価することができる．また，重心位置や矩形面積，総軌跡長，単位軌跡長を検査することが可能で，矩形面積が小さく総軌跡長の短いほうがバランス良好と判断される．運動失調症は，矩形面積が大きく総軌跡長が長くなりやすいといった特徴がある．しかし，小脳性運動失調症は，固定的な姿勢制御により過度な安定性と不安定性の2つの性質を有するため，バランスのとり方のバリエーションが少なくなり，不安定な方向へ動いた時には大きく動きすぎる状態となりやすい[1]．したがって，協調的な筋出力をうまく行うことができず，固定的な姿勢制御をとることで矩形面積が小さくなり，固定側と反対の不安定な方向に大きな動揺がみられた際は，総軌跡長および単位軌跡長が長くなることがある．

表1 立位評価項目

	項　目
1	静止立位保持が可能か
2	手すりあり立位保持のふらつきの有無
3	閉脚立位が可能か
4	閉脚立位の保持時間

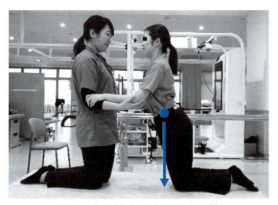

図1 小脳性失調症の膝立ち位

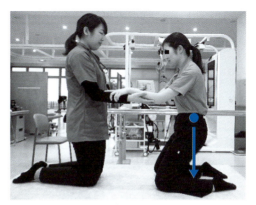

図2 膝立ち位練習

治療

1．膝立ち位練習

膝立ち位は，立位と比べ重心が低く支持基底面が広くなる肢位であり，足関節の影響が除外され，大殿筋・脊柱起立筋群・腹筋群の収縮が有意に高くなるといった特徴がある．また，膝立ち位はアライメントにより，重心を支持基底面内に落とした点（以下，重心点）の位置が前後に大きく変化する．通常の膝立ち位（膝関節90°屈曲，股関節0°）での重心点は，支持基底面の前縁に位置する．協調的な姿勢制御が困難な場合，膝立ち位をとると股関節が屈曲し，腰椎を過前弯することで脊柱起立筋群を中心とした腰背部の筋緊張を高めた姿勢となりやすい．つまり，重心点の位置がさらに前方に移動するため膝立ち位保持が困難となる（図1）．これは，動揺を抑制するため体幹を前傾し腰背部筋による過剰な代償を使用し，身体全体を固定している状態といえる[2]．

そこで膝立ち位練習は，重心点を支持基底面の中心に近づける練習を行い，同時にアライメントの修正を実施する．膝立ち位でみられる骨盤前傾および腰椎過前弯を抑制し，骨盤前後傾中間位および股関節屈曲を促すことで，支持基底面の中心へ重心点を移動させる（図2）．その際，治療者は骨盤の安定性に必要となる腹直筋・大殿筋・大腿直筋の収縮を確認しながら行う．その後，内乱刺激として両上肢挙上，体幹回旋，左右荷重練習を行い，さらなるバランス練習を実施する．

2．立位練習

膝立ち位練習で行った支持基底面の中心に重心点を近づける練習とアライメントの修正を立位でも実施する．立位練習の注意点は，骨盤前傾による腰椎過前弯の抑制に加え，膝関節過伸展の抑制をすることである．立ち上がりや歩行などのバランスの向上を図るためにスクワットや左右荷重練習を加えて実施し，腰背部筋群の過緊張を抑制しながら動的なバランス練習を実施する．

症例紹介

症例は，小脳萎縮により体幹・四肢に重度の運動失調症状を呈し，手すりを使用しても安定した立位保持が困難であった（表2）．立位時の姿勢は，膝関節を伸展させ，下腿後面をプラットフォームに押しつけて支持しており，同時に股関節屈曲および腰椎過前弯となっていた．筋緊張は，脊柱起立筋群や股関節内転筋群，下腿三頭筋において高緊張を示していた．重心動揺検査で本症例の重心点は，やや後方に位置しており，矩形面積は大きく，総軌跡長は長い結果であった（図3）．

表2　立位変化

項　目	治療前	治療後
1．手すりなしで静止立位保持が可能か	保持困難 ⇒立ち直ることができない	保持可能 ⇒立ち直りがみられる
2．手すりあり立位保時のふらつきの有無	内乱刺激にて動揺あり	動揺なし
3．閉脚立位が可能か	閉脚立位困難	閉脚立位可能
4．閉脚立位保持時間	0秒	30秒程度

表3　重心動揺の検査結果

	矩形面積 (cm²)	総軌跡長 (cm)	単位軌跡長 (cm)
治療前	10.23	92.22	3.07
治療後	17.11	68.21	2.27

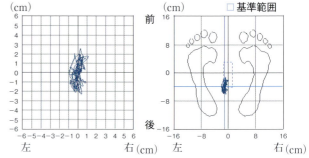

a．重心図（開眼）　　　b．位置偏位図（開眼）

図3　治療前の重心動揺の検査結果

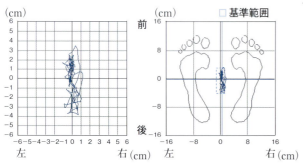

a．重心図（開眼）　　　b．位置偏位図（開眼）

図4　治療後の重心動揺の検査結果

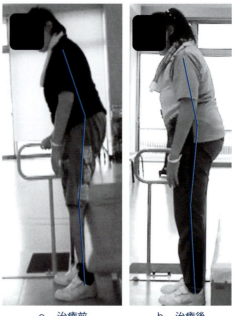

a．治療前　　　b．治療後

図5　立位アライメント

　この症例に対し，膝立ち位および立位のアライメントに注意しながら支持基底面の中心へ重心点を投影させる練習を実施した．その結果，重心動揺検査では矩形面積の増大，総軌跡長・単位軌跡長の短縮がみられた（表3，図4）．また，立位アライメントに変化がみられた（図5）．その他，ふらつきの軽減がみられ，支持なしでの立位保持が可能となり，立位保持時間の延長が認められた（表2）．

　膝立ち位練習では，支持基底面の前縁にあった重心点を中心に近づけることで固定的姿勢制御の修正を図った．固定的姿勢制御の影響を受けない安定した肢位の経験と学習は，腹部と背部の協調的な収縮が促され，立位の安定性の向上に影響したと考えられた．安定した立位保持の獲得により，排泄時の更衣動作や車いすへの移乗動作などがより安全

に行えるようになる．症例は，その後トイレ動作が自立し，屋内は伝い歩きで移動することが可能となった．

◆ 文　献 ◆

1) 溝部朋文，他：運動失調および平衡障害を伴う患者の歩行練習．PTジャーナル　40：619-628，2006
2) 後藤　敦：失調症患者における問題点の予測．関西理学療法　4：15-25，2004

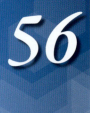

56 踵骨-下腿の運動連鎖の動態コントロール

江戸優裕／文京学院大学 保健医療技術学部

Clinical Points

1. 踵骨回内・回外と下腿回旋の比
2. 踵骨前端部の挙上
3. 距腿関節の背屈可動性の拡大

踵骨-下腿の運動連鎖のキネマティクス

1. 踵骨-下腿の運動連鎖とは

　足部への荷重環境下における踵骨の回内・回外と下腿の回旋の連動（以下，踵骨-下腿の運動連鎖；図1）は，最もよく知られた運動連鎖の一つであろう．この運動連鎖は，立位や歩行などの荷重動作中に，踵骨が回外するとそれに連動して下腿の外旋を生じさせ，逆に踵骨が回内すると下腿の内旋を生じさせる．また，踵骨の運動に下腿を連動させるのみでなく，下腿に回旋が生じた場合も正確に踵骨の回内・回外を生じさせる．

2. 踵骨-下腿の運動連鎖の機能

　踵骨-下腿の運動連鎖は，足部と下腿間での運動面の変換器として捉えられる．その機能は，下肢の回旋ストレスを踵骨の回内・回外に変換して吸収することや，逆に踵骨の回内・回外を下肢回旋のトリガーとして波及させることと解釈される．こうした機能的意義から，動作中の下肢の病態運動を評価およびコントロールする際に，踵骨・下腿の運動連鎖は無視できない重要なメカニズムであると筆者は捉えている．

3. 踵骨-下腿の運動連鎖を生成する関節運動

　踵骨-下腿の運動連鎖は，踵骨と下腿骨の間で距骨がベアリングのような動きを果たすことによって実現する．すなわち，下腿骨と距骨からなる距腿関節と，距骨と踵骨からなる距骨下関節の巧みな複合運動により構成される．両関節とも運動自由度が1であることにより，その間に挟まれる距骨の運動が定型化し，再現性の高い動態が生成される．具体的には，踵骨外回と下腿外旋の連動には距骨の外転・背屈が介在（距骨下関節内返し・距腿関節背屈）し，踵骨回内と下腿内旋の連動は距骨の内転・底屈が介在（距骨下関節外返し・距腿関節底屈）する．こうした運動学的背景から，距腿関節と距骨下関節の運動軸の

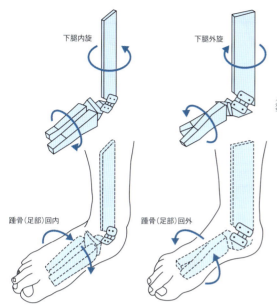

a. 踵骨回内と下腿内旋の運動
b. 踵骨回外と下腿外旋の運動

図1 踵骨-下腿の運動連鎖（文献2)より改変引用）

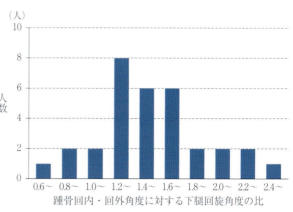

図2 踵骨-下腿の運動連鎖の動態の個人差

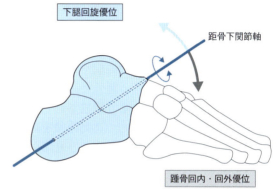

図3 踵骨-下腿の運動連鎖の動態と距骨下関節軸の関係（文献2)より改変引用）

向きにより距骨の動きが規定され，これがさらに運動連鎖の動態を決定している．

踵骨-下腿の運動連鎖の動態の個人差

1．踵骨-下腿の運動連鎖の動態の個人差の大きさ

　筆者は，過去に三次元動作解析の手法を用いて踵骨-下腿の運動連鎖の動態を定量的に捉え，その個人差を明らかにする研究を行った[1]．その結果，踵骨回内・回外角度とそれに連動する下腿回旋角度は平均で1対1.5の関係にあるが，1対0.6から1対2.5まで実に4倍もの個人差があることがわかった（図2）．この差は，例えば10°の踵骨回外に対して6°しか下腿外旋が生じない人から，25°もの下腿外旋が生じる人まで認められたことを意味している．

2．踵骨-下腿の運動連鎖の動態を決定する要因

　踵骨-下腿の運動連鎖の動態は，距腿関節と距骨下関節の運動軸の向きにより規定され，特に距骨下関節軸の影響が大きい（図3）．矢状面からみて，距骨下関節軸の傾きが小さく足部長軸と平行に近いほど，この軸回りで生じる運動は，踵骨回内・回外と一致するため，運動連鎖も踵骨回内・回外が優位な動態となる．これに対して，距骨下関節軸の傾きが大きく下腿長軸に近いほど，この軸回りでは踵骨回内・回外に伴う距骨の内転・外転が大きくなり，水平面自由度の小さい距腿関節を介して下腿回旋を大きく生じさせる．

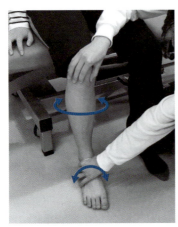

図4 踵骨-下腿の運動連鎖の動態評価法

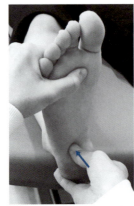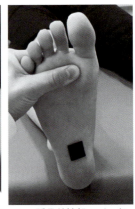

a. 踵骨前端部の沈下の確認　　b. 踵骨前端部のパッド

図5 踵骨前端部の挙上

こうした距骨下関節軸の傾きは，距腿関節の底屈・背屈肢位や足部アーチの形状によっても変化する．距腿関節の底屈や足部アーチの扁平化は，下腿に対する踵骨と距骨の前傾を伴うことから，両者により構成される距骨下関節の運動軸も前傾させ，運動連鎖を踵骨回内・回外が優位な動態へと変化させる．逆に距腿関節の背屈や足部アーチの上昇は，距骨下関節軸を下腿長軸に近づけ，運動連鎖を下腿回旋が優位な動態へと変化させる．

踵骨-下腿の運動連鎖の動態評価

1．踵骨-下腿の運動連鎖の動態を評価・コントロールする意義

前述した踵骨-下腿の運動連鎖の動態の個人差は，下肢の動きをコントロールするうえで無視できないと筆者は考えている．例えば，歩行中の下肢関節の回旋をコントロールするために足部に対して介入する場合，下腿回旋が優位な下肢では介入効果は大きいが，踵骨回内・回外が優位な下肢では，踵骨から下腿への波及作用が小さく効果的ではないと推察される．この点については今後の研究課題と認識しているが，現時点では踵骨回内・回外が極端に優位な下肢は，機能的に劣る傾向が

あると捉えている．こうした下肢に対処すべく，運動連鎖を下腿回旋が優位な動態へと変化させる方法は最後に述べる．

2．踵骨-下腿の運動連鎖の動態評価法

徒手的な踵骨-下腿の運動連鎖の動態評価法について述べる（図4）．対象者は足部・膝関節を弛緩させた端座位とし，検者が他動的に後足部の回内・回外を反復し，これに連動して生じる下腿の回旋を触知する．この際に，踵骨回内・回外と下腿回旋の大きさのバランスから，対象肢が下腿回旋と踵骨回内・回外のどちらが優位なのかを運動連鎖の動態として評価する．

また，対象者の足部をおく位置を前後に移動し，距腿関節の底屈・背屈肢位を変えて同様に行うことにより，距腿関節背屈位で下腿回旋が増大し，底屈位で下腿回旋が減少する程度も把握できる．

踵骨-下腿の運動連鎖の動態コントロール法

1．踵骨前端部の挙上

踵骨回内・回外が優位な動態を呈する場合，足部アーチは扁平な傾向にあり，特に踵骨前

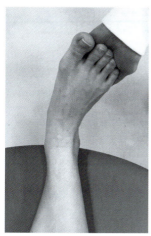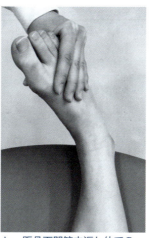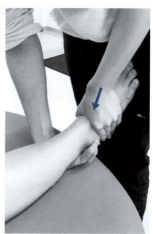

a. 距腿関節背屈時の代償的な　　b. 距骨下関節内返し位での　　c. 距骨の後方滑り
　　距骨下関節外返しの確認　　　　 距腿関節背屈可動域の確認　　　　モビライゼーション

図6　距腿関節の背屈可動性の拡大

端部の高さが低い．これは前述のように踵骨が前傾位にあることによって距骨下関節軸も前傾し，踵骨回内・回外が生じやすくなるためである．この場合，足底面から踵骨前端部を突き上げるように圧迫していくと，指尖が陥入することなく，すぐに強い抵抗が感じられる（図5a）．このような症例に対しては，同部に2～3mm厚のパッドを貼付することにより（図5b），荷重環境下での踵骨前端部の挙上が促され，運動連鎖は下腿回旋が優位な動態へと変化する．

2．距腿関節の背屈可動性の拡大

　踵骨-下腿の運動連鎖として生じる踵骨回外と下腿外旋のペアと踵骨回内と下腿内旋のペアにおいて，制限を受けやすいのは圧倒的に前者のほうである．これは踵骨回外と下腿外旋の連動を生成する距骨下関節の内返しと距腿関節の背屈のうち，距腿関節の背屈が可動域制限をきたしやすいためである．この場合，足部を他動的に背屈させると早期に代償的な距骨下関節の外返しが生じる現象（図6a）や，距骨下関節を内返しさせたまま距腿関節を背屈させると可動性がほとんどないこと（図6b）が観察される．このような症例に対しては，距骨の後方滑りを増加させるモビライゼーションを行う（図6c）と，距腿関節の背屈可動域が増大し，踵骨回外と下腿外旋の連動範囲を拡大させることができる．

◆ 文　献 ◆

1) 山嵜　勉（編）：整形外科理学療法の理論と技術．メジカルビュー社，1997
2) 江戸優裕，他：踵骨-下腿の運動連鎖の動態特性．理学療法科学　27：661-664，2012

57 足関節靱帯損傷に対する評価と対応

柳　宗／新潟医療福祉大学 運動機能医科学研究所

Clinical Points
1. 距骨下関節中間位での足関節の可動性
2. 構造的安定・機能的安定
3. 足部の筋力トレーニング

はじめに

　足関節捻挫は，足部の外傷の中で最も頻度が高く，すべての年齢層でみられるが，特に発育期のスポーツ中の受傷が多くを占める．足関節捻挫とは，足関節を構成する靱帯の損傷の総称であるが，そのほとんどが後足部の底屈と内がえしの強制による足関節外側靱帯損傷[1]である．一般的に急性期の靱帯損傷はRICE処置が選択されているが，受傷機転となった機械的ストレスから損傷靱帯を保護し，修復過程を阻害せずに慢性的な不安定性および障害を予防するための対応が必要であると考えている．本稿では足関節外側靱帯損傷における評価と処置についての概要を紹介する．

受傷肢位

　外側靱帯損傷の中で最も頻度が多いとされているのは，後足部，底屈，内返しである．通常，内反捻挫時には前外側の関節包，前距腓靱帯，踵腓靱帯，後距腓靱帯が損傷される．

評価項目

1．X線所見と重症度による分類

　骨折との鑑別を行う．受傷後のストレスX線撮影は，岩本[2]らの方法に準じ，距骨内反傾斜角，距骨前方引き出し量などの定量的評価を行う．重症度分類[3]においては，Ⅰ度（伸張，一部損傷）とⅡ度（部分断裂）にあたるものは，その後のテーピング処置を行う対象となるが，Ⅲ度（完全断裂）であればギプス固定を必要とする．

2．受傷時期

　捻挫が発生した時期を聴取することにより，のちに炎症および腫脹が広がる可能性を患者へ説明する．炎症，腫脹の程度が重度の場合，テーピングを施行する際に，循環障害を生じる可能性があるため弾性包帯で対応し，翌日以降に再評価と処置をする判断が必要となる．

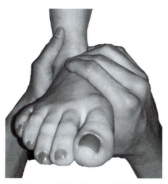 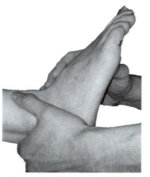 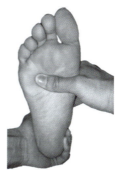 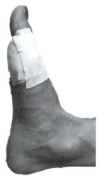

図1　前額面での操作法
踵骨，距骨頸，舟状骨，足長軸を中心として触れる

図2　矢上面での操作法
踵骨を把持しながら足底面に対し前足部の配列を水平に保ち，距骨が前方突出しないよう触れる

図3　水平面での操作法
踵骨と足長軸を垂直に合わせる

図4　中足指節関節の固定

3．圧痛点

損傷した特定部位を判断する診断要素として，距骨下関節を中間位に保ち，圧痛点を確認する．

4．距骨下関節中間位での足関節可動域

距骨下関節を中間位で操作する意義は，靱帯への伸張ストレスをかけずに評価するためである．足関節の底屈・背屈時の靱帯機能として前距腓靱帯は，底屈時に伸張され，背屈時には弛緩することが示されている[4]．これらは屍体足を用いた実験からシュミレーションモデルを作成し，それぞれの屈曲角度における各靱帯の役割を effective length fraction（靱帯の伸張時の長さに対する靱帯の長さの割合）から推定している．

足関節内反時の靱帯機能は，屍体足を用いて，靱帯が無傷の状態と前距腓靱帯を切除した場合，前距腓靱帯と踵腓靱帯を切除した場合の3条件で足関節内反可動性を比較した．その結果，前距腓靱帯のみを切除した時，内反可動性は切除前の7％しか増大しなかったが，踵腓靱帯も切除した際には57％増大した[5]と報告している．また，屍体足に内反ストレスを加えた際に踵腓靱帯が有意に伸張した[6]と報告している．

距骨前方引き出し時の靱帯機能は，シュミレーションモデルを使用した実験から，距骨前方引き出し時の靱帯機能について足関節底屈・背屈角度および距骨前方引き出し速度を変化させた際の距骨前方引き出しに必要な力である．つまり，靱帯組織の応力（response force）を示した報告によると，底屈・背屈角度については中間位および背屈10°において最小であり，底屈20°において最大であったと報告している．引き出し速度については，速度が速いほうが，応力が大きいことが示されている[7]．これらのことから生体においては，足関節を操作する際には足関節外側部の疼痛の有無を確認しながら，目安として距骨下関節を中間位として評価することで靱帯へのメカニカルストレスを最小にしていくことが可能となると予測される．

距骨下関節中間位にて足関節の他動的な底屈・背屈可動性を初回評価で確認する．以下に，操作方法を記す（図1〜3）．

5．テーピングを用いる場合の評価指標

関節の安定性に関与する因子は，骨や靱帯などによる静的安定性と固有感覚，筋，姿勢制御機能による動的安定性がある．構造的不安定性は，静的安定性の要素である靱帯の損傷により生理的関節可動範囲よりも過度に可動域を有しており，機能的不安定性は動的安

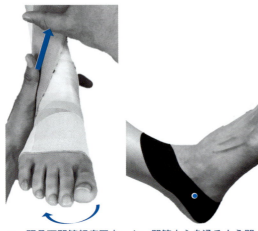

a. 距骨下関節軽度回内位で関節肢位を誘導
b. 関節中心を通るよう関節肢位を誘導

図5 距骨下関節を軽度回内位で踵内側からテープを巻き回外した際の回内方向への張力を強める

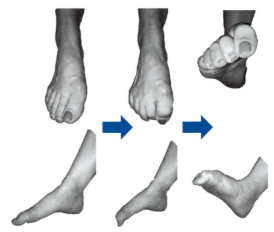

図6 脱力した状態から足趾伸筋群の緊張が入らないよう，足趾内在筋の筋力トレーニングを行う

定性の要素の損失により発生するものと考えられるため，以下の評価指標を記す．

1）足関節底屈・背屈にて非荷重下・他動的運動・荷重下における疼痛出現の有無を確認

構造的固定で行う際，非荷重下・他動運動において足関節の底屈・背屈角度が，①安静0°未満で疼痛ありの場合，「免荷」または「部分荷重」とテーピングによる構造的固定を行う．②0°〜10°の底屈・背屈で疼痛ありの場合，「部分荷重」または「全荷重」とテーピングによる構造的固定を重視する．機能的固定で行う際，荷重下において足関節の底背屈角度が，③5°以上の底屈・背屈で疼痛ありの場合，「全荷重」または「部分荷重」とテーピングによる機能的固定を重視する．④10°以上の底屈・背屈で疼痛はないが，歩行時や走行時に跛行がある場合，「全荷重」とテーピングによる機能的固定を行う．

2）第1中足指節関節の伸展可動域の確認

第1中足指節関節の伸展可動域が増大している場合，「部分荷重」または「全荷重」時で歩行中の底屈角度を制限させる固定を行う．なお，足関節は距下骨関節を中間位とし基本軸が腓骨で，移動軸が第5中足骨とした場合とする．

処　置

1．テーピング固定の概要

1）構造的固定（図4）

①目的：損傷靱帯を保護するため，関節固定性を向上する．

②方法：主に非伸縮性テープを使用してアンカー，スターアップ，ホースシュー，サーキュラー，フィギュアエイトで固定する．また，先行研究において女性の捻挫群では第1中足趾節関節の伸展可動域が有意に高い値を示している[8]ことが報告されている．また，臨床的にも中足趾節関節の伸展可動性を有する人は，足関節の底屈可動域が増大しているケースが多いことから，男性においてもジョイントラキシティー（joint laxity）を評価しながら中足趾節関節の伸展可動域を確認し足趾背側にテープを重ねて貼り付けるように固定性を増す．

2）機能的固定（図5）

①目的：慢性的な不安定性を予防するため，正常な生理的関節運動を誘導する．

②方法：主に伸縮性テープを用い，足関節外側不安定性に対して靱帯の断端部を接近させながら距骨下関節中間位より，軽度回内位で踵内側から下側を回り，上部アンカーテープの内側まで強く引きながら巻くことで距骨下関節を回外方向へ誘導する．このように回内方向からテープを巻くことでよりテープの張力を増大することが可能となるため回外方向への運動制限となる．なお，原則アンダーラップの上から巻き皮膚の保護を行うが，緊急性を要する場合にはホワイトテープ，EBテープは皮膚へ直接巻き，テープ皺やずれを防止する．非伸縮性のテープ量は，動作と痛みに応じ調整が必要である．なお，スパイラルテーピングとの違いは距骨頸の上内側から足根洞を通過する運動軸と距骨下関節と距腿関節の相互に関連し合う足関節の底屈・背屈時における関節中心を考慮することである．

筋力トレーニングについての概要

足関節捻挫後には，歩きやすさや疼痛の軽減のため，後足部回外位にて足趾を伸展保持しながら底屈位での外側接地が優位となる歩行をする．これらは慢性的な動作パターンやイレギュラーな動作要因を引き起こしてしまうため筋力トレーニング行う．

1．足趾内在筋の筋力トレーニング（図6）

短指屈筋，足底方形筋，虫様筋，短母趾屈筋，小指屈筋，底側骨格筋に対して脱力させた足関節底屈位の状態から長母趾屈筋の腱固定作用を利用し，MP関節の伸展を伴わないようPIP関節，DIP関節の屈曲をしながら足関節の背屈運動を行う．この際，足関節内反・外反が伴わないようアシストする．

2．下腿三頭筋の筋力トレーニング（図7）

段階的に座位から行い，次に立位からのつま先立ちを行う．その際は足関節が内反・外反とならないよう中間位で底屈運動を行う．

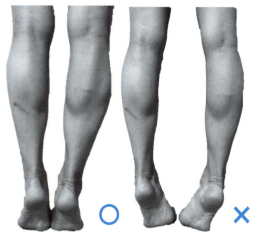

a．母趾内側荷重位　　b．小趾外側荷重位

図7 足関節の内反・外反が伴わないよう，下腿三頭筋の筋力トレーニングを行う

◆ 文　献 ◆

1) Tourné Y, et al：Lateral ligament reconstruction procedures for the ankle Orthopaedics & Traumatology. *Surgery & Research* **103**：171-181, 2017
2) 岩本幸英，他（編）：整形外科学・外傷学改定第7版．文光堂，2005，pp598-671, pp775-830
3) Donoghue O：Treatment of Injuring to Athletes. JB Lippincott, Philadelphia, 1976
4) Leardini A, et al：Kinematics of the human ankle complex in pas-sive flexion；a single degree of freedom system. *J Biomech* **32**：111-118, 1999
5) Lapointe SJ, et al：Changes in the flexi-bility characteristics of ankle complex due to damage to the lateral collateral ligaments：an in vitro and in vivo study. *J Orthop Res* **15**：331-341, 1997
6) Luo ZP, et al：Physiological elongation of ligamentous complexsurrounding the hindfoot joints：in vitro biome-chanical study. *Foot Ankle Int* **18**：277-283, 1997
7) Corazza F, et al：Mechanics of the anterior drawer test at the ankle：the effects of ligament viscoelastic-ity. *J Biomech* **38**：2118-2123, 2005
8) Willems TM, et al：Intrinsic rist factors for inversion ankle sprains in females—a prospective study. *Scand J Med Sci Sports* **15**：336-345, 2005

58 足部剛性の低下に対する治療アプローチ
―足圧中心を偏位させたしゃがみ込み評価の利用

大田幸作／フィジオセンター

Clinical Points
1. 前足部と後足部の構造と運動機能
2. 足圧中心の偏位を操作する
3. 荷重位と非荷重位における評価結果の比較

はじめに

 距腿関節から足趾末節骨までの部位を示す足部は，機能的な特徴から前足部と後足部にセグメント分けされることが多い．このように二分した足部の特徴として，後足部の動きは前足部，前足部の構造的な特徴と動きは後足部へと互いに影響を与えている．足部は，いくつかの関節軸を有しており，荷重位における運動では，足部より上位の姿勢と動きの影響を受けながら連動して足部全体の動きをスムーズにしている[1]．このスムーズな動きに応じるための柔軟性と剛性を与えているのは，骨アライメントおよび靱帯性の要素と筋活動である．これらの要素は，立脚期において互いに影響しながら各関節軸の動きを円滑化させてエネルギー効率の高い滑らかな歩行を作り出している[2]．このように詳細な連動性と特徴的な運動を行う足部にアプローチするためには，運動学に基づいた観察しやすい評価の工夫が重要と考える．そのため足部を評価する際，2つのセグメントと5つの関節運動軸に分類（図1）して，静的アライメント（静的立位）および動的アライメント（半しゃがみ込み）の観察，そして非荷重位における骨アライメント，関節可動域および筋収縮機能の情報を治療立案の一部に取り入れている．静的立位と両脚半しゃがみ込み評価は，同時に両側のアライメントと動きの量およびタイミングが観察できるので左右差を確認しやすい．しかし，この評価においては足部機能と剛性変化の少ない対象者の場合，支持面の広さと片脚ずつ体重を分割するため足部形状とバランス反応の変化が小さい．一方，片脚立位の半しゃがみ込みは，足部形状の変化は大きいが，機能的な運動連鎖を逸脱するような距骨下関節の回内と膝関節の内方動揺を増加させる前足部の形状変化とタイミングの大きさが観察しにくい．そのための工夫として，「足圧中心変動型の片脚半しゃがみ込み」を利用して後足部，中間部，前足部に圧中心を偏位させた評価を行い，非荷重の足部評価と合わせて治療に役立てている．

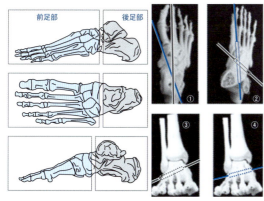

図1 足部評価の際，2つのセグメントと5つの関節運動軸に分類
①距骨下関節，②長中足根関節，斜中足関節，③第5趾列，④第1趾列

評価

1．荷重位における評価―足圧中心変動型の片脚半しゃがみ込み

　足圧中心の後足部型半しゃがみ込みでは，挙上足の大腿が後方に位置するように上げる．大腿が後方に上がることで重心が後方に位置しやすい．そのため，しゃがみ込みの足圧中心は後方寄りの変動となって後足部（距骨下関節）の動きが強調され，初期接地から立脚中期の動きを想定した評価となる（図2a）．ポイントは，距骨下関節の回内の程度と下腿と膝の動き（内旋と内方移動）を観察して，機能的な運動連鎖の範囲を超えた動きが生じていないか確認をする．足圧中心の中間型半しゃがみ込みでは，膝関節を屈曲させて直上に挙上する．直上に上げることで身体重心は中間にとどまりやすい．そのため，しゃがみ込みの足圧中心は中間位寄りの変動となって後足部（距骨下関節）から前足部（中足根関節，第1趾列，中足趾節関節）の連動性に重点がおかれ，立脚中期から立脚後期の動きを想定した評価となる（図2b）．ポイントは，圧中心が後足部よりの際は距骨下関節の過剰な回内運動による機能的な運動連鎖の逸脱，圧中心が前方に移動した際は斜中足根関節軸に対する外転・背屈ストレスによる前足部の剛性低下と膝の内方動揺の増加を確認することである．足圧中心の前足部型半しゃがみ込みでは，挙上足が前方に位置するように挙上する．前方に上げることで重心が前方に移動しやすい．そのため，しゃがみ込みの足圧中心は前方寄りの変動となって前足部（中足根関節，第1趾列，中足趾節関節）の動きが強調され，立脚終期の動きと剛性を想定した評価となる（図2c）．ポイントは前足部の運動機能および剛性が低下している場合，斜中足根関節軸に対する外転・背屈ストレスによる前足部の平坦化と中足趾節関節の外転ストレスを確認することである．また，膝関節において早い段階から内方動揺を増加させていないかの確認も行う．

2．非荷重における足部の評価

1）後足部の評価

　セラピストは片手で踵骨を把持し，反対側の示指と母指で距骨頭をつかんでニュートラルポジションを確認する．次に下腿三頭筋の張力が生じないようにして，足関節中間位付近にて距骨下関節軸上で踵骨を動かす．その際，立脚時（特に後足部型半しゃがみ込み）の距骨下関節の動きと対比させながら回内可動性の増加を確認する．また，足部回外作用を有する後脛骨筋の収縮機能も確認する．

2）前足部の評価（中足根関節および第1指列）

　距骨下関節をニュートラルポジションで保持する．その状態から長中足根関節軸の動き（回内・回外）と斜中足根関節軸の動き（外転・内転と外反・内反）を確認する（図3a）．前足部型の半しゃがみ込みで前足部の平坦化および，外転が大きく現れた場合は，長中足根関節軸軸の回外の動きと斜中足根関節軸の外転・背屈の動きに対比させながら確認する．前足部の剛性が低下している場合は，足趾および足底筋群の収縮機能，足趾伸筋群や短腓

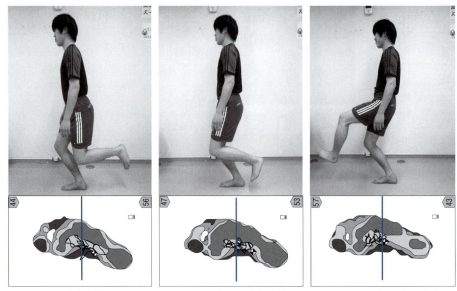

a．足圧中心が後方寄り　　　b．足圧中心が中心寄り　　　c．足圧中心が前方寄り

図2　足圧中心の位置変動

a：下肢を後方に挙上することで身体重心が後方に位置しやすい．しゃがみ込みの足圧中心は後方寄りの変動となる
b：膝関節を屈曲させて直上に挙上することで身体重心は中間にとどまりやすい．しゃがみ込みの足圧中心は中間位寄りの変動となる
c：下肢を前方に挙上することでしゃがみ込みの身体重心は前方寄りの変動となる

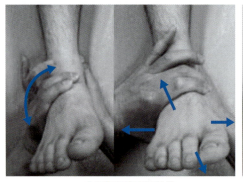 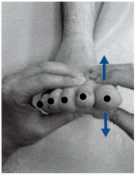

a．中足根関節の可動性　　　　b．第1趾列の可動性

図3　足部可動域の確認

a：長中足根関節の動きと斜中足根関節の動き
b：第1中足骨と第2中足骨の位置を確認して可動範囲を確認する

骨筋の伸長性を確認する．また，立脚後期において距骨下関節回内の延長あるいは回外の不足は，長腓骨筋の収縮による第1趾列の底屈に不利な状況となるため，安定したプッシュオフが困難となる．斜中足根関節軸は，外転・背屈方向に床面から圧を受けやすく前足部全体が平坦化しやすくなる．そのため，第1中足骨と第2中足骨の位置関係を確認した後，上下方向（実際には上方かつ回外，下方かつ回内）の可動範囲と筋収縮機能の確認を行う（**図3b**）．

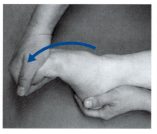 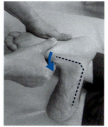 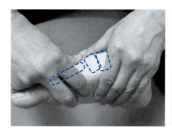 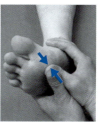

　　a．足趾伸筋群の伸張　　b．短腓骨筋の伸張
　　　　図4　足背部筋群の伸張

a：距腿関節を底屈位，足部全体が軽度内方を向くように保持し，もう片方の手で足趾伸筋群全体を伸張する
b：患者を腹臥位にして膝関節屈曲位，距腿関節を背屈しながら短腓骨筋を伸張する

　　a．可動域の改善　　b．底屈運動の改善
　　図5　第1趾列に対する治療エクササイズ

a：徒手的に足趾方向に牽引しながら内側楔状骨から第1中足骨が下方を向くように動きを広げる
b：徒手抵抗にて底屈の動きを促通

治療介入

1．後足部の過回内に対する治療エクササイズ（後脛骨筋の収縮機能改善）

　後足部回内の支持期延長や増加は，踵骨の後方偏位を生じさせて下腿三頭筋の伸張性低下を招く．そのため，徒手またはポールやボールを使用してリリースを行う．また，後脛骨筋の収縮機能も低下するため，筋リリースを行った後，距腿関節を軽度底屈して足部の内がえし運動を実施する．その際，セラピストは抵抗をかけて求心性と遠心性の収縮運動を実施する．

2．前足部の剛性低下に対する治療エクササイズ（足背部筋群の伸張）

　足趾伸展筋群の働きは，前足部（斜中足根関節軸）に対しては背屈作用に働き，長中足根関節軸の回外および斜中足根関節軸の背屈・外転による剛性低下において伸筋群は短縮する．そのため，セラピストは距腿関節を底屈して足部全体が軽度内方を向くように保持し，もう片方の手で足趾全体を屈曲方向に伸張する（図4a）．短腓骨筋には，外返し（斜中足根関節軸の外転・背屈）作用があるため伸張する．患者を腹臥位にして膝関節を屈曲して足部全体を軽度内返しに保持し，距腿関節を背屈しながら伸張する（図4b）．

3．立方骨のアライメント修正

　前述の2のように伸張を実施した後，踵立方関節において立方骨が回内・外転している場合は，アライメントの修正を行う．セラピストは，患者を腹臥位にて前足部を両手で保持し，片方の母指腹を立方骨の底面にあててアライメントの修正を行う．立方骨には，長腓骨筋腱が通る溝があり，アライメント不良においては収縮機能の低下が起こりやすい．

4．第1指列の底屈制限に対する治療エクササイズ（第1趾列の可動性と底屈運動の改善）

　第1趾列が第2列とは，独立して底背屈できるように骨間膜と骨間筋の伸張性を高める．さらに第1趾列の底屈が内側楔状骨から生じるように，セラピストは舟状骨の位置を固定して，もう片方の手で内側楔状骨から第1中足骨が下方を向くように動きを広げる．この時，足趾方向に牽引をかけながら実施する（図5a）．可動性が改善してきたら徒手抵抗にて底屈の動きを促通する（図5b）．

5．足部全体の剛性を改善するための筋収縮トレーニング

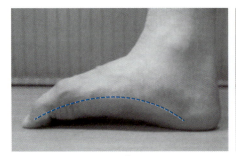 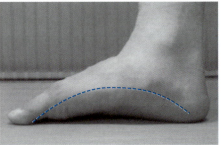

a．ロングドーム　　　　　　　　b．ショートドーム

図6　足部剛性を高めるための筋収縮トレーニング
a：足趾の先端部で床をつかむように足趾を屈曲させる
b：足趾の趾腹全体で床を足底中心に向かって引き寄せるようにつかませる

1）ロングドームエクササイズとショートドームエクササイズ

ロングドームエクササイズは，端座位にて足底に荷重した状態で，足趾の先端部で床をつかむように足趾を屈曲させる．足底の前方から中央が挙上するように実施する（図6a）．ショートドームエクササイズも同様に足底に荷重した状態で足趾の趾腹全体で床を足底中心に向かって引き寄せるようにつかませる．足底の中央部と舟状骨，内側楔状骨が挙上するように実施する（図6b）．

2）距骨下関節の回外筋と後脛骨筋と第1趾列底屈を強化するエクササイズ

立位にて両脚を5 cm程度離す．踵どうしの足底内側が接触するようにつま先立ちをする．つま先立ちの間，母趾球が床面から離れないように注意する（図7a）．また，片側下肢を後方に引いて，つま先が触れる程度接地することで支持側の足圧中心が後足部寄りになる．その状態より体側を伸張しながら上半身を回旋させ，距骨下関節の回外運動を促して再度元の位置に戻す．その際，中足趾節関節の伸展と母趾球で床を押すことで第1趾列底屈を強化する（図7b）．

足部剛性を高めるためのエクササイズの適応は，剛性が軽度弱化している場合は効果的であるが，弱化が進んだケースでは足底板との併用が効果的と考える．また，足部以外の全

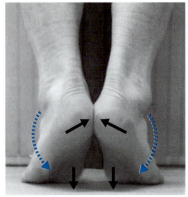 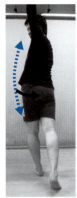

a．後足部を回外しながらつま先立ち　　b．立位におけるトレーニング

図7　足部回外筋を改善するためのトレーニング
a：母趾球が離れないように踵どうしの足底内側が接触するようにつま先立ちをする
b：片側下肢を後方に引いて体側を伸長しながら上半身を回旋させ，距骨下関節の回外運動を促す．また，中足基節関節の伸展と母趾球で床を押すことで第1趾列底屈を強化する

身の運動器機能およびバランス反応も考慮しながら評価と治療介入を行うことが好ましい．

◆ 文　献 ◆

1) Sandstrom M, et al：Liikkuva ihminen—aivot, liikuntafysiologia ja sovellettu biomekaniikka. VK-Kustannus Oy, Lahti, 2011, pp310-323
2) Nordin MA, et al：Basic biomechanics of the musculoskeletal system 3rd eds. Lippincott Williams & Wilkins, Baltimore, 2001, pp438-456

59 踵骨後部滑液包炎に対する多角的アプローチ

栗田洋平／善常会リハビリテーション病院 リハビリテーション部

Clinical Points
1. 足関節可動域の確保
2. 筋の滑走改善
3. 脂肪体の柔軟性の確保

はじめに

踵周辺の痛みには，足底筋膜炎，アキレス腱炎，アキレス腱周囲炎などがあり，それぞれアプローチ方法が確立されつつある．しかし，アキレス腱周囲に存在する滑液包にもトラブルが発生することがある．アキレス腱周囲には2つの滑液包が存在し，アキレス腱の後方にあるアキレス腱皮下滑液包は，靴やインソールの挿入など環境を調整すると劇的に改善する．しかし，アキレス腱の前方にある踵骨後部滑液包炎では，運動量の調整のみが選択されることが多い．炎症症状であるため積極的に動かすことは難しいが，臨床場面にて介入した結果，疼痛が軽減したアプローチ方法を紹介する．

踵骨後部滑液包炎とは

踵骨後部滑液包炎とは，アキレス腱と踵骨の間に存在する滑液包が圧迫や摩擦を繰り返して炎症し，疼痛が出現すると考えられている．そのため，症状が落ち着いても再び同じ負荷の動作を行うと疼痛を再発しやすい．そこで圧迫や摩擦を軽減するために，アキレス腱やその周辺組織の柔軟性の確保がアプローチのヒントとなる．

アキレス腱へのアプローチ

アキレス腱が硬くなることで，足関節の底屈・背屈運動をするたびに踵骨後部滑液包に強い摩擦が起こり疼痛が生じることがある．そのため，アキレス腱の柔軟性を確保することが必要である．

距腿関節は蝶番関節であり，外果・内果・脛骨下関節面に距骨滑車が挟まり込むことで安定した関節を形成する．また，距骨下関節は顆状関節であり，距骨の後踵骨関節面と踵骨の後距骨関節面で形成される．アキレス腱を伸長するためには，距腿関節の背屈が必要であり，外果と内果を結んだ線が距腿関節の運動軸となる．内果は，外果に比べて前上方に位置するため，前額面・水平面に対して平

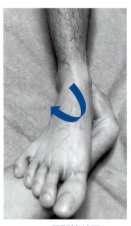 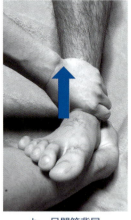 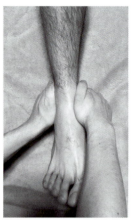 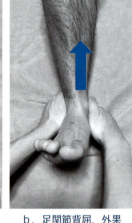

　　a．足関節外反　　　b．足関節背屈
図1　アキレス腱へのアプローチ

　　a．足関節正中位　　b．足関節背屈，外果
　　　　　　　　　　　　　後上方，内果固定
図2　脛腓関節・下腿骨間膜へのアプローチ

行ではない．そのため，距腿関節の背屈運動には外反を伴う．

　アプローチ方法は，足関節背屈を行う際，外反方向へ誘導することでアキレス腱の伸長をより効果的に引き出すことができる．さらに，背屈する際には距骨を後方へ押し込むことで距骨滑車がより奥へ入り込み，背屈角度が大きくなりやすい（図1）．

脛腓関節・下腿骨間膜へのアプローチ

　脛腓関節は，平面関節である．下腿骨間膜は，脛骨と腓骨を膜線維でつないでおり，脛骨から腓骨にかけて外側遠位へ15～20°斜走している．下腿骨間膜の柔軟性低下は，遠位脛腓関節の動きを制限する．足関節底屈・背屈時には遠位脛腓関節で腓骨に動きが生じ，背屈時に腓骨は開排・挙上・内旋（文献によっては外旋）が出現し，底屈時には集練・下制・外旋（文献によっては内旋）が出現する．関節面は前下方を向いており，腓骨頭が下方にいく時には前方へ動き，腓骨頭が上方へいく時には後方へ動く．

　遠位脛腓関節の動きが制限されると，結果的に背屈制限を起こし，アキレス腱の柔軟性確保の妨げになる場合がある．また，下腿骨間膜には動静脈の孔が2カ所存在する．そのため，下腿骨間膜に柔軟性が出現すると血流が改善され，足部の循環障害も改善される．さらに，温度が上がることで後述するケーラー脂肪体の柔軟性も確保されやすい．

　アプローチ方法は，患者には自動運動で足関節背屈運動を行ってもらい，背屈のタイミングでセラピストが外果を後上方へ誘導を加えると腓骨の動きを引き出せる．遠位脛腓関節の動きが出現すると，背屈角度が大きくなりやすく，アキレス腱の伸長を引き出すことが可能となる（図2）．

長母趾屈筋へのアプローチ

　長母趾屈筋の起始は腓骨体の後面と下腿骨間膜，停止は母趾末節骨底である．足部の筋肉の中で唯一，距骨後方を走行し足関節背屈時の距骨の後方滑りに直接影響を与えること，また腓骨および下腿骨間膜への付着から背屈時の遠位脛腓関節の可動制限に影響を及ぼすと考えられる．後述するケーラー脂肪体との癒着も足関節背屈の可動域制限につながる．

　アプローチ方法は，筋の起始と停止から考え，距骨下関節回内位（足部外返し），母趾伸

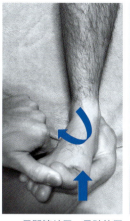
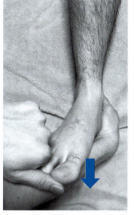

a．足関節外反，母趾伸展　　b．母趾屈曲
図3　長母趾屈筋へのアプローチ

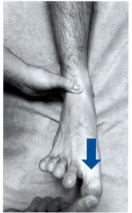
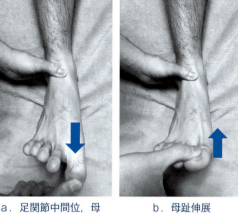

a．足関節中間位，母　　b．母趾伸展
　　趾伸展
図4　長母趾伸筋へのアプローチ

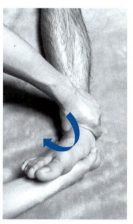
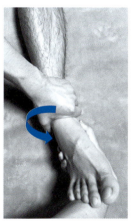

a．足関節背屈，足部外反　b．足関節底屈，足部内反
図5　後脛骨筋へのアプローチ

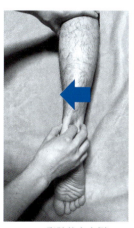
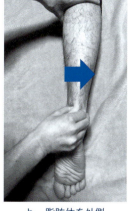

a．脂肪体を内側　　b．脂肪体を外側
図6　ケーラー脂肪体へのアプローチ

展位でのストレッチ，筋の滑走性を高めるために軽負荷の反復収縮運動を実施する（図3）．

長母趾伸筋へのアプローチ

　長母趾伸筋の起始は下腿骨間膜と腓骨中央の骨間縁，停止は基節骨である．長母趾伸筋の柔軟性が低下していると下腿骨間膜および腓骨の動きが制限される．適切に収縮すると，下腿骨間膜が長母趾伸筋側へ引っ張られ，結果として下腿骨間膜の伸張性を引き出すことができる．

　アプローチ方法は，足関節を中間位にし，膝関節は屈曲位．セラピストが母趾を他動的に屈曲し，筋の滑走性を高めるために軽負荷の反復収縮運動を実施する（図4）．

後脛骨筋へのアプローチ

　後脛骨筋の起始は下腿骨間膜後面の上方と脛骨腓骨の骨間膜側，停止は舟状骨粗面と内側楔状骨である．後脛骨筋の柔軟性低下は下腿骨間膜や腓骨の動きを制限する．

　アプローチ方法は，舟状骨粗面を下方から

持ち上げ，距腿関節を背屈し，距骨下関節を回内へ誘導する．その位置から，底屈・内反方向へ自動運動を反復して筋収縮を促す（図5）．

ケーラー脂肪体へのアプローチ

ケーラー脂肪体とは，アキレス腱と長母趾屈筋との間を埋めており，両者の滑走性を高めている．つまり，ケーラー脂肪体の柔軟性が低下すると腱の滑走性を低下させる．

アプローチ方法は，セラピストがアキレス腱の深部にあるケーラー脂肪体を左右から把持し，他動的に反復して左右へ動かすことで柔軟性を高める（図6）．また，温熱療法で熱を加えて脂肪組織を柔らかくすることも効果がある．

◆ 文 献 ◆

1) Scranton PE Jr, et al：Dynamic fibular function：a new concept. *Clin Orthop Relat Res* 118：76-81, 1976

60 足部外側荷重での歩行を改善する方法

山口槙介／しょうの整形外科クリニック

Clinical Points
1. 足底の感覚入力
2. 接地期から立脚中期にかけての関節運動と筋活動
3. 立脚中期から推進期にかけての関節運動と筋活動

足部外側荷重での歩行とその要因

　立脚期において荷重量が増大するとともに踵骨内反が生じ，足底に加わる圧が過度に外側に誘導されることがある．これにより，歩行の不安定性が出現し，身体にさまざまなストレスを及ぼすことが考えられる．

　原因は種々あると考えられるが，それぞれの身体の機能が相互に関係していることが考えられる．図1は足部外側荷重（踵骨内反）と相互関係として考えられる現象の一部を示したものである．

足部外側荷重と関連しうる機能の評価

　過度な足部外側荷重につながることが考えられる要因について身体の機能評価を行う（図2）．

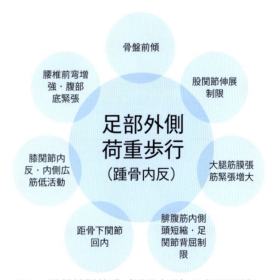

図1　足部外側荷重（踵骨内反）と相互関係として考えられる現象

歩容改善のための治療

1．方法①

　立脚期における踵骨内反に対して，外反方

腰椎・骨盤	股関節	膝関節	足関節・足部
・腰椎可動性 ・骨盤前後傾可動性 ・腹部筋・背部筋の活動	・伸展可動域 ・腸腰筋の活動 ・中殿筋，大殿筋の活動	・伸展可動域 ・内側広筋の活動 ・側方不安定性	・背屈可動域 ・下腿三頭筋の伸張性 ・足部変形

図2 足部外側荷重歩行と関連する身体機能の評価項目

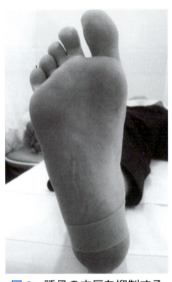

図3 踵骨の内反を抑制するためのテーピング

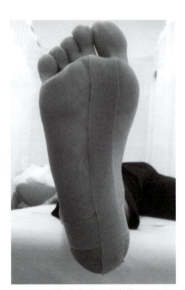

図4 荷重方向の誘導をするためのテーピング

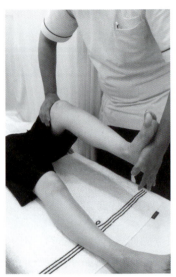

図5 接地期から立脚中期にかけての筋活動の促通（背臥位で歩行周期に応じた下肢運動の方向に抵抗をかける）

向へ誘導する目的でテーピングを施行する．足関節内果のやや後下方から底側を通り外果の後下方に向かってテーピングを施行する（図3）．踵骨内反を抑制するとともに，推進力が前方に向かう．

2．方法②

図4は，足底の母趾と第2趾間から踵骨部の方向に向うテーピングである．荷重により同部位への感覚を促通し，過度な外側への荷重を抑制するとともに，母趾の方向へ荷重を誘導する．また，足趾側から踵骨側に向かって施行することにより推進期の足趾の筋活動を促すことや，股関節伸展運動を促しやすくする．

3．方法③

接地期から立脚中期に向けての荷重方向の誘導と筋活動を促すための方法である．背臥位で，腰部を下方に押し下げるように促し骨盤を後傾方向に誘導する．さらに，促通する側の下肢を軽度屈曲位をとして踵骨部に抵抗をかけ，この抵抗に逆らうように下肢を伸展方向に運動させる．これにより骨盤の安定を

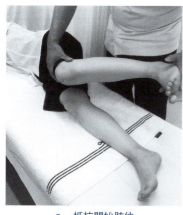
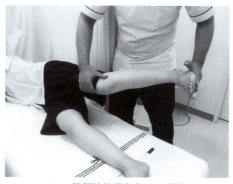

a．抵抗開始肢位　　　　　　b．股関節伸展方向への誘導
図6　立脚中期から推進期にかけての筋活動の促通（側臥位で歩行周期に応じた下肢伸展運動の方向に抵抗をかける）

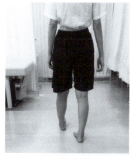
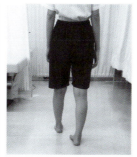

a．治療前　　　　b．治療後
図7　方法③の治療前後の比較
治療前後で接地期から立脚中期にかけての踵骨内反の改善

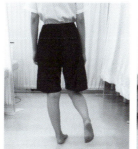
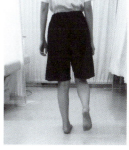

a．治療前　　　　b．治療後
図8　方法④の治療前後の比較
治療前後で立脚中期から推進期にかけての踵骨内反の改善

図ったうえで，大殿筋の活動，内側広筋の活動を促す（図5）．

4．方法④

立脚中期から推進期において骨盤の安定を図り，円滑な股関節伸展運動を促すことを目的とした方法である．促通する側の下肢を上方とした側臥位となり，足底から抵抗をかけながら下肢を伸展方向に運動をさせる．この時，セラピストは歩行の推進期を意識して誘導させるように抵抗をかける．また，腰椎の前弯や骨盤の動きがでないように注意する（図6）．

5．治療前後の比較

方法①と②を施行したうえで，方法③（図5）の治療前後を図7に，方法④（図6）の治療前後を図8にそれぞれ示す．

61 スクワット動作の観察と評価方法
―矢状面に着目して

磯　あすか／フィジオセンター

Clinical Points

1. ニュートラルなスクワット
2. ツールを利用した足圧中心（COP）の推察
3. 運動制御の特徴を把握する

はじめに

　筆者は，体幹や下肢の機能障害の有無を判断するために，両脚スクワット動作（以下，スクワット）を基本動作の評価の一つとして用いている．スクワットは，ADLやスポーツ動作としても必須であり，評価だけでなくトレーニングにも応用されている．しかし，どのような動作が適切なのか明確な判断基準がないままに行われている現状も散見する．体幹を直立位にして上肢を前方にあげる，膝をつま先よりも前に出さないなどが，スクワットの定説のようであるが，動作の方法が目的と合致していない場合もあるように感じている．そうした中で，筆者は床面だけでなく不安定なツール上での動作を観察して，足圧中心（COP：center of pressure）の推察や運動学習にも利用している．スクワットは，体幹の前傾・後傾と下肢の屈曲・伸展が主となる運動であるため矢状面上の評価が重視されており，今回は矢状面に着目した．

　以下，筆者が日ごろ行っている矢状面からのスクワットの観察による評価と指導方法を紹介するとともに，違うタイプのスクワット2事例の計測結果をもとに若干の知見を併せて報告する．

評価方法

　動作観察の前に静止立位姿勢も観察し，姿勢の特徴を確認する．その理由は，姿勢と動作パターンが関係していることも多いからである．スクワットは，上肢体側下垂位の静止立位を開始肢位として，細かな指示は与えずに自然に動作をしてもらう．観察するポイントは，主に以下の3点である．これらを満たすスクワットは，筋活動において身体の前面と後面の均衡がとれ，力の発揮や衝撃吸収が効率よく行えると考えられるため，ニュートラルなスクワット動作として捉えている．

1．関節角度

　下肢各関節の屈曲最大角度は，動作の大きさや体節の長さによって異なるが，膝関節屈

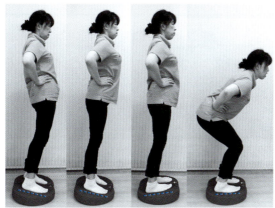
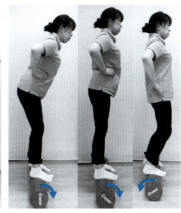

a．エアロステップ（バランスディスク様のトレーニングツール：AS）

b．フォームローラー（ストレッチポール様のトレーニングツール：FR）

図1　COPの推察とツールとの関係

ASではCOPが前方にあれば接地面は前に傾き，COPが後方にあれば接地面は後方に傾く．FRではCOPがツールの回転中心よりも前方にあれば前方に回転，COPが後方にあれば後方に回転する．どちらのツールでも姿勢・動きのパターンは，さまざまであることがわかる

曲を90°程度とすると股関節屈曲は最大90°程度，足関節背屈は最大20〜30°程度になると考えられる．なお，股関節屈曲は体幹の前傾を伴う．体幹前傾の程度に明確な基準はないが，下腿と体幹の傾斜が平行に近いことが一つの目安となる．ニュートラルでない例としては，体幹が十分に前傾せずに股関節屈曲が小さい例や，腰椎の屈曲や伸展が起こるといった股関節制御が不十分な例があげられる．

2．動きのタイミング

スクワットは，開始肢位から体幹前傾を伴った股関節屈曲と膝関節屈曲，足関節背屈が同時に始まり（屈曲相），最大屈曲位で同時に静止する．そして，体幹の後傾を伴った股関節伸展と膝関節伸展，足関節底屈が同時に始まり（伸展相）動きが同時に終わって静止立位に戻る．前述の股関節制御が不十分な例では，体幹前傾を促しても股関節と膝関節の動きのタイミングが合わないことが多い．

3．COPの推察

観察によって体節の位置関係から身体重心，COPを推察することができるが，ツール上の姿勢保持や動作では，接地面の凹みや足底面の傾きによってCOPを推察することができる（図1）．図1aは，エアロステップ（バランスディスク様のトレーニングツール：AS），図1bはフォームローラー（ストレッチポール様のトレーニングツール：FR）を使用した例である．

スクワットの間，COPは矢状面からみた重心線の位置（足長の後方から45%付近）でほぼ維持される．言い換えると，身体重心は前後には移動せず，鉛直方向の上下動をする．足底接地面がへこむASのようなツール上でのスクワットは，COPが前方にあれば足底面は前方に傾斜するか，MP関節やつま先部分のへこみが大きくなる．COPが後方にあれば，足底面は後方に傾斜するか，踵の部分のへこみが大きくなる．FRのような円柱状の固いツールの場合には，COPが回転中心

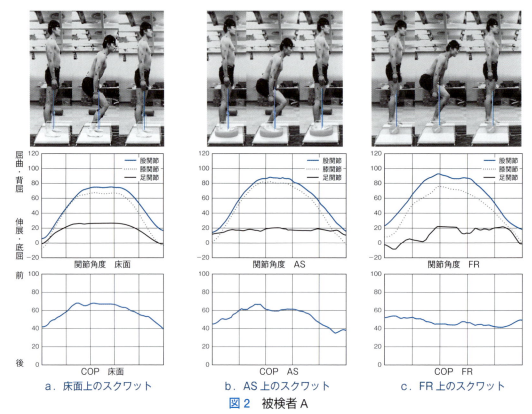

　　a．床面上のスクワット　　　　b．AS上のスクワット　　　　c．FR上のスクワット

図2　被検者A

　　体幹前傾を伴って股関節を十分に屈曲できているが，COPは床面とASで前後に移動した．これは床面とASでは股関節制御と足関節制御とが両方用いられていること，FRでは股関節制御が主となっていることを意味している

よりも前方にあればツールは前に回転，COPが後方にあればツールは後ろに回転しやすくなる．そして，伸展相ではASで接地面が後方に傾いたり，FRが前方へ転がるような動きがあった場合には，COPが後方に移動しながら下肢を伸展していると判断できる．これは真上ではなく，後方に向かって立ち上がっているといえるため，効率のよい力の発揮ができていないと考えることができる．このように，体節の位置関係とともにツールの状況をみることでもCOPのおおよその位置やCOPの移動方向が判断できるようになる．

◆ スクワットの修正方法

　修正方法は対象者の反応によって異なるが，口頭指示や徒手操作，補助などを利用する．「足底を水平（床と平行）に保つ」「膝よりも股関節をたくさん曲げ，ビキニラインをしっかりつくる」などの口頭指示はニュートラルなスクワットを行いやすくする．また，ツールの「つま先側がへこむように」「踵で支える」などCOPを意識した指示の方法もある．徒手操作は，股関節制御が不十分な場合に股関節の位置を指先でマークしたり，骨盤が前方に移動しすぎないように補助するとよい．足関節のすばやい底背屈が行いにくい場合に，ツール上の立位で骨盤と胸郭を鉛直にそろえて軽く固定し，足関節のみで自動的な運動が起こるように誘導する．足関節の反応が出るようになってからスクワットを行うと，COPの前後移動範囲が小さくなる．筋収縮は，運動制御のための反応として起こると考えたほうがよいため，一部の筋を強く活動

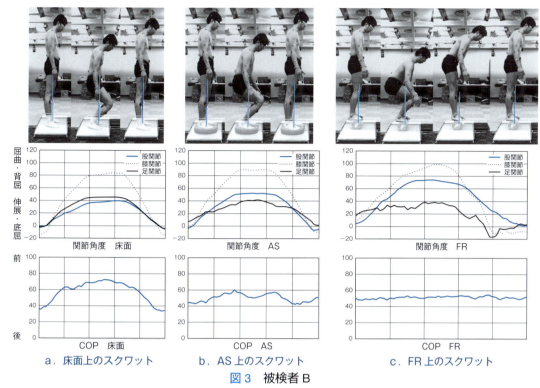

図3　被検者B

屈曲相での体幹の前傾が小さく，腰椎の屈曲も生じており膝関節・足関節の動きが大きい．COPは床面では前後移動が大きく，ASとFRでは移動範囲が小さくなっている．これらは足関節制御が主となり股関節制御が不十分であることを表している．FRでは股関節の動きも大きくなっているものの他の関節とタイミングが合っていないことから，やはり股関節制御は不十分であることを意味している

させるような誘導はあまり有効でない．できるだけリラックスして，最小の力でスクワットを行うようにすると，COPの小さい移動範囲で姿勢制御の反応が起こることが多い．

臨床応用とツール選択の工夫

ニュートラルなスクワットは，下肢の外傷・障害の亜急性期以降，腰痛のある人，高齢者など，理学療法介入の初期に動作自体の学習として用いることが多い．膝関節前方に痛みがある人や膝前十字靭帯損傷後などでは，股関節屈曲を強調し，やや前方に荷重するスクワットを学習するとよい．スキーやスケートのように前傾姿勢で行うスポーツも想定できる．一方，膝後十字靭帯損傷後や競技復帰間近な場合，太極拳やバレエなど体幹を直立位に保つ動作が必要な場合には，やや後方に重心を移動したスクワットを学習するとよい．

ツールを使う利点は，床面ではわかりにくいCOPを評価できる，あるいはセルフトレーニングとして視覚的または自覚的に確認できることにある．床面でのスクワットが適切に行えていると判断できる場合でも，ツール上では運動制御の特徴が顕著に表れることがある．また，支持基底面を狭くすることによって股関節の動きを誘発しやすいことも利点である．

臨床場面では，ツール上での運動後には足底の感覚がわかりやすいや，立ちやすいという反応を得ることが多い．足関節制御を主とした動きを学習させたい場合にはASを用いることが多く，重心位置を自覚するのには反

表1　被検者AとBのスクワットの比較

		床面	エアロステップ	フォームローラー
A	関節角度	股関節10〜80°，膝関節−10〜70°，背屈0〜25°で股関節と膝関節の屈曲角度が大きい	股関節15〜90°，膝関節0〜80°，足関節背屈15〜20°で股関節と膝関節の屈曲角度が大きく，足関節背屈は小さくなる	股関節20〜90°，膝関節5〜75°，足関節−10〜20°と股関節屈曲が最大となる．足関節の底屈・背屈は一定せず底屈・背屈を繰り返す
A	タイミング	屈曲相で足関節背屈が早く終了するが，3関節とも屈曲・伸展・底屈・背屈のタイミングはほぼ同じ	足関節は底背屈を小さく繰り返すが股関節，膝関節の屈曲・伸展のタイミングはほぼ同じ	足関節の動揺が大きく一定しない．股関節と膝関節の屈曲・伸展のタイミングほぼ同じ
A	足圧中心	約40〜70％の範囲，屈曲相で前，伸展相で後ろへ移動する	約45〜65％の範囲，屈曲相で前，伸展相で後ろへ移動する	屈曲相と伸展相の動きに関わらず約40〜55％で推移する
A	代償運動バランス反応	なし	なし	なし
B	関節角度	股関節0〜40°，膝関節−20〜80°，足関節0〜45°で膝関節屈曲と足関節背屈が大きい	股関節0〜50°，膝関節0〜90°，足関節10〜40°で膝関節が最大，股関節屈曲がやや増加し足関節背屈はやや減少する	股関節0〜75°，膝関節10〜100°，足関節は−20〜40°で，股関節屈曲が増大するが膝関節屈曲が最大，足関節は伸展相の後半から底屈する
B	タイミング	3関節とも屈曲・伸展のタイミングはほぼ同じ	3関節とも屈曲・伸展のタイミングはほぼ同じ	伸展相で膝関節伸展が急激に起こって股関節伸展より先に終了する．最後に股関節伸展（体幹の後傾）が起こる
B	足圧中心	約35〜70％の範囲，屈曲相で前，伸展相で後ろへ移動する	約45〜60％の範囲で推移し，前後の移動範囲は小さい	屈曲相と伸展相の動きに関わらず約50〜55％で推移する
B	代償運動バランス反応	腰椎屈曲	腰椎屈曲，上肢挙上	腰椎屈曲，上肢挙上，足趾屈曲

力を感じやすいFRのほうが適しているように思われる．どちらも不安定感によって緊張が高まりすぎたり，転倒の恐れがある場合には，上肢の支持を加えるなど安全性を確保したうえで適応を決めるようにしている．まずは評価として用い，機能障害に対処したうえでツールを選択して使用することが効果的であると考えている．

事例の紹介

これまでの内容をふまえ，以下に異なる2タイプのスクワットをもとに，ツールを用いた解釈や文政方法を紹介する．今回，スクワットを静止立位から2秒間の屈曲相，膝関節は90°程度屈曲させ，下肢最大屈曲位で1秒間静止，2秒間の伸展相で静止立位に戻る動作と規定したうえで，矢状面における股関節・

膝関節, 足関節の関節角度, 動きのタイミング, COP, 補足として動作中の代償運動, バランス反応を確認した. するとA (図2) の股関節制御が十分な例と, B (図3) の股関節制御が不十分な例が示唆された. 図2, 3では床面だけでなく, AS, FRにおいても同項目を確認し, その変化を示した.

表1は, AとBの分析結果をまとめたものである. ここからは, Aは体幹の前傾を伴って股関節を十分に屈曲しており, 代償運動およびバランス反応もなく, 動きのタイミングは合っていたことが理解できる. Bと比較すると, 力の発揮や衝撃吸収は有利なスクワットであると考えることができる. しかし, 床面とASでCOPの前方への移動が大きく, ニュートラルなスクワットとはいえないことも示唆された. 一方, Bは股関節制御が不十分であり, ツール上では代償運動やバランス反応がみられて動きのタイミングが合っていなかったといえる. 関節角度とタイミングの問題に加えてCOPの前方への移動も大きく, ニュートラルではなかった. また, Bは開始姿勢で骨盤が前方に偏位し上半身が後傾しており, スクワットでも体幹の前傾は小さく, 支持面が変化して不安定になると各関節の動きのタイミングも合わなくなるため, Aよりも運動学習が必要になると考えられる. さらに腰椎の屈曲もみられているため, 体幹と股関節の深層筋の弱化などの機能障害が疑われた.

これらの結果からAでは, COPの前後移動が少ないスクワットを行うためにCOPを自覚できる治療アプローチが有効になると考えられる. これは, すでに股関節制御はある程度適切に用いられていると判断できるためである. Bは, 股関節制御が不十分であるために足関節制御を主にしていると判断できる. まずは機能障害が疑われる体幹や股関節深層筋の評価を行い, 機能障害の改善を行う必要があると考えられる.

最後に, ここでは計測機器を用いて動作を明らかにした. 運動制御の特徴の把握をはじめとする動きの解釈や判断を, 計測機器がなくても自然な環境やツールを用いて観察から読みとり, 対象者個々あるいは動作目的に適したアプローチを模索していくことが大切になるといえる.

62 片脚スクワット動作を安定させるには？
―前額面に着目して

西村沙紀子／文京学院大学 保健医療技術学部

Clinical Points
1. 股関節制御と足関節制御
2. 片脚スクワット時の男女差
3. 腸脛靱帯のリラクセーションと大殿筋の再教育

片脚スクワット動作の安定性とは

　さまざまなスポーツ現場で動作の一部として用いられる片脚スクワット動作やランディング動作については，理学療法現場においても評価の一つとして用いられることが多い．片脚スクワット動作は，下肢関節の屈曲運動によって重心の下方移動を行うが，この運動に伴って各関節で前額面上の運動が生じ，関節構成体にストレスを生じることがある．このストレスの減少には，微細な姿勢制御能力が必要となるが，一般的に矢状面上の運動においては，最初に足関節制御が生じ，これで補いきれない外力が生じた際に股関節制御が作用するといわれている[1]．筆者の研究にて，片脚スクワット動作時の前額面上での運動においても足関節制御が不十分であった場合，股関節制御で補完してバランスをとることが示唆された（図1）．この結果から理学療法介入として，足関節機能の改善とそれを補完する形で股関節機能の強化が片脚スクワット動作の改善につながると考えた．

片脚スクワット動作時での姿勢制御の性差と疾患による特徴

　片脚スクワット動作時の姿勢制御反応の性差に関する先行研究では，女性は男性に比較し，股関節内転角度および膝関節外反角度が増加する[2]．筆者は，この際の運動力学的データを分析し，女性は男性に比較して足関節制御能力が低く，股関節制御を多く使用し，また体幹運動も併用していた（図2）．さらに足関節の機能低下を有する者や高齢者も同様の反応が臨床においても確認される．これは関節弛緩性や靱帯損傷による足部剛性の低下により，足関節周囲筋の過緊張状態がつくられることが原因と考えられる．これらに基づいて，以下の治療を提案する．

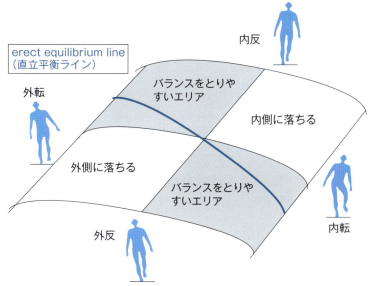

図1 三次元空間の前額面上においての身体位置（赤いラインは姿勢制御できるラインを示している）（文献1）より改変引用）

片脚スクワット動作の安定化への治療

1. 低周波を利用した選択的遠心性トレーニング

　足関節の安定性向上などについては，dy-jocボードなど不安定板を利用したトレーニングなどが推奨されている．しかし，足部剛性の低下を補うために過緊張状態にある筋に，さらに過剰な運動を行っても微細な姿勢制御反応の構築にはつながらない．過緊張による神経筋反応の低下などによって影響を受ける足関節の姿勢制御の能力低下には，筋機能の改善として股関節および膝関節肢位を整えたうえでの選択的な筋力トレーニングが必要になると考える．特に荷重下では，内反筋・外反筋の遠心性収縮が必要となるため，低周波を利用した後脛骨筋や腓骨筋の遠心性収縮エクササイズを推奨する．（図3）

2. 腸脛靱帯後部線維のリラクセーションと大殿筋の再教育

　足関節機能の低下を代償する股関節機能の

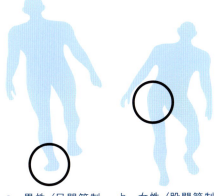

a. 男性（足関節制御が有意）　　b. 女性（股関節制御が早期に出現）

図2 姿勢制御の男女差（姿勢制御パターンの違いについて）

向上に，大腿筋膜張筋のリラクセーションと収縮環境を整えたうえでの大殿筋の再教育が必要であると考える．片脚スクワット動作時は，股関節の屈曲に伴い股関節外転・外旋モーメントが必要となる．女性や高齢者は，大殿筋の筋力低下および女性の骨盤の形状による臼蓋の大腿骨頭被覆率の低下などにより，筋収縮による外転・外旋モーメントが生じにく

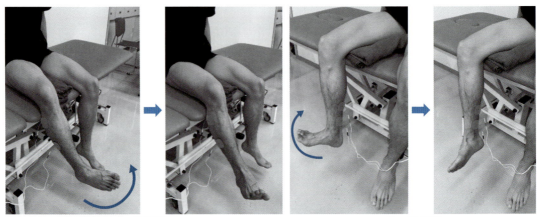

a．後脛骨筋　　　　　　　　　　　　　　　b．腓骨筋

図3　股関節外転・外旋を保持した状態での遠心性収縮トレーニング

電気刺激による筋収縮に抵抗しながら，ゆっくり遠心性収縮になるよう動かす．矢印は，患者が力を入れる方向

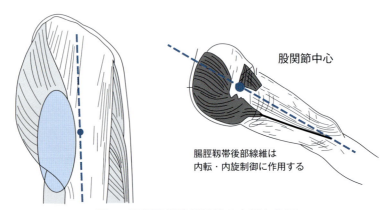

腸脛靱帯後部線維は内転・内旋制御に作用する

図4　腸脛靱帯後部線維の走行と作用

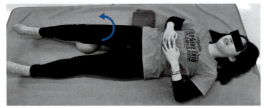
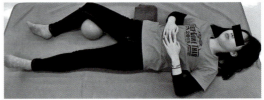

a．股関節軽度屈曲・内旋・外旋中間位　　　　　b．股関節軽度屈曲・最大外旋位

図5　腸脛靱帯後部線維のリラクセーション（この肢位を数回繰り返す）

い．このため，大転子後面で大殿筋に入り込み複雑に交差する腸脛靱帯の弾性に寄りかかるようにモーメントを発揮し安定性を維持している（図4）．このため，腸脛靱帯後部線維が過緊張となり膝関節の外旋が生じる．腸脛

靱帯後部線維のリラクセーションは，股関節軽度屈曲位で外旋最終可動域から軽度内旋位を膝関節の下にボールを置いて行う（図5）．その後，大殿筋の再教育として側臥位で股関節の屈曲角度を変化させた外旋運動を実施

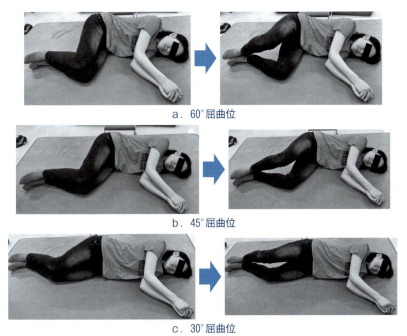

a. 60°屈曲位

b. 45°屈曲位

c. 30°屈曲位

図6 股関節屈曲角度を変えた状態での大殿筋の再教育

し，外転・外旋位での保持に必要な筋収縮を獲得させる．（図6）

◆ 文　献 ◆

1) Shumway-Cook A,（著），田中　繁，他（監訳）：モーターコントロール原著第3版—運動制御の理論と臨床実践へ．医歯薬出版，2011，pp152-181
2) Graci V, et al：Gender differences in trunk, pelvis and lower limb kinematics during a single leg squat. *Gait Posture* **36**：461-466, 2012
3) 八木優英，他：足関節の機能的不安定性が片脚立位の筋活動に与える影響について．理学療法科学　**27**：213-216, 2012

63 ヒトの荷重応答機能の構築
―上行性運動連鎖に着目して

新保雄介／千葉きぽーるクリニック

Clinical Points
1. 下肢荷重応答の左右差
2. 荷重部位と骨盤の関係
3. 荷重コントロールパッド

はじめに

　足底は，立位時に唯一床面と接する身体部位の一部であり，身体重心の土台である．臨床上，姿勢や動きを観察する際に，支持基底面が左右非対称であり，左右どちらかに偏位していることが多い．そこで，足部から足圧中心（COP：center of pressure）をうまく利用して荷重応答機能（WRS：weight response system）をコントロールする方法について述べる．

荷重応答の評価

　対象者を立位とする．検者の両手の母指内側・水かき・示指内側を腸骨稜にあてがい，足底に向けて軸圧をかける．その際に，下肢の反応をみると同時に足底への荷重部位を確認する（図1）．その際，足底に圧をかけた時，膝折れすることや反張膝になることもある．

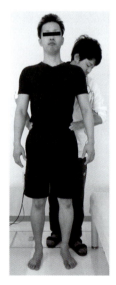

図1　足底に負荷した圧による下肢機能の評価

荷重部位と骨盤の関係（表1，図2）

　荷重部位を内側と外側に分けて評価を行う．さらに内側の前方・中間・後方，外側の前方・中間・後方に分け，荷重部位を明確にしていく．内側の前方部位は母趾中足骨頭，内側の中間部位は内側楔状骨，内側の後方部

表1 荷重方向による荷重部位と骨盤との関係

荷重部位（前額面）	荷重部位（矢状面）	荷重部位（骨）	骨盤アライメント（変位量）
内側荷重	前方	①母趾中足骨頭	骨盤下制・前方回旋（強）
	中間	②内側楔状骨	骨盤下制・前方回旋（中）
	後方	③踵骨内側隆起	骨盤下制・前方回旋（弱）
外側荷重	前方	④第5中足骨頭	骨盤挙上・後方回旋（弱）
	中間	⑤立方骨前方	骨盤挙上・後方回旋（中）
	後方	⑥踵骨外側隆起	骨盤挙上・後方回旋（強）

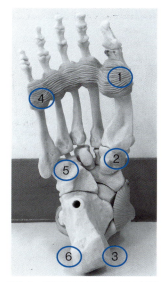

図2 荷重方向による足部の荷重部位

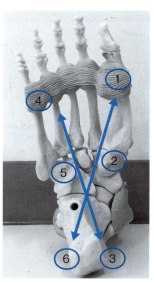

図3 荷重部位とパッド位置の関係

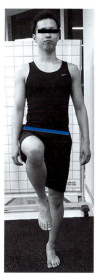

a．介入前　b．介入後

図4 左下肢へのパッド介入前後の比較

位は踵骨内側隆起と，筆者は考えている．また，外側の前方部位は第5中足骨頭，外側の中間部位は立方骨前方，外側の後方部位は踵骨外側隆起としている．外側荷重している場合は，下腿外旋および大腿骨外旋の運動連鎖を伴い，同側の寛骨の挙上・後方回旋がみられる．内側荷重している場合は，下腿内旋および大腿骨内旋の運動連鎖を伴い，同側の寛骨の下制・前方回旋がみられる．

荷重コントロールパッドによる治療

荷重部位の評価により，足底の圧がかかる部位と，足底の胼胝や靴裏の減り具合なども確認する．症例の荷重部位を評価した際に，対角線上の荷重が不足していることが多く見受けられるため，荷重部位と逆部位にパッドを貼る（図3）．図3の①と⑥の関係と③と④の関係が多く，②と⑤の関係は希少である．筆者は，だいたい親指の指腹くらいの大きさの円形パッドが足底圧を感じやすくよい反応が出やすいと考えている．対角線上に貼付することで，片脚立位などの動作の変化も見受けられる（図4）．

おわりに

今回，WRS の上行性運動連鎖に着目して提唱させてもらったが，WRS は足底への圧量や上半身重心位置によっても大きく変化し，下行性運動連鎖を呈していることも多く見受けられる．上半身重心と下半身重心は矢状面で逆方向に偏位する[1]ことから，今後は，上行性・下行性運動連鎖どちらの影響が強いかを評価する方法を検討していきたい．

◆ 文　献 ◆

1) 建内宏重：身体内部の協調．樋口貴広，他（編）：姿勢と歩行―協調からひも解く．三輪書店，2015，pp4-5

64 質量バランス制御理論に基づく荷重方向から考えた下肢の徒手誘導によるリラクセーション

安里和也／セラ・ラボ，足と歩きの研究所

Clinical Points

1. 質量バランス制御という概念
2. 荷重方向の判別
3. 荷重方向別の誘導方法

質量バランス制御

　これまでの臨床経験から筆者は，ヒトの姿勢制御は水分を多く含む軟部組織の中で浮遊する重さ（主に骨が担当）の相対的位置関係が筋を中心とする軟部組織の緊張度合いを変化させ，その緊張と骨を中心とする重さの分布（質量バランス）によって姿勢が制御されて，動作戦略にも大きな影響を及ぼすものと感じている．

　身体内部で重さを担う骨の相対的位置は，普段どちらかに偏りをもち，その偏りから他の身体部位との関連性が生まれ，各肢節の位置関係をバランスよく分布させて重力環境下での安定を保っていると考えている（図1）．

　したがって，二足歩行を呈するヒトでは，唯一地面に接する足部での偏りの位置および運動しやすい荷重方向（以下，荷重方向）を把握することによって，荷重方向に基づく各肢節の徒手誘導により，軟部組織を含む下肢全体の緊張をコントロールできると考えている．

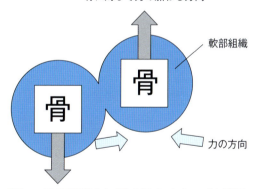

図1　軟部組織中に浮く骨のイメージと質量バランス制御のイメージ

　本稿では，荷重方向の判別方法と荷重方向別における下肢の徒手誘導の方法を述べる．

荷重方向の判別

　安静肢位（背臥位など）にて，操作側下肢の大腿前面筋の緊張の増減を評価する．操作部位は，近位脛腓関節の高さの下腿（図2：操作部位①）と遠位脛腓関節の高さの下腿（図

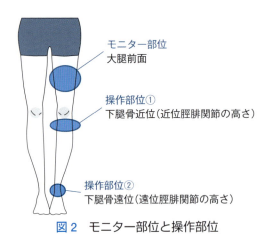

図2 モニター部位と操作部位

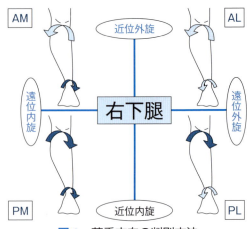

図3 荷重方向の判別方法
AM：前内側，AL：前外側，PM：後内側，PL：後外側

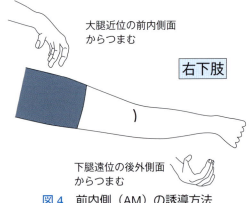

図4 前内側（AM）の誘導方法

2：操作部位②）とし，各操作部位をおのおの別々に内旋方向または外旋方向に誘導し，評価している大腿前面筋の緊張を感知する．そして，緊張が軽減する方向を荷重方向とする（図2）．

操作部位①の外旋で大腿前面筋の緊張が緩んだ場合は，荷重方向を前方（以下，A）とし，内旋で大腿前面筋の緊張が緩んだ場合は，荷重方向を後方（以下，P）と判断する．次に，操作部位②の外旋で大腿前面筋の緊張が緩んだ場合は外側（以下，L）とし，内旋で大腿前面筋の緊張が緩んだ場合は内側（以下，M）と判断する（図3）．

注意点としては，荷重方向の判別は評価部位も操作部位も，可能な限りソフトタッチで行うことが望ましい．急激・性急なタッチや誘導は生体の防御反応を誘発し，逆方向と判断することがある．ファーストタッチで「緩さ」を感じれば，与える刺激はより繊細なものでなければ防御反応を防ぐことは難しく，また部位により「緩さ」の違いを呈することもある．一つの反応で理解したつもりになるのではなく，一つひとつすべてのタッチに責任をもつつもりで評価することが重要である．

下肢の荷重方向別での徒手誘導の方法

前述の判別方法で得られた荷重方向から下肢の各部位における徒手誘導の方法を述べる．

1．前内側（AM）の場合

誘導部位は，下腿遠位端と大腿近位端である．下腿遠位端の後外側の軟部組織をつまみ，下腿遠位内部の骨（腓骨，脛骨）を前内側へ押し出すイメージでつまむ．また，大腿近位端の前内側の軟部組織をつまみ，大腿骨近位を後外側へ押し出すイメージでつまむ．以上の操作を同時に行う（図4）．

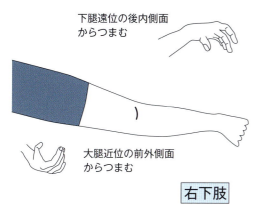

図5 前外側（AL）の誘導方法

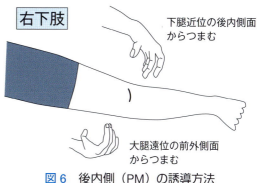

図6 後内側（PM）の誘導方法

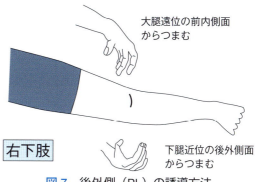

図7 後外側（PL）の誘導方法

2．前外側（AL）の場合

　誘導部位は，下腿遠位端と大腿近位端である．下腿遠位端の後内側の軟部組織をつまみ，下腿遠位内部の骨を前外側へ押し出すイメージでつまむ．また，大腿近位端の前外側の軟部組織をつまみ，大腿骨近位を後内側へ押し出すイメージでつまむ．以上の操作を同時に行う（図5）．

3．後内側（PM）の場合

　誘導部位は，下腿近位端と大腿遠位端である．下腿近位端の後内側の軟部組織をつまみ，下腿近位内部の骨を前外側へ押し出すイメージでつまむ．また，大腿遠位端の前外側の軟部組織をつまみ，大腿骨遠位を後内側へ押し出すイメージでつまむ．以上の操作を同時に行う（図6）．

4．後外側（PL）の場合

　誘導部位は，下腿近位端と大腿遠位端である．下腿近位端の後外側の軟部組織をつまみ，下腿近位内部の骨を前内側へ押し出すイメージでつまむ．また，大腿遠位端の前内側の軟部組織をつまみ，大腿骨遠位を後外側へ押し出すイメージでつまむ．以上の操作を同時に行う．（図7）

まとめ

　本稿の理論は，筆者の経験してきた目の前のクライアントから発せられた反応やメッセージを真摯に受けとり，それを解釈するために生まれた理論の一部である．運動を行う生体の反応は，まだわからないことも多く，そのぶん，発展の余地も大きいと感じている．おのおのが己のタッチに責任をもちながら，個々として，さらには全体としての理学療法の発展につながることを期待する．

◆ 文　献 ◆

1）入谷式足底板講義資料

65 荷重位の下肢機能を評価し改善する
―体幹の傾斜と対側下肢の移動による運動力学的アプローチ

小柳磨毅／大阪電気通信大学 医療福祉工学部

Clinical Points
1. 重心と筋収縮
2. 力学的負荷の分析
3. 傾斜と外力による負荷

片脚支持の下肢機能

　関節の可動性や安定性，筋力などの機能は，非荷重位で評価されることが多く，これらは画像や計測機器により，客観的な分析が可能である．一方，荷重位の運動機能は，立位姿勢や歩行を分析することが多いが，両脚の機能を反映しており，非荷重位の機能評価との関連は必ずしも明確ではない．歩行や走行は片脚支持を反復することから，荷重下での片脚の支持や運動機能を客観的に評価する必要がある．
　そこで，以下に示す評価を考案した．静的評価として体幹の重心位置を変化させ，これに伴う下肢筋活動と床反力ベクトル，重力の作用により関節に加わる力学的負荷を推定し，これに対する姿勢制御の機能を評価する．さらに動的評価として対側下肢を移動させ，抵抗負荷となる外力を加えて体幹と支持脚の制御機能を評価する．こうした評価は，いずれも健側を基準として対称性を比較し，経時的な変化も客観化や可視化が可能である．さらに荷重位の力学現象は，機能改善を目指す理学療法にも応用できる．

Trunk tilt test, exercise（体幹の傾斜テスト，トレーニング）

1．Backward tilt（体幹後傾）
1）生体力学
　体幹の後傾により重心が膝関節軸の後方に移動し，膝関節屈曲の外部モーメント（図1a↔）に対し，下肢の前面に位置する膝関節伸筋，股関節屈筋，足関節背屈筋が姿勢を保持する．下腿を直立して体幹を後傾すると，大腿四頭筋は強く収縮してハムストリングスが弛緩し，大腿骨顆が脛骨高原を後方に滑り（図1b→），膝関節には前方剪断力が作用する．
2）臨床評価
　膝前十字靱帯（ACL：anterior cruciate ligament）不全膝患者が体幹を後傾すると，健側に比較して患側では下腿前傾が増大し，下腿前傾を抑制すると，体幹後傾の角度およ

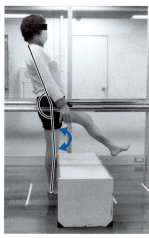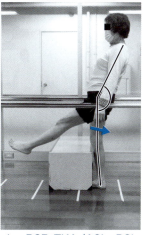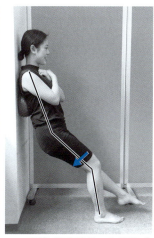

a. BCS-TKA（ACL, PCL 機能代償）[2]，術後1年半/膝不安定感あり

b. BCR-TKA（ACL, PCL 温存）[2]，術後4カ月/膝不安定感なし

c. PCL 不全膝のエクササイズ

図1　Backward trunk tilt test, exercise（文献2）より一部改変引用）
BCR-TKA は，自覚的な膝安定感が高く，体幹後傾角度も増大する．PCL 不全膝では，下腿と体幹を後傾した肢位は，重力と大腿四頭筋の収縮力により膝関節に前方剪断力（c：←）が作用し，脛骨の後方偏位が整復される

び距離が減少する．体幹後傾の角度と距離は，いずれも大腿四頭筋の筋力との相関は低く，主観的な膝関節の不安定感と姿勢保持の困難感が高まる．これに対して解剖学的 ACL 再建術後は，同条件の体幹後傾角度が有意に増大し，膝不安定感は減少する．これより ACL 不全膝の体幹後傾の低減は，膝関節の不安定性を反映し，前方剪断力を制御する姿勢戦略と考えられる[1]．

近年，変形性膝関節症に対する人工膝関節置換術では，ACL を温存する術式が開発されている．これまでの ACL 不全膝となる術式に対し，下腿の前傾を抑制した体幹後傾が増大する症例が散見される[2]（図1b）．人工股関節に比較して低いとされる術後患者の満足度との関連も含め，人工膝関節置換術後の膝関節伸展域での片脚支持機能を検証する必要がある．

3）運動療法

膝後十字靱帯（PCL：posterior cruciate ligament）不全膝では，体幹と下腿の後傾肢位で重心を下方移動することにより，膝関節の整復位で生理的な大腿四頭筋の強化トレーニングが可能となる（図1c）．

2．Forward tilt（体幹前傾）

1）生体力学

体幹前傾により重心線は，膝関節軸の前方に移動し，膝関節伸展と股関節屈曲の外部モーメント（図2a↔）が作用する．大腿四頭筋は弛緩し，姿勢はハムストリングや大殿筋などの下肢後面筋の収縮が支持する．

2）臨床評価

ACL 不全膝の反張膝例では，前方剪断力を制御するために体幹の前傾が減少し，下腿を前傾する（図2b→）．

3）装具療法

膝関節装具により不安感が減少し，重心の前方移動能が改善する症例がある（図2c）．

3．Lateral tilt（体幹側屈）

1）生体力学

体幹を側屈すると，重心と床反力は膝関節軸の外方に移動し，膝関節には外反の外部

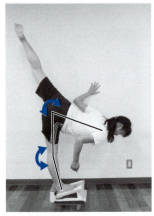 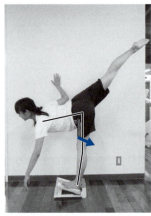 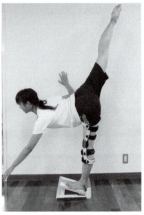

a．健常側：apprehension（−）　　b．ACL 不全膝：apprehension（＋＋）　　c．ACL 不全膝＋Brace（Donjoy）：apprehension（−）

図 2　Forward trunk tilt test

関節包や靱帯などの軟部組織が膝関節伸展（外部）モーメント（a：↔）を制動するが，反張膝などで下腿が後傾すると，重力によって大腿骨顆が脛骨平面を後方に滑り（b：→），前方剪断力が発生する

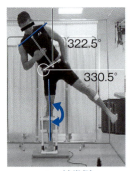 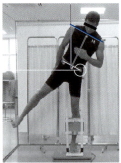 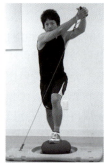 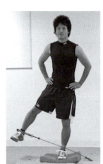

a．健常側　　b．ACL 不全膝　　c．Trunk (core) stabilize exercise

図 3　Lateral trunk tilt test

膝関節の外反を制動する膝内側側副靱帯や ACL の不全症例では，外反モーメント（a）を抑制するため，体幹側屈が減少する（b）．上肢や健側下肢の移動に対し，体幹を正中に保持する機能を高めるトレーニング（c）

モーメントが作用する（図 3a↔）．股関節の外転筋は弛緩し，姿勢を制御するために内転筋群が収縮する．

2）臨床評価

ACL 損傷の発生機序は，knee-in，toe-out の下肢アライメントが注目されてきたが，身体質量の過半数を占める体幹の外側偏位は，膝関節外反モーメントを増大させる重大な発生要因となる．

3）運動療法

ACL 損傷の予防には，下肢アライメントのみならず，体幹の慣性力を制御し，正中化するトレーニングが重要である（図 3c）．

Leg reach test, exercise（対側下肢の移動テスト，トレーニング）

対側下肢を前後，左右，斜め方向へ移動させ，支持脚をスクワットさせる star excur-

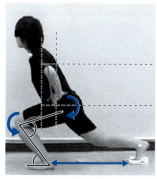 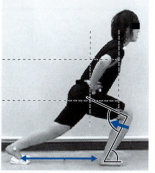 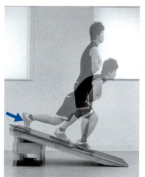

a．健常側　　　　b．再建側（術後12週）　　　c．Resistive exercise

図4　Backward leg reach test, exercise

リーチ距離，大転子の移動距離と軌跡，下肢関節角度と角速度などが評価指標となる（a，b）．体幹と下腿の前傾により，膝関節に後方剪断力（b：←）が作用する．床面の下り傾斜や対側下肢の後方移動への抵抗負荷（c：→）により，支持脚の膝関節伸筋への負荷が増大する

sion balance test（SEBT）は，支持脚の機能をリーチ距離により評価する方法として開発された．リーチ距離のほかにも，下肢や体幹の姿勢や関節運動の速度（パワー）も含めたleg reach testに発展させ，健側との対称性や経時的変化からリハビリテーションプログラムの達成度を客観的に評価している．

1．Backward reach

1）生体力学

対側下肢の後方移動により，体幹と下腿が前傾して支持脚の股関節と膝関節に外部屈曲モーメント（図4a↔）と後方剪断力（図4b←）が作用する．

2）臨床評価

簡便な関節パワーの臨床評価として，リーチ距離を一定（下肢長の80%）とし，10秒あたりの到達回数を評価する方法もある．

3）運動療法

片脚で踏み込むforward lungeと比較して，床反力の衝撃係数が低いため，半月板や軟骨損傷例に有用である．また，下り傾斜面上のスクワットはジャンパー膝症例の症状改善に有効とされる．

2．Forward reach

1）生体力学

支持脚の膝関節は屈曲して後方重心位となり，外部屈曲モーメントが作用する（図5a↔）．

2）臨床評価

リーチ距離，体幹と下肢関節，下腿の傾斜角度や角速度などの対称性が客観的な指標となる（図5a，b）．

3）運動療法

他の静的あるいは動的評価も含め，床反力計による力学計測は感度が高く，鏡像と画像解析ソフトを用いた三平面評価は，簡便に回旋を含めた三次元的な分析が行える（図5c）．

3．Lateral reach

1）生体力学

対側下肢への抵抗負荷により，支持脚の膝関節に作用する外部モーメントは内反に変化し，股関節の外転筋への負荷が増大する（図6c↔）．

2）臨床評価

リーチ距離のほかに，骨盤と肩甲帯の傾斜角度や上前腸骨棘の移動軌跡などが，前額面上における姿勢の安定性を示す指標となる（図6a，b）．

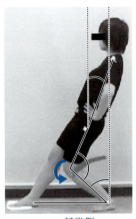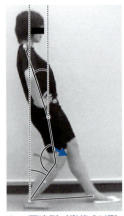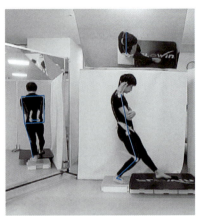

a．健常側　　　　　b．再建側（術後 24 週）　　　　c．三平面評価

図5 Forward leg reach test

支持脚の膝関節伸筋への負荷が加わり（a：↔），下腿の前傾が小さいと大腿骨顆が前面に滑る（b：→）ことにより発生する．後方剪断力も減少する．鏡像と二次元画像解析ソフト（ToMoCo-Light：東総システム），可搬型フォースプレート（SS-FP4040AO-SY：スポーツセンシング）を用いた評価（c）

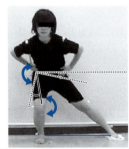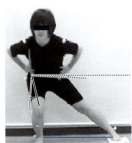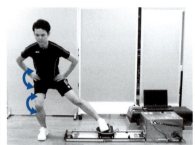

a．再建側（術後 12 週）　　b．再建側（術後 24 週）　　c．Resistive exercise

図6 Lateral leg reach test, exercise

対側下肢の側方移動に伴い，膝関節は外反，股関節には内転の外部モーメント（a：↔）が作用する．経時変化から重心の下方移動や骨盤の水平保持機能の改善が確認できる（b）．開発した ER 流体ブレーキを用いた装置（c）は，等速度をはじめ多彩な抵抗負荷で並進運動を制御し評価もできる[3]

3）運動療法

Lateral thrust などの内反不安定性を有する変形性膝関節症患者は，内反モーメントを回避するために抵抗負荷のない lateral reach（図6a，b）が，逆に knee-in が顕著な ACL 再建術後患者には外反モーメントを回避するために resistive exercise（図6c）が適応となる[3]．

貴重な資料を提供いただいた，中江徳彦先生（関西メディカル病院），横谷祐一郎先生（行岡病院），木村佳記先生（大阪大学医学部付属病院）に深謝します．

◆ 文　献 ◆

1) 小柳磨毅，他：ACL 再建術後の理学療法．理学療法学　44Suppl 1：32-37, 2017
2) 中江徳彦：人工膝関節術後のリハビリテーション．第53回日本リハビリテーション医学会学術集会プログラム抄録集，2016, S374
3) Kimura Y, et al：Motion analysis of a single-limb squat with isokinetic resistance. *Proceedings of the in IOC world conference on prevention of injury and illness in sport in BJSM* 48：620, 2014

66 下肢機能分化を考慮した理学療法の展開

廣澤　暁／高島平中央総合病院 リハビリテーション科

Clinical Points

1. 相対的な左右比較に基づいた下肢機能分類
2. 左股関節の求心性獲得
3. 右距骨下関節回外位での前脛骨筋と大殿筋の同時収縮

胸郭左側方偏位と下肢機能分化

　一般的にみられる安静位での胸郭形状は，解剖書にみられる左右対称的な形状とは差異があり，運動器疾患，中枢神経系疾患，呼吸器疾患などを有するものや健常者も含めて非対称的な形状を生じ，約90％もの高い割合で胸郭の左側方偏位が存在すると，柿崎[1]は述べている．胸郭左側方偏位の存在により四肢は，骨格配列や筋活動に左右非対称性を呈する．特に下肢は，左右の機能分化が生じているといわれており，三上[2]は，左足は右足より支持能力が高い傾向があり，左足は軸足として，右足は利き足として機能していると述べている．臨床での観察を考慮すると，歩行においては左足が軸足であり，右足はいわゆる蹴り足として機能すると考えられる．軸足は身体を支える機能を有することから，歩行では立脚初期に有利な機能をもつ．蹴り足は，身体を推進させる機能を有することから立脚後期に有利な機能をもつ．具体的には，左下肢では股関節屈曲および足関節背屈が，右下肢では股関節伸展および足関節底屈が有利となる．一般的に，股関節屈曲には外旋が，股関節伸展には内旋が伴う．また，足関節底屈には距骨下関節回外が，足関節背屈には距骨下関節回内が伴う．しかし，蹴り足である右下肢では距骨下関節回外による足部剛性の獲得が困難である場合が多く，足部の剛性低下を補償するために腓腹筋の活動を高めて蹴り出しを行うことが多い．一方，左下肢では距骨下関節回外の補償により足部剛性を高めることで軸足としての機能を維持している．したがって，相対的な左右比較に基づいて下肢機能を分類すると，右下肢では股関節伸展・内旋と足関節底屈，距骨下関節回内が，左下肢では股関節屈曲・外旋と足関節背屈，距骨下関節回外がそれぞれ有利となる（図1）．

四足動物の四肢機能分化

　高橋[3]は，約1800万年〜320万年前までの間に二足歩行がほぼ獲得されたと述べている．直立二足歩行は，倒立振り子運動を利用

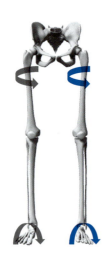

図1 胸郭左側方偏位による下肢機能の分化

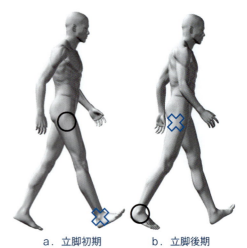

a. 立脚初期　　b. 立脚後期

図2 四足動物の下肢機能分化からの考察

した位置エネルギーと運動エネルギーの相互変換により，重力を最大限に利用した移動様式となっており，そのエネルギー効率のよさは周知の事実である．直立二足歩行の獲得に至ったプロセスを辿ると，垂直木登り説やブラキエーション説，ナックルウォーク説などその仮説は多岐にわたり，霊長類をはじめとした多くの種が四足歩行を行っていたことがわかる．四足動物は，後肢がしっかりと地面を蹴って前進するための機能をもつのに対して，前肢がその運動による衝撃をしなやかに受け止め，エネルギーを吸収することによって運動をコントロールする機能をもつ[3]．四足動物の特徴を人に対応させて考えると，蹴り出しが股関節屈曲可動域内（約0〜90°）で行われていること，着地制御が上肢（前肢）で行われていることがあげられる．そのため，ヒトにおいては前者の理由から股関節伸展位での蹴り出しの機能が低下しやすく，後者の理由から下肢（後肢）による足関節背屈位での着地制御の機能が低下しやすい．以上のことから進化による形態変化を踏まえると，立脚初期の股関節屈曲は機能獲得に有利であるが，足関節背屈は機能低下が生じやすく，立脚後期の足関節底屈は機能獲得に有利であるが股関節伸展は機能低下が生じやすいと考えられる（図2）．

歩行周期と下肢機能分類

胸郭左側方偏位による下肢機能分化と四足動物の四肢機能分化を統合すると，1歩行周期での下肢関節運動の優劣が明らかとなる（表1）．筆者は，この下肢機能分類表を膝関節疾患や股関節疾患に対する評価および治療に臨床応用している．例えば，変形性膝関節症でよくみられる膝関節内反変形は，両側とも同様の理由で内反変形を呈している場合もあるが，変形の形成要因が左右で異なる場合も多い．その場合，障害側や疼痛出現時期などを表1で示した下肢機能分類表を基に考察することでその病態を把握しやすくなると考えられる．また，股関節疾患においては左側の障害では股関節局所に対して十分なアプローチを行うことで良好な結果を得ることが多いが，右側の障害では右距骨下関節過回内による足部剛性低下に起因した下肢支持性低下を呈している場合が多く，局所と同時に距骨下関節の機能評価を行う必要があると考える（図3）．このように評価の基盤として，下肢機能分類表を用いることで問題点の抽出が容易になり，比較的に短時間で機能改善に結びつけることが可能となる．また，上肢や体幹に疾患を有する患者であっても下肢の機能を最大限に高めることで対応可能であり，幅

表1 下肢機能分類表

		股関節	足関節	距骨下関節
右側	初期	△	×	×
	後期	○	◎	◎
左側	初期	◎	△	△
	後期	×	○	○

◎：有利　○：やや有利　△：やや不利　×：不利

　右立脚初期では，距骨下関節回外および足関節背屈の機能低下が生じやすいが，右立脚後期では距骨下関節回内および足関節底屈が機能的に有利である．左立脚初期では，股関節屈曲・外旋が機能的に有利であるが，左立脚後期では股関節伸展・内旋の機能低下が生じやすい

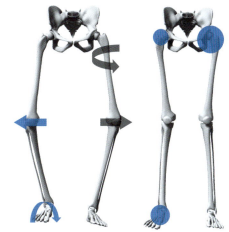

a．膝関節疾患　　b．股関節疾患
図3　下肢疾患に対するイメージ

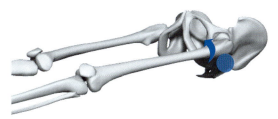

図4　ポリウレタンボール挿入による左股関節のポジショニング

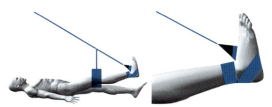

a．右下肢の懸垂　　b．足部懸垂の詳細
図5　レッドコードによる環境設定

広い疾患に対して応用できる分類表であると考えている．

下肢機能分類表に基づく治療展開

　表1に示す下肢機能分類表に基づき，評価および治療を行う．評価は紙面上の都合により割愛するが，分類表に病態が一致した時の治療法を以下に示す．まず，左下肢の軸足機能再建が最重要であることから左下肢に対するポジショニングを行う．背臥位にて左大転子直下にポリウレタンボールを挿入し，大腿骨頭の寛骨臼蓋への求心性を高める（図4）．このポジショニングにより左股関節の求心性が得られた場合，左距骨下関節回外にて左下肢の支持性を高める必要性がなくなるため，左距骨下関節の回内方向への可動性が獲得される．したがって，ポジショニングの効果判定には左距骨下関節の可動性評価を用いる．

　次に右立脚初期の機能再建を目的として，右距骨下関節回外位での前脛骨筋と大殿筋の同時収縮を行う．環境設定としては，以下のことを行う．まず，レッドコードのロープ先端にストラップを装着し，距骨下関節を回外位にして股関節軽度屈曲位になるように懸垂する（図5）．次に，エラスティックロープに上下肢用のレッドコードを装着して大腿骨遠位を懸垂する．その際，ハンギングポイントを股関節より頭側に位置させることで，下肢全体に軸圧がかかるよう設定する．この環境設定下にて，前脛骨筋と大殿筋を徒手的にモニタリングしながら足関節背屈運動と股関節伸展運動を行う．反応が得られた場合，右距骨下関節の剛性が高まる．したがって，効果判定には右距骨下関節の可動性評価を用いる．

◆ 文 献 ◆

1) 柿崎藤泰:胸郭運動システム. 柿崎藤泰(編):胸郭運動システムの再建法 第2版―呼吸運動再構築理論に基づく評価と治療. ヒューマン・プレス, 2017, p4
2) 三上一貴:軸足・利き足の検討. 理学療法研究 **16**:15-18, 1999
3) 高橋利幸:筋骨格系と姿勢―ヒトの姿勢とその変遷. 理学療法科学 **10**:149-160, 1995

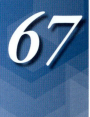

67 機能的脚長差へのアプローチ
―前額面の立位アライメントと動的パターンの修正

飯田 開／ワカバ整形外科・リウマチ科クリニック

Clinical Points

1. 姿勢パターンと動的パターンの評価
2. パターン別の側臥位および立位での中殿筋エクササイズ
3. 上半身質量中心位置の修正

はじめに

運動器疾患を対象とした理学療法を行ううえで，立位での脊柱・骨盤帯のアライメント異常や機能障害から機能的脚長差を有している症例を多く経験する．鈴木[1]は，ヒトの腰部機能は下肢長の実測値に左右差がほとんどないにもかかわらず，頭部や上半身を大きく動かすことなく，足尖部を支持面から持ち上げることができる能力であると述べている．つまり腰部，股関節周囲筋の機能低下や左右差がある場合，動作前に脚長差をつくらなければならなくなり，立位での骨盤偏位や傾斜が生じる．この骨盤偏位に伴う立位での上半身質量中心の位置関係にはパターンがあるため分類が必要である．また，骨盤偏位方向と上半身質量中心位置により重心移動時の動的パターンが異なり，この動的パターンを是正することで立位アライメントの修正（機能的脚長差の修正）が促せると考えた．そのため機能的脚長差へのアプローチとして，前額面に着目した姿勢パターンと動的パターンの評価分類と治療方法について紹介する．

評価方法

1．立位のアライメント評価

立位のアライメント評価は，前額面での骨盤位置の観察点を参考とした．足幅を股関節幅に開いた立位姿勢をとり，その背面から観察する．評価するポイント[2]は，①骨盤の左右偏位（外後頭隆起と両足関節中心を結んだ線に対する正中仙骨稜の位置），②骨盤傾斜（左右上後腸骨棘の高低差），③上半身質量中心の左右偏位（正中仙骨稜に対する第7～9胸椎の位置），④両側肩甲骨の高低差とする．この際，構造的脚長差の有無を事前に評価し除外したうえで①～④の評価を行う．

2．骨盤側方移動の評価

立位で足幅を下肢機能軸が垂直とすることで，骨盤左右移動の際に寛骨が水平に移動する[2]．そのため下肢機能軸が垂直になるよう

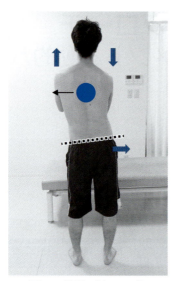

図1　姿勢パターン①

骨盤が右偏位，右挙上位，上半身質量中心が左側（骨盤偏位と対側）に偏位し，右肩甲帯下制位，左肩甲帯挙上位を呈した立位姿勢を姿勢パターン①とする．姿勢パターンと動的パターンは一致する場合が多い

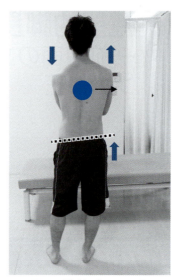

図2　姿勢パターン②

骨盤が右偏位および右挙上位，上半身質量中心が右側（骨盤偏位と同側）に偏位し，右肩甲帯挙上位，左肩甲帯下制位を呈した立位姿勢を姿勢パターン②とする

に足幅を開き，上肢を胸の前に組んだ立位姿勢をとる．頭位が正中に位置し，両側肩峰が平行に保つようにした肢位で骨盤側方移動を行う．セラピストは前面から両側上前腸骨棘を触診し，初期に移動側の骨盤挙上または移動量が大きく生じる場合を内転優位側，骨盤下制または移動量が小さく生じる場合を外転優位側と分類する．左右差が判別しにくい場合は，骨盤に軽い抵抗を加え骨盤の動きを観察する．

3．体幹側屈の評価

骨盤側方移動の評価と同様の立位姿勢をとり，骨盤が側方移動しないように口頭指示し左右に側屈する．セラピストは脊柱全体の左右側屈可動域を背面から比較する．

4．評価結果の統合

立位のアライメント評価は，①～④の結果から姿勢パターン①〔図1；上半身質量中心が骨盤偏位側（挙上側）と対側に偏位し骨盤偏位側の肩甲骨下制位〕と姿勢パターン②〔図2；上半身質量中心が骨盤偏位側（挙上側）と同側に偏位し骨盤偏位側の肩甲骨挙上位〕に分類する．骨盤側方の移動評価および体幹側屈の評価の結果から，動的パターン①（右側内転優位側＋左側屈可動域が大きい）と動的パターン②（右側内転優位側＋右側屈可動域が大きい）に分類する．臨床上，姿勢パターンと動的パターンは一致する場合が多いが，一致しない場合は疼痛の回避姿勢や局所的な関節機能不全が疑われるため，前述の評価・治療が必要となる．しかし今回は，一致しない場合は動的パターンの改善を優先的に行う．

治療方法

1．骨盤位置を変化させた中殿筋エクササイズ

骨盤側方移動の評価の結果から，内転優位側と外転優位側のタイプ別にエクササイズ方

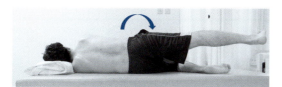

図3 骨盤位置を変化させた中殿筋エクササイズ（内転優位則）
右内転優位側の中殿筋エクササイズ方法を示す．骨盤下制位（骨盤挙上の代償が出現しない）とし，骨盤に対して大腿骨が伸展，中間〜軽度内転位で3〜5秒間保持する

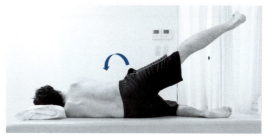

図4 骨盤位置を変化させた中殿筋エクササイズ（外転優位則）
右外転優位側の中殿筋エクササイズ方法を示す．骨盤挙上位（骨盤後方回旋の代償が出現しない）とし，骨盤に対して大腿骨が伸展・外転位で3〜5秒間保持する

法を選択する．治療肢位は，治療対象側の下肢を上にした側臥位で骨盤に対して体幹が正中位となるように設定する．内転優位側（図3）では，骨盤下制位にセラピストが固定し，骨盤に対して大腿骨が伸展，中間〜軽度内転位で3〜5秒間保持を5〜10回実施する．これは腰方形筋と腹斜筋群の代償を抑制した状態で中殿筋を遠心性方向に収縮させることを目的としている．外転優位側（図4）では，骨盤を挙上位にセラピストが固定し，骨盤に対して大腿骨が伸展，軽度外転位で3〜5秒間保持を5〜10回実施する．これは骨盤挙上位での中殿筋を等尺性方向に使わせることが目的になるため，骨盤の後方回旋に伴う大腿筋膜張筋の代償に注意する．そして，骨盤の固定を徐々に弱めていき，代償が出現しなくなるまでを到達の目安とする．

2．上半身質量中心位置の修正アプローチ

評価結果の統合から，動的パターン①と動的パターン②のパターン別にエクササイズを選択する．治療肢位（図5a）は，座位にて上肢を胸の前で組み，股関節および膝関節が90°となるように座面の高さを設定し，膝関節の間に股関節幅と同程度のボールを挟むことで股関節内転・外転・内旋・外旋の運動を防ぎ，また足底部に不安定板を敷くことで下肢の影響を除外する．前述の座位姿勢から両側肩峰を結んだ線が平行で，頸部の側屈が出

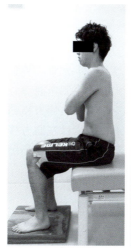
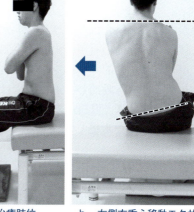

a．治療肢位　　b．左側方重心移動エクササイズ

図5 上半身質量中心位置の修正アプローチ
右内転優位側＋上半身質量中心右偏位（動的パターン②）の場合は，左側方移動エクササイズを実施する．なお，上半身質量中心位置と反対側方向への重心移動エクササイズを行う

現しないように側方重心移動を行う．上半身重心位置の修正を目的に行っているため，重心移動に伴い移動と反対側（以下，非移動側）の肩甲骨内転＋下制が出現することが望ましい．この際に非移動側の過剰な骨盤の挙上や重心移動前に肩甲骨下制を伴う脊柱の側屈が出現しないように注意する．動作イメージが

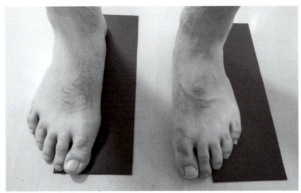
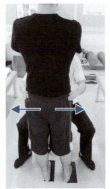

a．パッド挿入部位（右内転優位則）　　　b．治療例

図6　床反力を変化させた立位エクササイズ

内転優位側では示指と踵骨中央を結んだ線より内側に1mmパッドを挿入し，また外転優位側では外側に1mmパッドを挿入する．セラピストは母指で大腿筋膜張筋を触診し，3～4指で中殿筋を触診した状態で，中殿筋の収縮が得られるよう左右平行移動を繰り返し実施する．その際，骨盤回旋や体幹の側屈の代償が生じないように誘導方向を調整する

つかみにくい場合は，セラピストが重心移動に伴う非移動側の肩甲骨内転＋下制を誘導しながら行う．動的パターン①では右側方移動エクササイズ，動的パターン②では左側方移動エクササイズ（図5b）を目的とする運動が行えるようになるまで実施する．

3．床反力を変化させた立位エクササイズ

治療肢位は，下肢機能軸が垂直になるように足幅を開き，上肢を胸の前に組む．内転優位側では示指と踵骨中央を結んだ線より内側に1mmパッドを挿入し，また外転優位側では外側に1mmパッドを挿入した状態（図6a）で，セラピストが中殿筋の収縮を触知しながら骨盤をわずかに左右平行に誘導する（図6b）．1mmパッドを挿入することで，床反力を変化させ対象となる筋収縮が入りやすい環境をつくる．また，中殿筋は単関節筋で股関節外転のレバーアームが短いため，わずかな高低差と筋が伸張されない程度の小さな運動範囲を繰り返し，筋収縮を確認しながら行うことが重要となる．

◆　文　献　◆

1) 鈴木貞興：腰痛に対する理学療法技術の検証．福井　勉，他（編）：理学療法MOOK17 理学療法技術の再検証．三輪書店，2015，pp116-119
2) 福井　勉：山口光國，他：結果の出せる整形外科理学療法．メジカルビュー社，2009，pp83-84，p129

68 骨の応力に着目した歩行の作り方

髙木健太／袖ヶ浦さつき台病院 身体リハビリテーション課

Clinical Points

1. 骨に加わる力学的負荷という観点から歩行観察をする
2. 各骨の圧縮応力と引張応力を評価する
3. 促通したい骨の応力と筋の収縮を一致させる

はじめに

　骨は身体の支持という役割を担い，さまざまな要因や環境に影響を受け，リモデリングにより骨強度を変化させていく構造物である．骨強度は，身体支持での「硬度」「耐久性」「安定性」などに関わり，骨粗鬆症のような骨の脆弱する疾患は支持性の低下状態と考えられ，この性質は，動作にも影響を与えている．一般的に人は，荷重線に安定性を求める傾向がある．そのためリモデリングにより骨自体の支持性が変化すれば荷重量や動作にも影響を与えていくと考えられる．

　骨組織の構造変化には，長い時間が必要となる．リモデリングに必要な条件が整い，骨形成の生理的な機序が進む中で徐々に構築されていくものだからである．しかし，リモデリングに必要な条件に介入することで即時的な動作変化が得られることを筆者は経験している．その条件が力学的負荷である．力学的負荷には身体外で起きる要素と，身体内で起きる要素に分けることができる．これらの要素に介入することで得られる即時的な動作の変化は，骨構造自体の変化がもたらすものではない．これは骨という構造物内に生じる応力が変化することで分子レベルでの変化が生じ，それを感覚器が察知し動作に影響を与えていると筆者は考えている．そこで，骨内に生じる応力に着目した歩行動作促通法の評価と治療を以下に記載する．

1．骨の応力を評価する

　まず，硬度を有する物体が力学的負荷を受けた際に，どのような力が加わるかを考える必要がある．棒を曲げようと力を加えた際に，凸側には物体が広がろうとする力（引張力）が加わり，凹側には物体が近づこうとする力（圧縮力）が加わる（図1）．ミクロレベルで考えると，圧縮力とは分子間が近づく力，引張力は分子間が離れる力となる．これらの力に対し，物体がつり合いを保つために生じる力が圧縮応力および引張応力である（作用する力と応力は異なる事象であるが，以下，応力で説明を統一していく）．また，分子間密度

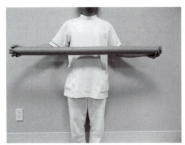
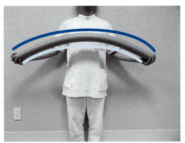

a．棒に対して外力なし　　b．棒に対して曲げる外力を加える

図1 棒を曲げた際の応力図
　　　圧縮応力 ━━━━，引張応力 ━━━━

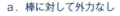

図2 物質の状態変化による性質の違い

が高いほうが変形をしにくい状態となる．これは物質の状態変化（気体，液体，個体）と性質を例にするとわかりやすい（図2）．硬度や安定性の観点から考えると，圧縮応力が生じると物体の硬度や安定性が高くなり，引張応力が生じると低くなる．すなわち，①圧縮応力が生じた場所は支持性が高くなる，②引張応力が生じた場所は支持性が低くなる，という法則が成り立つ．

　では，身体で生じる圧縮応力および引張応力は，どのような力学的負荷で発生しているのかというと，まず曲げ応力が生じた際の凸面が引張応力，凹面が圧縮応力となる．さらに，重力下での動作や皮膚を介して骨への圧刺激などが圧縮応力を生じさせ，また筋の収縮が付着部に与える力などが引張応力を生じさせる．これらが力学的負荷となり，骨内に圧縮応力および引張応力を生んでいる．

　ここで歩行における立脚終期（TSt：terminal stance）を例に動作時の骨の応力をみ

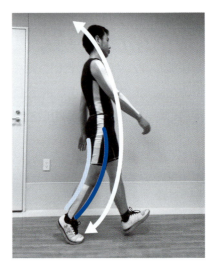

図3 立脚終期の身体応力図
　　　圧縮応力 ━━━━，引張応力 ━━━━

ていく．支持脚の股関節は伸展位となり，頭部から足先まで弓形の曲げ応力が生じる．大腿をみると前面が凸面で後面が凹面になる．下腿も同様である．つまり，下肢の前面が引張応力，後面が圧縮応力の生じた状態となることが推察される（図3）．逆に考えると，TStの機能不足は本来受ける応力を骨に加えることができないこと，あるいは骨に生じる応力条件が満たされていないことになる．このように歩行観察をしながら骨の応力の評価を行う．

2．骨の応力評価から歩行の治療へ

　TStをつくるためには，骨に加わる応力の

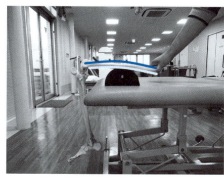 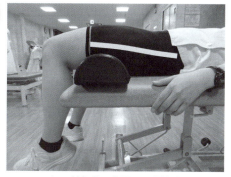

　a．骨模型を使ったイメージ　　　　b．対象者の大腿での直接法
図4　大腿骨の前面に引張応力を加える直接法

　　　　　　　　　　　　　　圧縮応力 --------, 引張応力 ━━━

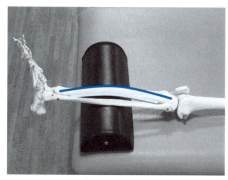 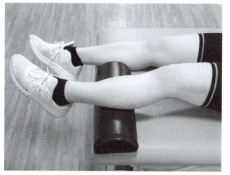

　a．骨模型を使ったイメージ　　　　b．対象者の下腿での直接法
図5　下腿骨の前面に引張応力を加える直接法

　　　　　　　　　　　　　　圧縮応力 --------, 引張応力 ━━━

条件である大腿・下腿前面の引張応力と，大腿・下腿後面の圧縮応力を整えていく必要がある．そして，前述の評価で説明したとおり，応力の操作は曲げ応力の利用や皮膚を介した骨への圧刺激，筋の収縮による骨への引張応力で治療が可能である．

治療方法

治療方法は，以下に紹介する直接法と間接法を行い，骨に力学的負荷を加えて本来のTSt時に作用する応力へと調整していく．

1．方法①―曲げ応力を利用した大腿骨への直接法

大腿後面にストレッチポールなどの支点となるものを置く．これにより，前面には引張応力，後面には圧縮応力が作用する（図4）．下腿の自重でもかまわないが，骨に問題がない患者の場合，大腿前面から後面に向けて徒手的に圧を加えることもある．

2．方法②―曲げ応力を利用した下腿骨への直接法

方法①と同様に下腿でも行う（図5）．下腿の場合，遠位部が足部のみとなるため自重での負荷が小さい．重錘などを足部に巻きつけ

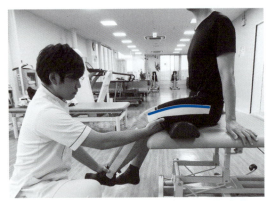

図6 大腿四頭筋の収縮を利用した大腿前面引張の間接法

引張応力 ━━━

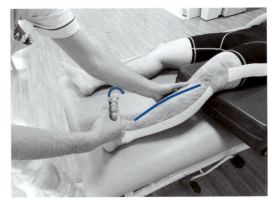

図7 前脛骨筋の収縮を利用した脛骨前面引張の間接法

引張応力 ━━━

ることも有効的である．

3．方法③―筋収縮を利用した大腿骨への間接法

　大腿では，大腿四頭筋（特に中間広筋）が前面に付着する代表的な筋である．収縮することで大腿前面に引張応力が生じる．注意しなければならないのが大腿二頭筋短頭のような大腿骨後面に引張応力を生じさせる筋を極力弛緩させることである．方法①と同じように後面へ圧を加えつつ，ハムストリングスが弛緩していることを確認しながら大腿四頭筋の筋収縮を行わせる（図6）．

4．方法④―筋収縮を利用した脛骨への間接法

　前脛骨筋は，脛骨前面に付着する代表的な筋で，筋収縮により脛骨前面に引張応力が生じる．方法③と同様，下腿後面に引張力を生じさせる長趾屈筋および長母趾屈筋を極力弛緩させることがポイントとなる．つまり，足趾を背屈させながら前脛骨筋の収縮ができるように抵抗を加える（図7）．

　これらの方法を行うことで大腿および下腿の応力と，本来のTstで下肢に加わる応力が一致する．そうするとTSt時に進行方向への推進力が増し，股関節の伸展がより促通される．

おわりに

　骨は力学的負荷により長期的，また即時的に変化し，姿勢・動作制御に影響を与えていく．さまざまな方法で応力を付加することが可能なため，骨は評価・治療対象になるのではないかという発想から生まれた考え方である．重心位置や骨に生じる応力をイメージできれば，他の歩行周期や筋にも応用が可能である．

69 歩行立脚期における下肢のねじれ応力を減少させる

大川孝浩／文京学院大学 保健医療技術学部 理学療法学科

Clinical Points

1. ねじれ応力への着目
2. 股関節の柔軟性確保
3. 大腿骨頭上の骨盤運動

歩行中の下肢に生じるねじれ応力

　下肢の運動器疾患における疼痛やマルアライメント（malalignment）の変化といった症状が，歩行時の回旋ストレスに起因すると考えられる症例は少なくない．二足歩行において，足底は床面と接する唯一の面であり，ヒトはその間に生じた摩擦による反力を得て身体を移動させる．一般に，歩行時の骨盤を含む下肢の各体節は遊脚期から荷重応答期を通じて空間上で内旋する．反対に，荷重応答期以降の立脚期では下肢の各体節は外旋運動を行う[1]が，足部は地面との摩擦によって，ほぼ固定されているため下肢にはねじれ応力が生じる（図1）．

　歩行立脚期における下肢のねじれ応力に関する研究は，侵襲的になされてきたが，下肢のねじれ応力を反映する非侵襲的な指標としては，床反力計によって計測が可能なフリーモーメント（FM：free moment）があげられる．FM は，摩擦によって生じる足圧中心周りの回転トルクとして定義され，長距離ラン

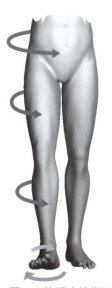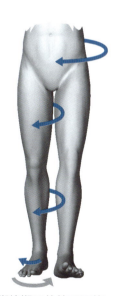

図1　荷重応答期および立脚終期の体節の回旋と摩擦

ナーの脛骨疲労骨折[2]や歩行における脛骨ねじれ変形と関係があることが報告されている[3]．

　通常，FM は立脚期前半では足部内転運動に抵抗する向き，後半では外転運動に抵抗す

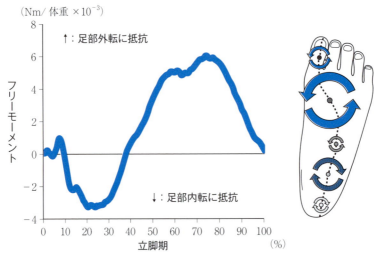

図2 立脚期におけるフリーモーメントと上方からみた回転方向

る向きの二相性を呈し，その絶対値は立脚後期で最大となる（図2）．左右の下肢による回転運動によって身体を直進させる歩行において，FMは必要な反力ではあるものの，日々の歩行によって繰り返される下肢全体に生じる過度な回旋ストレスは脛骨だけでなく，各関節構成体にも悪影響を及ぼすことが考えられる．

下肢に生じるねじれ応力に影響を及ぼす因子として，関節の弛緩性やstiffnessなどの個人因子もあげられるが，最も大きな要因としては下肢末端である足部が床面との摩擦によって固定されていることから，近位関節である股関節の内旋・外旋運動が重要な役割を担っていると推察される．一般に立脚終期では，支持側股関節は外旋するが，この傾向が強くなると床面をねじりながら推進することにつながり，下肢に生じる回旋ストレスは増大する．

したがって，歩行中の下肢に過度なねじれ応力が生じていると考えられる症例に対しては支持性を維持させつつ，立脚後期の股関節外旋を抑制することが求められる．体節の運動に着目すると，前述したように立脚中期以降の骨盤は一定の歩幅を得るために回旋するが，その際に支持側大腿骨頭上を同側の寛骨で後方回旋することがねじれ応力を抑制するためには重要となる（図3）．そのため，股関節の柔軟性の確保と大腿骨頭上での骨盤制御能力の促通が介入の主な目的となる．

下肢回旋ストレスの高い歩行の特徴

過度な下肢回旋ストレスによる症状は，膝関節に生じる場合が多い．筆者は膝蓋大腿関節痛や，明らかなきっかけのない半月板損傷も回旋ストレスが原因の一つであると考えている．歩行周期をとおして立脚終期は，下肢のねじれ応力がピークを迎えることから，この相での膝関節痛は回旋ストレスに起因することが推察される．床面をねじりながら推進する歩行の特徴として，後方からの歩行観察によって前遊脚期における内側ホイップ様の足部の動きが確認される（図4a）．この現象は，床反力鉛直成分の第2ピークが急激に減少し，足部が静止摩擦から解放されることで生じる．なお，このような現象は降段の際に顕著となる（図4b）．

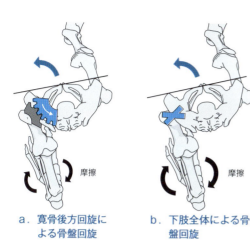
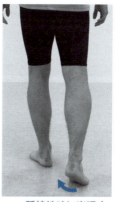
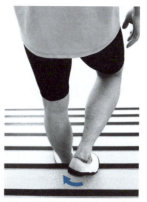

　a．寛骨後方回旋に　　b．下肢全体による骨
　　よる骨盤回旋　　　　　盤回旋
図3　骨盤回旋方略の違いによる摩擦の増減

　a．踵接地時に出現す　b．抜重時に出現する内側
　　る内側ホイップ　　　　ホイップ
図4　歩行および降段時の内側ホイップ

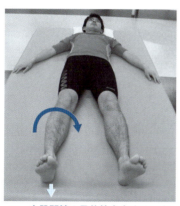
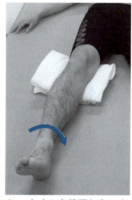
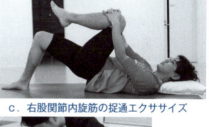
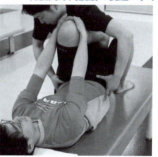

a．右股関節の柔軟性を高めるエク　b．タオルを使用したエク　c．右股関節内旋筋の捉通エクササイズ
　　ササイズ　　　　　　　　　　　ササイズ　　　　　　　　d．動作を通じての骨盤運動の評価

図5　股関節に対する運動療法

歩行時における下肢のねじれ応力抑制法

1．方法①

　本来，股関節の内旋筋と外旋筋を比較すると外旋筋が優位であるものの，歩行時にねじれ応力が高いケースでは，この傾向がさらに強い．また，梨状筋をはじめとした股関節外旋筋群の筋緊張も亢進していることが多い．そこで，荷重位や歩行のようなダイナミックな運動療法の前に，股関節外旋筋群に対してストレッチおよびリリースを行うことは，骨盤と大腿骨の分離運動を行うための可動域確保に重要となる．

2．方法②

　図5は股関節内旋方向の柔軟性を高める

運動である．背臥位での股関節外転位にて足部を中間位に保ちつつ，踵で床面を鉛直に圧する．踵の内側で圧力を加えることを意識させ，繰り返し行うとよい．この時，過度な腰椎の前弯と同側骨盤の前方回旋による代償に注意する．また，ハムストリングスによる代償や膝関節に疼痛がある場合は，膝窩部にタオルを置き，大腿骨内側上顆で圧するよう意識させる（図5a，b）．

3．方法③

股関節の支持性を維持しつつ同側骨盤の後方回旋を引き出すアプローチを図5cに示す．背臥位にて両上前腸骨棘を水平に保ちながら片脚でのヒップアップを行う．自重により支持側股関節には外旋トルクが生じるため，実施者には動作中を通じて内旋トルクの発揮が要求される．股関節の分離運動が行えないケースでは，股関節内旋位または外旋位で固定してからのヒップアップや，支持側膝関節の動揺が出現するので，評価として用いることもできる（図5d）．

4．方法④

荷重位でのアプローチでは，片脚立位での支持側股関節内旋運動を行う．この時，大腿に対し骨盤が回旋して股関節内旋位をとるように促す．骨盤運動による股関節内旋が確認できたら，次に非支持側の下肢に徒手やゴムバンドを用いて軽度の抵抗を加えながら同様の運動を行う（図6）．その際，抵抗の向きは支持側股関節を中心とした円運動に抗する方向に加える．また，非支持側股関節の屈曲や

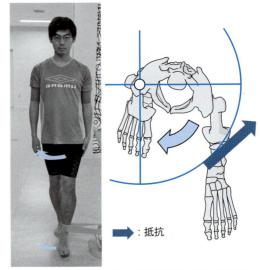

a．ゴムバンドを用いたエクササイズ　b．骨盤回旋の軌跡と抵抗のイメージ図

図6　荷重位での骨盤回旋運動

内転による代償運動が生じないように意識させ，前足部荷重に加え，体幹を鉛直に保ちながら行うことが重要である．

◆ 文　献 ◆

1) Levens AS, et al：Transverse rotation of the segments of the lower extremity in locomotion. *J Bone Joint Surg Am* **30-A**：859-872, 1948
2) Milner CE, et al：Free moment as a predictor of tibial stress fracture in distance runners. *J Biomech* **39**：2819-2825, 2006
3) Yang PF, et al：Torsion and antero-posterior bending in the in vivo human tibia loading regimes during walking and running. *PLoS One* **9**：e94525, 2014

姿勢・動作のコントロール

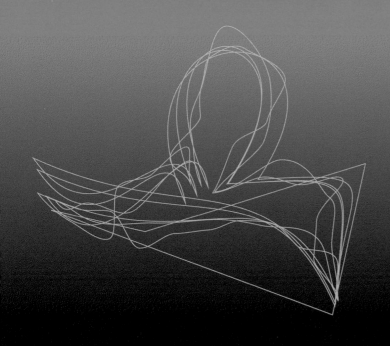

70 背臥位について考える
―人工呼吸器装着患者,寝たきり患者において姿勢・運動機能を考慮し理学療法介入をする

黒岩澄志／昭和大学藤が丘病院 リハビリテーション室

Clinical Points

1. 長期臥床によって背臥位での不良姿勢が生じることを理解する
2. 長期臥床によって生じた背臥位の不良姿勢を修正する
3. 早期離床の前に快適な背臥位を再構築する

はじめに

現在,わが国において急性期リハビリテーションの普及,早期離床の重要性から人工呼吸器装着患者においてもリハビリテーションが施行されることは珍しくない.また,安静による弊害(いわゆる廃用症候群)に対し,寝たきり患者においても同様である.これらの患者に対しては,リスク管理に留意しながらの早期離床が主に行われているが,早期離床にばかりが強調されてしまい,われわれ理学療法士などが本来考えなければならない姿勢や動作に関してあまり意識されていないことが多い.この背景には,早期離床と姿勢・運動機能に関係した報告が少ないことが主因であると思われる.ベッド上で臥床が続いている患者に対して,起き上がり→端座位→立位・歩行(場合によっては車いす移乗)といった一連の流れにばかり着目し,「起こす」ことが目標になっているケースは,いまだにみられる.このように「早期離床はリスク管理に注意しながら安全に起こすことが大事」といった考えが先行し,姿勢などは無視されてしまう傾向があることを感じている.

1日の中で多くの時間をわれわれは背臥位でいるが,人工呼吸器装着患者や寝たきり患者となると,適宜体位変換などを行っていたとしても1日の大半は背臥位で過ごすこととなる.背臥位よって生じる不良姿勢が影響し,患者の身体機能に悪影響を及ぼすことも多い.不良姿勢に対しクッションなどを用いるポジショニングを行うことはよくみられるが,根本的な解決にはならない.そのため,快適な背臥位を再構築していく必要がある.

本稿では,筆者が人工呼吸器装着患者,寝たきり患者の理学療法を行う際に,早期離床のほかに特に背臥位姿勢における影響と治療について述べる.

背臥位における影響

図1に長時間での背臥位における身体の影響について示す.背臥位における身体の影響は多数あるが,紙面の関係上3つに絞って

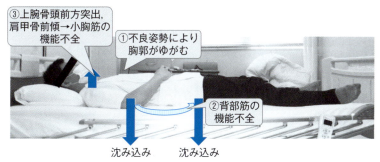

図1 長時間の背臥位における身体の影響

解説する．長時間の背臥位を強いられると，長時間背面に圧がかかることによって圧を逃がそうとする（いわゆる体動）．この体動によって，脊椎・骨盤・胸郭にゆがみが生じる．特に胸郭にゆがみが生じると，呼吸パターンが不整になり，一回換気量が低下するなどの悪影響が生じる．胸郭のゆがみについては，患者によってさまざまであるが，例えば右肺炎患者であれば，右の換気が不十分になるために左での換気が優位となり，結果として左半身の緊張が高くなる．また，脳梗塞左麻痺の患者では筋緊張の変化によって緊張が高い側への胸郭偏位が生じることはよく観察される．

背臥位では，骨盤や上半身質量中心レベル（第7～9胸椎レベル付近）[1]が骨突出している影響からマットと接する面積が多くなる．この影響で長時間の背臥位では，特に骨盤と上半身質量中心レベルでの部分に沈み込みが生じる．骨盤が沈んでくると骨盤は相対的に後方移動し，また下部胸郭もマットとの接地面が大きいことから下部胸郭も沈みやすくなり，結果として背面での下部胸郭と骨盤の距離が短くなり，腰方形筋の機能不全をきたしやすくなる．腰方形筋は，第12肋骨から腸骨稜と下位腰椎の横突起へとつき，一側の腰方形筋が働くと腰椎を側屈させる作用をもつが，両側の腰方形筋が同時に働くと第12肋骨を下げて固定させる作用をもち，呼吸の補助に作用すると考えられる．そのため片側の腰方形筋に機能不全が生じると，呼吸の補助として作用することができなくなると考えられる．すなわち，上半身質量中心レベルでの沈み込みは，相対的に体幹が屈曲する姿勢となる．体幹が屈曲すると上腕骨頭の前方突出や肩甲骨の前傾が生じる．上腕骨頭の前方突出は，大胸筋や小胸筋の短縮を生じさせる．特に小胸筋の機能不全が生じると上部胸郭の挙上が困難になり，呼吸を妨げてしまうと考えられる．

以上のことから，長時間での背臥位によって，①胸郭のゆがみ，②腰方形筋の機能不全，③小胸筋の機能不全が生じ，呼吸も影響すると考えられる．これらによって換気量の低下など酸素供給の低下をきたし，低酸素血症の一因となって早期離床の阻害因子につながると考えられる．また，人工呼吸器装着患者や寝たきり患者は褥瘡予防の概念からエアマットなどのマットレスが選択されやすいが，やわらかいマットレスは骨盤や上半身質量中心レベルでの沈み込みを助長し，不良姿勢を誘引しやすいと考えている．このため，人工呼吸器装着の患者や寝たきり患者こそ，早期離床の前に背臥位姿勢を再構築し，酸素供給を行いやすい状態に整えてからの離床が効率よいと考えている．

治療アプローチ

以下に，①胸郭のゆがみ，②腰方形筋の機能不全，③小胸筋の機能不全に対する治療アプローチの例を紹介する．

1. 胸郭のゆがみの修正（図2）

まず胸郭全体を触診し，胸郭のゆがみのある部分を確認する．前述したが病変のある部位周辺に，ゆがみがあることが多い．ゆがみのある部分をみつけたら，徒手的にゆがみのない方向に修正する．例えば，右第8肋骨が右に偏位していたら，右第8肋骨を元の位置に戻すように誘導する．この時，力強く修正すると患者に余計な力が入ってしまい，かえって修正できなくなるため，優しく包み込むようなイメージで行う．ゆがみを修正したらそのまま自発的呼吸を行い，正しい胸郭の位置で呼吸筋を活性化させ，呼吸によって胸郭を修正するようなイメージで行う．1分程度呼吸を行うと，胸郭のゆがみが修正できたことが確認できる．

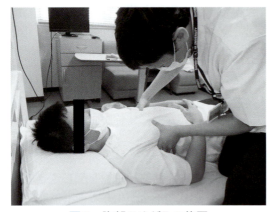

図2　胸郭のゆがみの修正

2. 腰方形筋の促通，骨盤アライメントの修正（図3）

骨盤をしっかりと把持し，代償が生じない

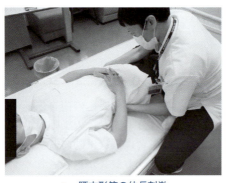
a．腰方形筋の伸長刺激

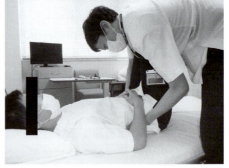
b．骨盤アライメントの修正

図3　腰方形筋の促通，骨盤アライメントの修正

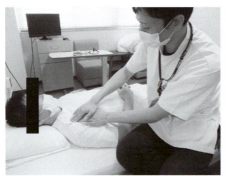
a．小胸筋の伸長刺激

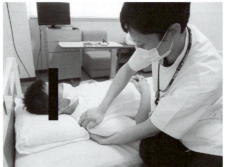
b．肩甲骨と上腕骨を誘導

図4　小胸筋の促通，上腕骨頭アライメントの修正

ように骨盤挙上を行う．図3は右腰方形筋に対する促通を行っている．これらに対するアプローチを行った後，骨盤の前傾・後傾や回旋を修正し，骨盤アライメントの修正を行う．

3．小胸筋の促通，上腕骨頭アライメントの修正（図4）

小胸筋の停止部を触診し，停止部を伸ばすように伸長刺激を行う．図4は，右小胸筋に対する促通を行っている．これらに対するアプローチを行った後，不良姿勢によって浮いた肩甲骨と上腕骨をマットにつけるように誘導し，上腕骨頭アライメントの修正を行う．

これらの治療を行うと，人工呼吸器装着患者ではモニター上において一回換気量の増大，経皮的酸素濃度の上昇といった反応が確認でき，また視診や触診においても呼気の延長，呼吸時における胸郭の動きの左右差軽減，胸腹部の同期的呼吸パターンの獲得といった反応を確認することができる．

◆ 文　献 ◆

1) 福井　勉：力学的平衡理論，力学的平衡訓練．山嵜　勉（編）：整形外科理学療法の理論と技術．メジカルビュー社，1997, pp172-201

71 相対的回転リズムにおける不良座位姿勢に対するアプローチ

藤井保貴／阪本病院 リハビリテーション科

Clinical Points

1. 相対的回転リズムによる姿勢制御の調節
2. 視覚情報と固有受容感覚情報の調節
3. 安楽座位における尾骨支持

相対的回転リズムによる姿勢制御とは

　抗重力位における姿勢制御は，視覚，前庭覚，固有受容感覚からの情報をもとに複雑な神経調節がされ，運動器を受動的・能動的にうまく使うことで保たれている．その運動器の使い方は，骨対骨の相対的な位置関係を調節し，主に回転運動で成り立っていると考えられ，これらを相対的回転リズムによる姿勢制御とする．姿勢は身体各部位の相対的な位置関係を示す「構え」と，重力方向に対する身体全体の位置関係を示す「体位」の組み合わせで表現され，その組み合わせは無限である．姿勢分析においては，各関節における3軸方向での表現で表すには不十分で，頭部，胸郭，骨盤，大腿，下腿，足部，肩甲帯，上腕，前腕，手といった身体各部位の相対的な位置関係で表現することが多い．臨床でも治療者が求めた姿勢と，対象者が自覚的感覚で表現する姿勢では一致しないことは多く経験する．座位や立位の中で姿勢を矯正する場合，支持基底面が変わらない状況で，重力と床反力を利用し，視覚と固有受容感覚を頼りに運動器を能動的に調節するため，感覚統合の不一致や運動器の機能低下によってイメージどおりの姿勢にはならない．特に，座位は日常生活で繰り返される習慣的要素が大きく，椅子などの環境や仕事などの作業内容に影響される．さらに，座位での良い姿勢を保つためには，治療者は骨盤運動を重要視するが，一般的には「背中を伸ばす，背筋を伸ばす」ことと認識されており，骨盤をコントロールする認識はほとんどない．座位における不良姿勢は，腰痛や肩凝り，上肢機能の低下など，さまざまな障害につながりやすく重要な治療ポイントである．

機能的座位と安楽座位とは

　機能的座位とは，坐骨支持で骨盤中間位～前傾位で体幹が伸展位の座位であり，筋による能動的な要素が重要である．安楽座位とは，骨盤後傾位で体幹が屈曲位の座位であり，軟部組織による受動的な要素が大きい（図1, 2）．

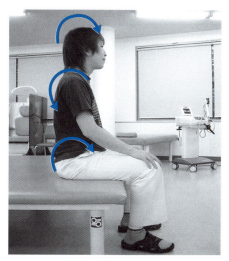

図1 機能的座位

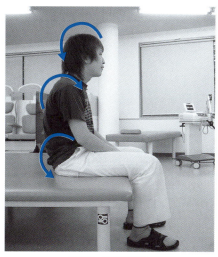

図2 安楽座位

一般的に機能的座位が良い姿勢で，安楽座位は悪い姿勢とされるが，どちらの座位も重要なことは，上半身質量中心が，支持基底面内に安定して投影されることであり[1]，逆に安定していない座位が不良座位姿勢といえる．

不良座位姿勢に対するアプローチ

1．眼球運動と座位姿勢

日常において読書，パソコン，携帯ゲームなど下を向く習慣が長い場合は，眼窩内での眼球の下方運動が優位となり，上方運動が不十分となりやすい．その結果，前を向く時にスウェーバックとなり，上体が後方へ傾斜し，上半身質量中心が後方へ偏位した座位となり，その姿勢を制動するために肩甲帯や腹筋群が余分に緊張する．この状態で上肢を挙上すると十分な可動域をとれないだけでなく，三角筋などの筋活動が過剰になってしまう．なぜならば，上肢がカウンターウェイトとして姿勢制御に加わるため，上肢運動の自由度が減少するからである．

1）治　療

治療としては，自覚的感覚で機能的座位をとるが，上体が後方へ傾斜し，上半身質量中心が後方へ偏位している対象者に対して，頭位を前傾位で押え，上を向くこと（眼球の上方運動）を3回繰り返す（図3）．

治療後，眼球が上方運動できるようになり，相対的に頭位が前傾し，また胸郭が後傾し，骨盤が前傾しやすくなったことで座位姿勢が改善しやすい．さらに，「真上に右手を上げてください」の指示に対する上肢挙上の角度も改善し，三角筋の過剰な収縮もみられず「手があげやすい」と自覚も生じやすい（図4）．

眼球運動の影響で，姿勢制御における視覚情報と固有受容感覚の統合に不一致が起こることは容易に生じるため，注意する必要がある．特に肩関節疾患の対象者などでは，上肢挙上時の力学的ストレスも大きく，痛みの増強につながりやすい．眼球の上方運動の治療は，自主運動として安易に可能であり，日常の中でソファや座椅子に長く座っている時や，下を向く作業をしている時などには予防として行ってもらい，痛みを有する運動器障害の治療前のコンディショニングとして行うことが勧められる．

2．骨盤前傾に伴う胸椎伸展運動

自覚的感覚で機能的座位をとるが，骨盤中間位〜前傾位で体幹伸展位とならない対象者

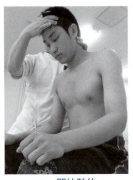 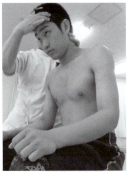

a. 開始肢位　　　　b. 眼球上方運動

図3　体幹を前傾で頭を押さえ，眼球の上方運動

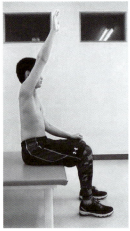 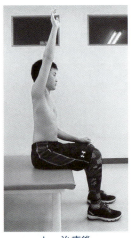

a. 治療前　　　　　b. 治療後

図4　機能的座位における上肢挙上

は，骨盤の前傾が不十分で胸椎が過伸展のタイプと骨盤前傾で胸椎伸展が不十分なタイプがあり，どちらも骨盤運動と胸椎運動の協調性に問題がある．特に骨盤の前傾運動が不十分な対象者では，股関節の機能低下も多くみられる．骨盤は体幹の基部を構成するだけではなく，座位や立位のように下肢が支持固定されている場合は，大腿骨に対する骨盤の相対運動として重要である．胸郭を固定して体幹筋で骨盤の前傾・後傾を行うことも可能であるが，特に座位における骨盤の傾斜運動は坐骨と股関節軸の2点を支点として，股関節の屈曲・伸展で調整することになる．また，胸椎伸展が不十分な対象者では，背部深層筋である多裂筋，胸半棘筋，胸棘筋などの機能低下が考えられる．

1）治　療

その治療としては，安楽座位となり，バスタオルを上前腸骨棘にあてて，後方より引っ張る抵抗運動に抗してもらい骨盤前傾を促す．併せて，胸椎部に手をあてて押し，抵抗運動として胸椎伸展を促す．抵抗の順番としては，先に骨盤前傾を行う（図5）．坐骨支持の感覚が鈍い対象者では，半円状のウレタンクッションの上に座らせると効果的な運動が可能になる（図6）．

座位において骨盤の前傾運動を促通するためには，腸腰筋が重要である．逆に阻害する筋は，大殿筋や大内転筋の腱性部があるが，股関節屈曲位であるため，長内転筋や恥骨筋も阻害となる．そのため，柔軟性の確保は重要である．また，胸椎の伸展を促すためには多裂筋，胸半棘筋，胸棘筋の働きが重要になるが，対象者の多くは最長筋，腸肋筋，僧帽筋下部などが優位に働いてしまい，機能的に作用しないことが多い．そのため，背中にあてる手は胸郭ではなく胸椎に確実にあて，伸展を誘導する．骨盤の前傾と胸椎の伸展のタイミングや協調性が向上すれば，強い抵抗で同時収縮を行うようにする．

3．安楽座位における尾骨支持

座位において力を抜くと，安楽座位となるが臨床においては，上半身質量中心がかなり後方へ偏位する対象者も多く，相対的に頭位前突になりやすい[1]．上半身質量中心が支持基底面内に安定して投影される安楽座位をとるためには，バランスのとれた脊柱の屈曲と相対的な頸椎の伸展，さらに尾骨による支持が必要である．骨盤・仙骨・尾骨の形状は個人差があり，対象者によって異なるが，ある程度骨盤が後傾すると，尾骨が座面に接触して支持をする（図7）．骨盤が後傾しても座面に尾骨が接触して支持しない対象者は，仙骨・尾骨の形状が小さいか，仙腸関節で仙骨が後傾していると考えられる．

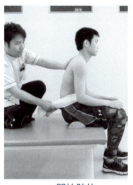
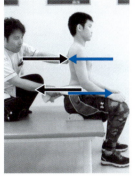

a．開始肢位　　　　　b．抵抗運動
図5　骨盤前傾に伴う胸椎伸展運動
骨盤にバスタオルをかけ，胸椎に手をあて骨盤から抵抗運動を行い，骨盤前傾を出して胸椎伸展を促し，同時に等尺性収縮を行う

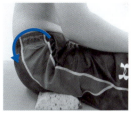
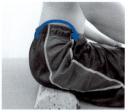

a．骨盤前傾運動　　　　b．骨盤後傾運動
図6　骨盤前傾・後傾運動
半円のウレタンクッション上に座り，坐骨にかかる感覚を促し，骨盤の後傾と前傾を繰り返す

1）治療

その治療としては，座位で骨盤を中間位にし，腸骨を固定して仙骨後上部をゆっくりと押し，徒手で前傾を促す．対象者によっては固くて動きが乏しい場合もあるが，ゆっくりと押すと前傾を感じることができる．治療後は，後傾しようとしても尾骨が座面にあたり，後傾できなくなる（図8）．本治療法は，即時効果が得られるが，持続性に問題あるため，仙骨に起始をもつ腰部多裂筋，胸最長筋，腰腸肋筋の収縮による仙骨の前傾力機能向上のためには必要である．また，日常的に座位での作業がある時にはタオルを丸めたものを坐骨の後ろに置き，尾骨があたりやすい状態で骨盤をサポートすると，機能的座位を保ちやすく上肢機能の向上を助ける．「座っているのが楽」という対象者の割合は多い（図9）．

不良座位姿勢に対するアプローチで感じること

座位に対するアプローチをする場面は，さまざまな形で存在するが，いかなる場合でも支持基底面の中で，上半身質量中心が安定して投影されることを一番に考える．バックレストがある状態でもたれた座位は，臥位に近い姿勢と考える．ソファの使用や携帯ゲーム，

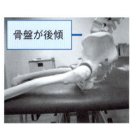
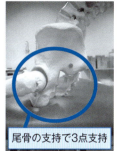

図7　骨盤が後傾すると坐骨結節・尾骨の3点固定

スマートフォンの使用は，安楽座位が崩れた対象者を増加させたように感じる．重心が後方偏位してしまった安楽座位では，姿勢制御のために頭位が前突・前屈しやすく，頭痛や肩こりの原因となる．また，上肢帯においては肩甲骨が外転挙上位になり，上肢も固定の役割を強いられ広背筋などが短縮し，肩関節疾患につながりやすい．後方に倒れないように指を引っかけるような反応として手指の屈曲拘縮がみられる対象者もいる（図10）．また，背もたれに頼ることで腸腰筋の機能低下を起こし，腰痛の原因になることや，後方へ倒れないよう膝を引っかけるように大腿二頭筋や半膜様筋などが短縮し，鵞足部も緊張して膝の痛みの原因になるなど，座位の不良姿勢はさまざまな問題を引き起こす．座位姿勢のコントロールに欠かせない固有受容感覚の情報を狂わせる大きな因子として，術創がある．術創は相当に以前からの場合でも影響を及ぼすため，術創部周辺の柔軟性を保つこと

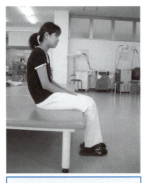
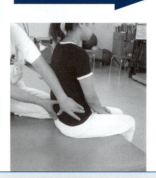
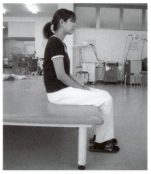

図8　仙骨前傾による尾骨支持
不良の安楽座位の対象者に対し，腸骨を固定し仙骨のうなづきを出す．仙骨が前傾し下制したことで尾骨支持となり改善する

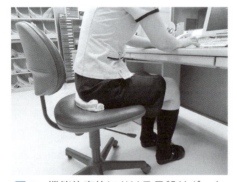

図9　機能的座位における骨盤サポート
タオルを丸めたものを坐骨の後ろに置き，尾骨があたりやすい状態で骨盤をサポートする

が重要である．逆に支持基底面内で安定した座位の獲得ができると，余分な緊張は和らぐため，呼吸能力の向上により覚醒がよくなることや，消化器機能が向上し排泄が促されること，上肢機能が向上し作業効率がよくなることなどを経験する．

日常的に座位姿勢で過ごす時間は多く，高齢になるほどさらに増える．今回，紹介した

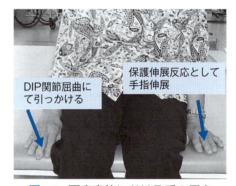

図10　不良座位における手の反応
左後方へ傾斜する不良の安楽座位をとる対象者の右手指は引っかけるように屈曲し，左手指は支えるように伸展している

機能的座位と安楽座位に対するアプローチは治療法の一部であり，多角的視点で評価し安定した座位の獲得ができる治療が重要である．

◆ 文　献 ◆
1) 山口光國，他：結果の出せる整形外科理学療法．メジカルビュー社，2009，pp96-103，pp136-141

72 パーキンソン病患者の起立の特徴と理学療法

有賀崇記／北総白井病院 リハビリテーション科

Clinical Points
1. 慣性力の利用
2. 大腿直筋における早期収縮の軽減
3. 安定性限界の向上

はじめに

　パーキンソン病は，黒質緻密部や腹側被蓋領域のドーパミンニューロンの編成が基幹となる進行性の変性疾患である．主な症状として，四大徴候である固縮，無動，振戦，姿勢反射障害のほかにも，精神系や自律神経系の障害および運動関連領域の機能不全など多岐にわたる．これらの症状をもとに動作困難感が強まって努力性の動作となり，さらなる筋緊張の増大，関節可動域制限を引き起こすことが予測される．ここでは，動作の中でも起立に着目し，以下の3点について筆者の考えを述べる．

パーキンソン病患者の起立の特徴および評価

1. 生体力学の利用困難

　通常，起立時には前方への慣性力が発生し，離殿時，支持基底面内に質量中心投影点（質量中心）が収まらなくても転倒することはない．パーキンソン病患者は，補足運動野の機能低下による運動予測困難や運動系ループの活動低下により無動や動作緩慢が起こり，加速度が生じにくく，慣性力を利用しにくい．さらに，関節の位置情報の誤認により自身の動作範囲を狭小化してしまう．また，股関節屈曲や足関節背屈の可動域制限を生じていると，質量中心を前方に移動させることが困難になり，骨盤の前傾ではなく胸腰椎屈曲で代償してしまい，座面からの床反力は起立方向の前上方に立ち上がりにくい（図1）．

　また，機能的に座面を押せなければ，床反力は立ち上がりにくいため，患者の坐骨の下にセラピストの手を置き，起立時にどのくらい座面を押せているかも評価する必要がある．質量中心が後方に残ったまま起立をすると，上肢でベッドを押しながら起立しようとしたり，ベッド端に膝窩部や大腿後面を当てながら起立しようとする場面がみられる．

2. 大腿直筋の早期収縮

パーキンソン病患者は，離殿前の質量中心を前方に移動する際，大腿直筋の早期収縮が認められている[1]．これは，黒質からのドーパミン入力の減少による運動順序が困難になることや，座位時に骨盤を後傾していることにより大腿直筋の筋長が長くなることで，大腿直筋が優位に作用するのも一つの原因ではないかと思う．前述のように，骨盤前傾ではなく胸腰椎屈曲により質量中心を前方に移動させることが困難になると，下腿長軸に荷重が加わらず脛骨が床面に固定しにくい．さらに，筋は起始と停止を近づけるように作用するため，大腿と下腿が同時に回転して膝関節が伸展すると，身体重心は後方へ移動してしまい立ち上がることはできない[2]．そのため，触診にて大腿直筋の収縮の強度も評価し判別する必要がある．

3. 安定性限界の減少

パーキンソン病患者は，前述したとおり関節の位置情報の誤認により自身の動作範囲を狭小化しやすいことや，運動予測が困難なこと，恐怖心および不安感などから安定性限界が減少しやすいことが考えられる．筆者は，安定性限界の評価としてファンクショナルリーチテストを行い，理学療法前後の評価を行うことや後述する治療アプローチ後の変化をみるなどして判断するようにしている．

治療アプローチ

1. 前方への慣性力を促す方法

セラピストの大腿部に患者の上肢をおき，セラピストは勢いよく骨盤の前傾→急停止（患者後方への加速度）を加えるように誘導する（図2a, b）．これにより前方重心を円滑に行う起立を学習することができると考える．

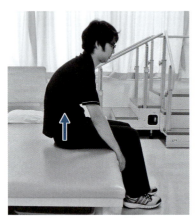

図1 パーキンソン病患者の離殿時の模倣（矢印は床反力を示す）

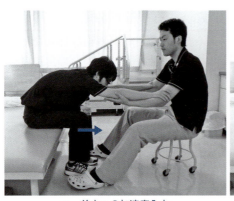

a．前方への加速度入力

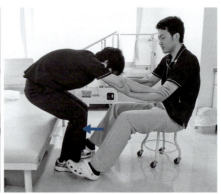

b．後方への加速度入力

図2 加速度入力

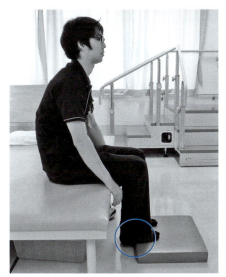

図3 踵部を支持基底面から逸脱させた状態

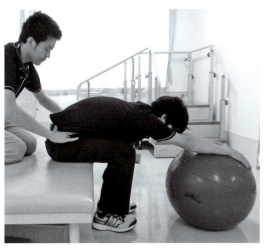

図4 大腿直筋の自原抑制

2. 支持基底面内に質量中心を収める方法

前述の治療アプローチを行っても前方への慣性力が発生しにくく，起立不能となる場合には，あらかじめ質量中心を前方に移動させた状態から起立する方法をとる．基本的には，慣性力が発生していない場合は支持基底面内にしか質量中心は位置しない．この原理を用い，後足部に支持基底面を位置させず，前足部にのみに支持基底面を位置させる（図3）．

この状態で離殿までの動作を反復し行うことで，質量中心の前方移動を促す．治療アプローチ中は，起立困難感が強いものの，治療アプローチ後，通常の状態に戻して起立してもらうと円滑さが向上することを多く経験する．

3. 大腿直筋を抑制し，骨盤の前傾を引き出す方法

座位にてセラピストは患者の後方につき，自原抑制を図り，大腿直筋の筋腱移行部を圧迫しながら患者はバランスボールを前方に転がすよう指示し骨盤の前傾を促していく（図4）．

この治療アプローチを行うことにより，大腿直筋の早期収縮が軽減しているのを触診にて判断することができる．また，骨盤後傾も原因の一つであると考えられるため，座面を高くした状態での骨盤前後傾運動を行うのも必要であると考えられる．

4. 安定性限界の拡大

安定性限界とはバランスを崩すことなく，身体重心を支持基底面の中央から離すことのできる範囲のことをいう．股関節は身体重心の近くにあるため，身体重心を移動させることに関し，最も効率がよいと考えられる．アプローチとしては，立位にて患者の前方にセラピストが位置し，患者の不安や緊張をできる限り軽減するために，セラピストの両肩に上肢をおく．支持基底面を広げた状態で，股関節戦略を促すように自動運動で股関節を前後，左右に移動させながら股関節の可動性向上を促し，セラピストは患者の緊張が強まらない程度に軽くアシストを行い，徐々に運動範囲を拡大していく（図5a〜c）．

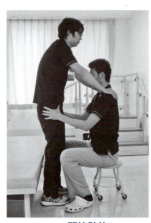 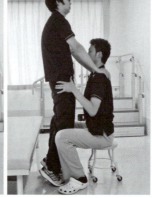 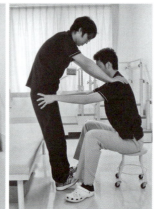

　　a．開始肢位　　　　　　　b．前方重心　　　　　　　c．後方重心

図5　股関節戦略の促通
これにより起立だけでなく，寝返りや歩行時にも円滑性が向上することが多い

理学療法中のポイント

　運動学習については，成書を参考にしていただきたいが，筆者はパーキンソン病患者が運動学習をするには，成功体験から報酬系を高め強化学習を促す必要があると感じている．そのため，理学療法の難易度を徐々に上げていき，うまく動作が行えた際には称賛するなどし，正の強化をしていくよう意識している．このことからも，治療アプローチを実施するにあたり理学療法の難易度や順序を再考しながら行うことが重要だと考える．

おわりに

　パーキンソン病患者への理学療法は，患者の病期，服薬状況，on-off現象，wearing-offの有無などを考慮していく必要がある．また，生体力学的な視点で評価，治療アプローチを行うことが大切であるが，本疾患だけでなく一人ひとりの患者に対し，多角的な側面での理学療法が必要になる．そのため，環境整備や自宅改修など患者の家屋構造や背景を考えたアプローチも必要であると考える．ここでの治療アプローチや見解は，理学療法を行ううえでのほんの一部にすぎないが，今後，さまざまな患者に対して理学療法を行ううえでの一助になればと感じている．

◆　文　献　◆

1) 北村奨悟，他：パーキンソン病患者の椅子からの起立動作の特徴．人間工学　**50**：269，2014
2) 石井慎一郎：動作分析―臨床活用講座バイオメカニクスに基づく臨床推論の実践．メジカルビュー社，2013，pp132-133

73 立位姿勢の特徴に合わせたポジショニングによりコンディショニングを図る方法

清水暁彦／板橋中央総合病院 リハビリテーション科

Clinical Points

1. 立位姿勢を推察する
2. 立位姿勢に一致させた体節配列を行う
3. 立位姿勢の力学的構成をポジショニングを用いて代償する

コンディショニング

コンディショニング（conditioning）とは，体調やその時の状態（コンディション）を評価し，それに基づく改善過程である．つまり，現在と目標間のコンディションのギャップを最小化していく活動と換言できる．運動療法を広義のコンディショニングと捉えた場合，運動療法を行う前提として運動療法に対する感受性を高め，順応できるコンディション構築が狭義のコンディショニングといえる．本稿では，狭義のコンディショニングの必要性とそのためのポジショニングについて述べる．

運動療法を進めるうえでのコンディショニング

セラピストは，対象者のニーズを達成するために運動療法を行うが，適切な病態把握，目標設定，手段をもって運動療法を提供しない限り期待する結果を得られない．運動療法を行う際，目的とした運動を中心に考えて効率のよい体位や肢位を選択し，対象者に保持させることが多いが，それにはその姿勢保持のための身体活動，つまり姿勢制御（postural control）が必要である．ところが，「運動療法のために生じる姿勢制御」や「常態的な姿勢制御」と「運動療法」が相反する身体活動であった場合，両者が拮抗しセラピストの期待する効果が減じてしまう．そのため対象者が行う姿勢制御の努力をできる限り軽減し，目的とした運動療法を行う必要がある．対象者が労せずに必要な運動機能を獲得し，維持できることを追求すべきである．

ポジショニング

ポジショニング（positioning）は，良肢位保持，姿勢調整，体位変換など多くの意味を含む多義語として用いられている．一般的には，姿勢を対称的に整えたり，身体を安定させたりすることで，長期臥床の合併症を予防したり，筋緊張を整えリラックスさせたり，刺激感覚を受けやすくしたりすることを目的

として行われることが多い．本稿で述べるポジショニングは，この一般的なポジショニングとは異なり，誤解を避けるため「姿勢に基づくポジショニングによる介入（PBPA：posture based positioning approach）」として述べる．

立位は，ヒトの特徴でもある直立二足歩行の開始肢位である．そのため，立位姿勢はあらゆる運動に影響を及ぼすと考えられる．そこでPBPAは，対象者特有の立位姿勢を保持するうえで必要な力学的負荷を体位や肢位を利用して，代償または補償することで姿勢制御を容易にし，目的とした運動療法を行いやすくすることを狙っている．

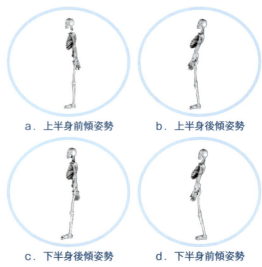

a．上半身前傾姿勢　　b．上半身後傾姿勢

c．下半身後傾姿勢　　d．下半身前傾姿勢

図1　立位姿勢の4分類

姿勢と運動機能

対象者はある運動課題を達成するために，それに応じた構え，すなわち体幹，四肢の身体各部の相対的位置関係を構成する．また，構えは対象者の運動機能と運動課題に応じて変化する．運動機能が低い対象は，課題遂行のために構えを平均から大きく逸脱させる．非対称姿勢は，心身に緊張はなく筋活動も少ないといわれるように，理想姿勢を保持するから運動機能が高いわけではなく，運動機能が高いから理想姿勢を保持できるものである．つまり，理想姿勢の保持とは高い運動機能を有するための条件でしかなく，運動機能の改善に伴い，結果的に理想姿勢に近づくという過程が本来の姿勢と運動機能の関係である．よって，PBPAは対象者が呈する立位姿勢をより増幅すること，また先に述べた構えを平均から大きく逸脱させることによって運動機能を高める．

姿勢に基づくポジショニングによる介入の方法

PBPAは，コンディショニングを必要とするすべての者を対象とできるため，PBPAの

ための立位姿勢および立位姿勢を推測する評価は，対象者の呈するどのような体位においても行えたほうがよい．以下に，立位姿勢の評価および座位・背臥位での立位姿勢を推測するための評価と，それらに基づいた背臥位・座位でのPBPAを示す．

1．立位姿勢の評価

立位姿勢を，①上半身前傾姿勢（UF：upper body forward tilting），②上半身後傾姿勢（UB：upper body backward tilting），③下半身前傾姿勢（LF：lower body forward tilting），④下半身後傾姿勢（LB：lower body backward tilting）の4つに分類する（図1）．

1）立位で行う立位姿勢の分類評価（図2）

まず，矢状面上での立位姿勢の観察を行う．外果のやや前方を通る床面に対する垂線を仮定し，垂線に対して骨盤が後方に位置するか，前方に位置するかで判断する．骨盤が後方にある場合，UFまたはLBに分類する．骨盤が前方にある場合，UBまたはLFに分類する．次に，前屈・後屈動作を確認する．UFでは前屈動作時に下半身の後方移動，また後屈運動時に上半身または下半身の後方移動が大きく観察できる．同様に，LBでは前屈動作

	上半身前傾姿勢	下半身後傾姿勢	下半身前傾姿勢	上半身後傾姿勢
姿勢観察	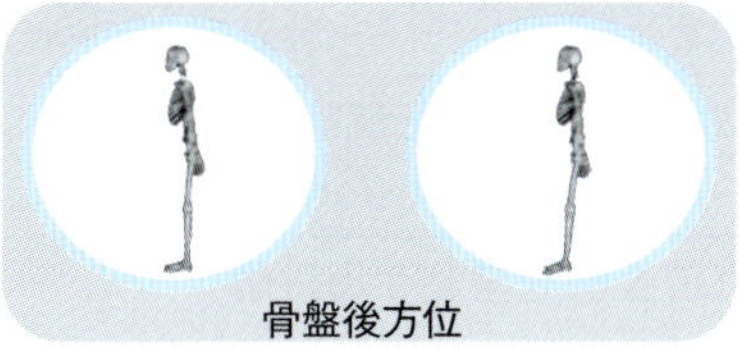 骨盤後方位		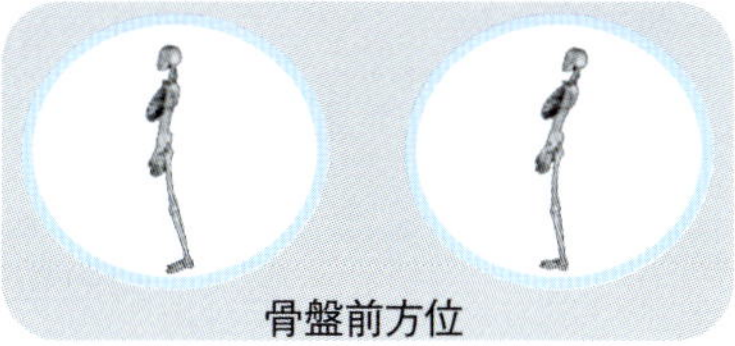 骨盤前方位	
前屈動作	LB 後方移動	UB 前方移動	LB 後方移動	UB 前方移動 LB 前方移動
後屈動作	UB 後方移動 LB 後方移動	LB 前方移動	UB 後方移動	LB 前方移動

図2 立位で行う立位姿勢の分類評価
LB：下半身後傾姿勢，UB：上半身後傾姿勢

	上半身前傾姿勢　下半身後傾姿勢	下半身前傾姿勢　上半身後傾姿勢
体幹回旋量	SB＞SF	SF＞SB
体幹回旋量 （左右差）	右回旋＞　　　左回旋＞	左回旋＞　　　右回旋＞

図3 座位で立位姿勢を推測する評価
SB：座面に深く腰かけた場合，SF：座面に浅く腰かけた場合

時に上半身の前方移動，後屈運動時では下半身の前方移動，LF では前屈動作時に下半身の後方移動，後屈運動時では上半身の後方移動，UB では前屈動作時に上半身または下半身の前方移動，後屈運動時では下半身の前方移動が大きいことが観察できる．

2）座位で立位姿勢を推測する評価（図3）

まず，座面に浅く腰かけた場合（SF：sitting on front edge）と深く腰かけた場合（SB：sitting back）の体幹の回旋角度を比較する．SB のほうが体幹の左右の回旋角度が大きい場合，UF または LB と関連する．SF のほうが体幹の左右の回旋角度が大きい場合，UB または LF と関連する．次に，左右の回旋角度の比較を行う．SB のほうが体幹の左右の回旋角度が大きく，右回旋角度が大きい場合は UF，左回旋角度が大きい場合は LB と関連する．SF のほうが体幹の左右の回旋角度が大きく，左回旋角度が大きい場合は LF，右回旋角度が大きい場合は UB と関連する．

SF と SB では，座面と大腿部の接触面積が異なり，同時に上半身の床面に対する傾斜角度が異なるため，上半身の矢状面要素を含む運動では主動作筋が変化し，体幹回旋運動を行うと SF では体幹伸展を伴う回旋，SB では体幹屈曲を伴う回旋が行いやすくなる．立位時に骨盤が後方に位置する（つまり，UF または LB）姿勢を呈する場合，座位では骨盤を後方に位置した座位（つまり，SB）になりやすく，反対に立位時に骨盤が前方にある（つまり，UB または LF）場合，座位では骨盤を前方に位置した座位（つまり，SF）になりやすい．

力学的平衡の観点で考えると，立位時の左右足底には左右非対称的かつ，おおよそ相反する力を生じさせて立位を成立させていることが予測される．そのため，立位保持では水平面においても下半身と上半身は，相互補完的な位置関係を保つ運動を行っていると考えられる．臨床観察では，LB と UB は前額面

	上半身前傾姿勢	下半身前傾姿勢	下半身後傾姿勢	上半身後傾姿勢
寝返り動作	背臥位→右側臥位		背臥位→左側臥位	
寝返り動作時股関節運動	股関節屈曲	股関節伸展	股関節屈曲	股関節伸展

図4 背臥位で立位姿勢を推測する評価

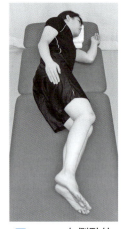

図5 UF 左側臥位

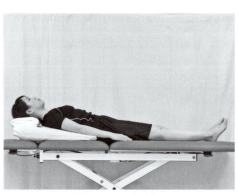

図6 UF 背臥位

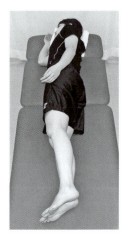

図7 UB 右側臥位

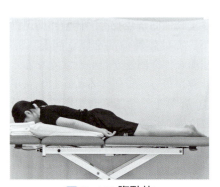

図8 UB 腹臥位

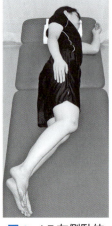

図9 LF 左側臥位

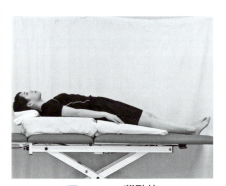

図10 LF 背臥位

上において下半身に対し上半身が左偏位, UFとLFは右偏位していることが多い. 座位での回旋運動を脊柱のカップリングモーションを踏まえて観察した場合, 各姿勢で生じる回旋位と反対側への回旋角度が大きくなる. そのため, LBは相対的に体幹が右回旋位にあるため, 体幹の左回旋角度が大きくなる. 反対にUFは, 相対的に体幹が左回旋位にあるため, 体幹の右回旋角度が大きくなる. また, UBは相対的に体幹が左回旋位にあるため, 体幹の右回旋角度が大きくなる. 反対にLFは相対的に体幹が右回旋位にあるた

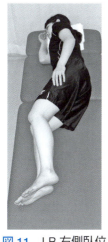
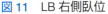
図11 LB 右側臥位

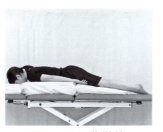
図12 LB 腹臥位

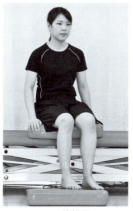
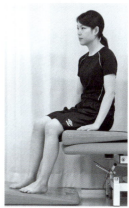

a．前額面　　　　b．矢状面

図13 UF 座位

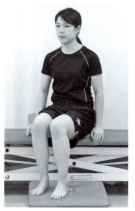
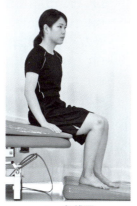

a．前額面　　　　b．矢状面

図14 UB 座位

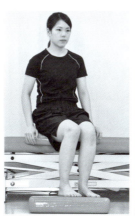
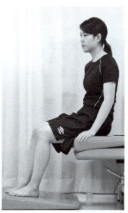

a．前額面　　　　b．矢状面

図15 LF 座位

め，体幹の左回旋角度が大きくなる．

3）背臥位で立位姿勢を推測する評価（図4）

　まず，背臥位からの左右方向への寝返り動作を確認する．相対的に背臥位から右側臥位への運動が円滑な場合は，UFまたはLFと関連する．逆に背臥位から左側臥位への運動が円滑な場合は，LBまたはUBと関連する．次に，背臥位からの寝返り動作を行う場合の運動様式を確認する．右側臥位への運動が円滑な場合，寝返り動作時の股関節屈曲運動を伴う場合はUF，股関節伸展運動を伴う場合はLFと関連する．逆に，左側臥位への運動が円滑な場合，寝返り動作時の股関節屈曲運動を伴う場合はLB，股関節伸展運動を伴う場合はUBと関連する．

　UFとLFは前額面上において下半身に対し上半身が右偏位，LBとUBは左偏位させていることが多い．寝返り動作では，運動時に上半身と下半身の前額面上の位置関係を変化させる必要があり，立位における上半身と下半身の位置関係を強めた運動パターンを形成して行うことが観察される．立位時の骨盤が後方に位置する（つまり，UFまたはLB）姿勢を呈する場合は，寝返り動作時に股関節伸展運動を伴いやすく，反対に立位時に骨盤が前方にある（つまり，UBまたはLF）場合

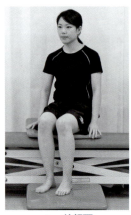
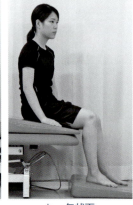

a．前額面　　　　b．矢状面
図16　LB 座位

は，寝返り動作時に股関節屈曲運動を伴いやすい．

2．PBPA の方法

以下に提示する，それぞれの臥位を保持する．運動療法前に実施するか，もしくは以下の体位や肢位を保持しながら運動療法を行うと効果的である．

1）背臥位での PBPA
・UF：左側臥位（図5）あるいは背臥位を選択する（図6）．
・UB：右側臥位（図7）あるいは腹臥位を選択する（図8）．
・LF：左側臥位（図9）あるいは背臥位を選択する（図10）．
・LB：右側臥位（図11）あるいは腹臥位を選択する（図12）．

2）座位での PBPA
・UF（図13）：座面に対してやや斜め左方向に深く腰かけ，座面は高く後方傾斜させる．足関節は軽度背屈位とする．
・UB（図14）：座面に対してやや斜め右方向に浅く腰かけ，座面は低く前方傾斜させる．足関節は軽度底屈位とする．
・LF（図15）：座面に対してやや斜め左方向に浅く腰かけ，座面は高く後方傾斜させる．足関節は軽度背屈位とする．
・LB（図16）：座面に対してやや斜め右方向に深く腰かけ，座面は低く前方傾斜させる．足関節は軽度底屈位とする．

74 立位でのアップライト姿勢を臥位からつくる

忰田康平／板橋中央総合病院 リハビリテーション科

Clinical Points
1. 身体前弯部位の機能的安定化
2. 頸部・腰部・膝関節部への介入とその順序性
3. 支持基底面内での全身姿勢調整

はじめに

急性期での治療介入場面では，意識レベルや病態，疼痛や内部障害などのリスク管理上，積極的な機能訓練や動作訓練が困難な場合がある．また，それらの介入を優先させた結果，身体各部位の疼痛や機能不全を誘発し，動作の獲得に難渋することをよく経験する．そのため，日々の臨床推論の中で，臥位状態から抗重力下での支持機能を獲得するために直立二足立位・歩行を想定した治療介入が必要であると感じている．

ヒトは，四足歩行から直立二足歩行に進化をしてきた過程で身体に弯曲構造が生まれた[1]といわれており，特に前弯構造に関して，定頸となる約3カ月ごろより頸部前弯が，つかまり立ちを始める約10カ月ごろより腰部前弯が形成され始める[2]．これらより，前弯構造は抗重力位に適応するために重要な役割を担い，前弯部位の機能的安定性を構築することが安定した姿勢・動作を獲得するために重要であると考えられる．本稿では，矢状面上での直立二足立位を想定した背臥位での介入に関して，身体の前弯構造に着目したアプローチを紹介する．

身体の弯曲構造と機能的安定化

筆者の考える身体矢状面上での弯曲構造を以下に示す．身体矢状面上では，頸椎部・腰椎部・大腿を含む膝関節部が前弯部位である．これら各弯曲部位に関して，抗重力位では凸側には伸張応力が発生し，凹側には圧縮応力が発生すると考えられる．したがって，抗重力環境下での安定性には凸側の伸張応力に対して制動・抵抗する力を発揮し，弯曲構造を保持する機能が重要であると考えられる（図1）．

この安定性を担う身体構造として，皮膚・靱帯・筋・筋膜などの軟部組織があげられる．これらの構造により，受動的または能動的に伸張応力をコントロールする機能が弯曲構造の安定性に関与していると考えられる．特に，能動的な関節安定機能を担うとされる単関節筋の活動により，分節的な安定性を獲得する

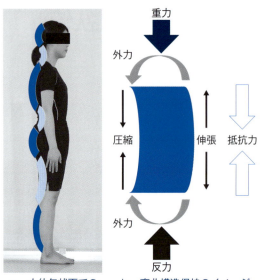

a. 立位矢状面での　b. 弯曲構造保持のイメージ
　　弯曲構造　　　　　　図
図1　身体の弯曲構造と機能的安定

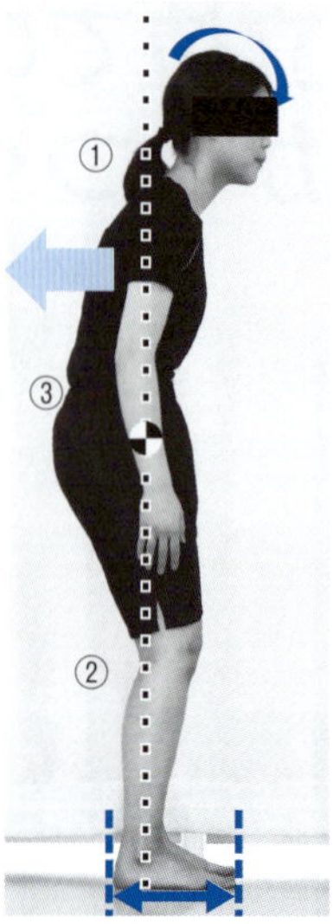

図2　円背姿勢へ
　　の介入順序

ことは各弯曲部位の機能的安定性に重要となると考えられる．

支持基底面内での全身姿勢調整

立位でのアップライト姿勢を獲得させる際，介入の順序に注意を払う必要がある．頭尾軸方向に長く，背腹軸方向に短い身体構造と，関節の運動方向の特性上，矢状面方向に不安定である二足立位では，足底で構成される支持基底面内に上位の体節を空間上で位置させ，重心線を支持基底面内に投影させる必要がある．また，一般的に支持基底面の中心に近いほど安定性が高いとされるため，臥位においても対象部位の位置変化に伴う重心位置の変化を，二足立位の環境下で想定し，介入の順序を決定する必要があると考えられる．例えば，図2に示すような高齢者に多い円背姿勢かつ後方重心位を呈する対象者の場合，腰椎伸展や膝関節伸展方向への介入を先に行おうとすると，体幹部や骨盤帯，大腿部などの大きな質量をもつ分節が後方に移動するため，重心線が大きく後方に移動すること

が予測される．その結果，身体重心を前方に移動させるための制御を強いられるため，各関節の力学的負荷の増大が予測される．また臨床上，これらのような身体重心位置から近い部位の運動は，遠位分節の運動自由度が高いため代償運動を誘発しやすく，関節の分節的安定性を伴った運動の獲得に苦慮する．

前述のように，対象部位からみた遠位関節の運動学的特徴と，各分節の質量的観点より，介入による対象部位の位置変化に伴う重心線の移動を，二足立位の環境下での支持基底面内に収め，姿勢を調整することが重要であると考えられる．したがって，身体重心位置から遠く，移動する分節の質量が小さい順に介入することが望ましいと考えられ，図2のような姿勢に対する前弯部位への介入は，①頸部，②膝関節部，③腰部の順が最良と考えられる．

各前弯部位への介入例

前述した機能的安定性を獲得させるために，本稿では各前弯部位の腹側深層に位置する筋群への背臥位での他動的な介入を中心に

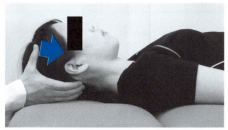 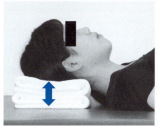 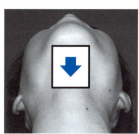

| a．上半身質量中心に向かった軸圧入力 | b．頭頸部の位置調整 | c．舌骨上筋群へのテープ貼付 |

図3　頸部への介入と環境設定

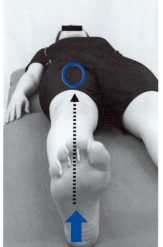 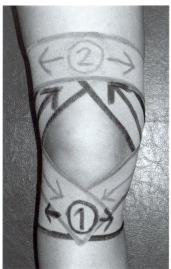 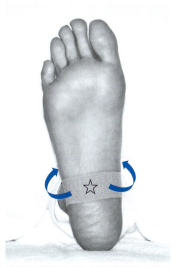

| a．下半身質量中心に向かった軸圧入力 | b．膝関節へのテーピング貼付 | c．足底からのテーピング貼付 |

図4　膝関節部への介入と環境設定

紹介する．背臥位姿勢では，身体長軸方向への重力および床反力負荷を除外でき，セラピストの力加減により負荷量を設定した仮想的な重力および床反力を入力できることから，徒手的な身体長軸方向への軸圧入力をポイントにした介入例を以下に紹介する．なお，筆者は各弯曲部位を連動・協調し機能させる手段として，テーピング，重垂，タオル，レッドコードなどの器具を使用することで徒手的介入と並行した各部位の環境設定を行っている．

1．頸部への介入例

頸部表層筋群の緊張が低下する位置で頭部を支持する．この肢位から上位頸椎屈曲位および下位頸椎伸展位方向へと誘導しながら，頭頂部より上半身質量中心位置[3]に向けた体幹長軸方向への軸圧の入力により椎前筋群の賦活を促す．また，タオルやレッドコードなどでの頭頸部の位置調整や，舌骨上筋群に対するテーピングにより，他動的な頸部の環境設定が可能である（図3）．

2．膝関節部への介入例

下肢関節の身体水平面上でのねじれを可及的に修正したうえで，足底より下半身質量中心[3]に向けた下腿長軸方向への軸圧の入力により広筋群の賦活を促す．また，膝関節に対するテーピングや足底部から下腿長軸方向へのテーピングにより，他動的な膝関節部の環境設定が可能である（図4）．

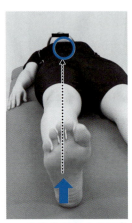
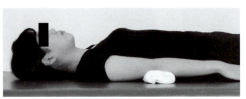
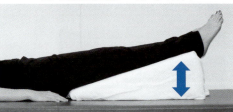
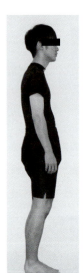
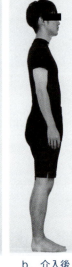

a. 上半身質量中心に向かった軸圧入力
b. 胸腰椎移行部へのタオル挿入
c. 下肢挙上位への位置調整

図5 腰部への介入と環境設定

a. 介入前　b. 介入後

図6 介入による前後変化

3. 腰部への介入例

膝関節部への介入例と同様に，足底より上半身質量中心[3]に向けた下肢長軸方向への軸圧の入力により大腰筋・腹部深層筋群の賦活を促す．対象者に関節変形や可動域制限がある場合，股関節屈曲位にて身体質量中心に向けた大腿長軸方向への軸圧の入力も有効である．また，胸腰椎移行部へのタオル挿入や，下肢全体を挙上位に設定することなどで他動的な腰部の環境設定が可能である（図5）．

おわりに

本稿で紹介した介入例を実際に施行した前後変化を図6に示す．前述した弯曲の凸側に位置する身体構造は，抗重力下での支持機能を有すると考えており，特に筋・筋膜に関しては，それぞれが協調的に連動することで本来の機能を発揮すると考えられる．例えば，広筋群の賦活を図った結果として頸椎の可動域が向上するといったことである．また，身体矢状面における各後弯部位もそれぞれに同様のつながりがあると考えられるため，前後差・左右差などを的確に判断し，全身を包括的にみたうえで弯曲の配分を考慮することが重要であると考える．

◆ 文　献 ◆

1) Lieberman DE：The Story of the Human Body Evolution, Health, and Disease. Vintage, New york, 2014, pp59-107
2) 中村隆一，他：基礎運動学 第5版．医歯薬出版，2000，pp242-264，pp385-406
3) 福井　勉：力学的平衡理論，力学的平衡訓練．山嵜　勉（編）：整形外科理学療法の理論と技術．メジカルビュー社，2011，pp172-201

75 立位・歩行の動的安定を目指す

齋藤智雄／甲府城南病院 リハビリテーション部

Clinical Points
1. 両肩甲骨の動的安定
2. 体幹の質量中心の調整
3. 立位・歩行時の姿勢調節

はじめに

本来，目的に向かっていったん歩行動作が開始されれば，意識しなくても動作を継続することができる．これは歩行自体，自動化されたメカニズムを保持しているため，会話をしながら歩く，荷物を運びながら歩くといった複合課題をスムーズに行うことができるのである．

臨床場面で行う歩行分析

歩行分析では，動作全般の特徴を把握するために，①歩行の開始　②歩行中　③歩行の停止を観察する．それぞれの時期において，どのような動作パターンや姿勢・バランス戦略をとっているかを，さらに歩行周期に細分化し観察・分析を進める．

身体に働く重力と慣性力の作用点は，身体重心（COG：center of gravity）であり，姿勢の制御はCOGの安定化を目的とし，さらに移動制御ではCOGを効率的に移動するために行われる[1]．われわれの臨床場面では，体幹の質量中心やCOGの位置を推定し，歩行中の軌跡や床反力の分析に役立てることが多い．

歩行中の身体において，頭部，体幹，骨盤，上肢をpassenger unit，下肢と骨盤からなるlocomotor unitという．正常な歩行メカニズムでは，passenger unitへの負荷が最小限で，受動的にlocomotor systemによって運ばれる状態が効率のよい状態だが，下肢の上にあるpassenger unitのアライメントこそ，locomotorの筋活動を左右する最大の要因である[2]．こうした視点は，臨床現場にて歩行のバイオメカニズムを理解するうえで手助けになる．

脳卒中片麻痺者への臨床介入

入院中の脳卒中片麻痺者において，歩行の獲得を目標とするケースは多く，患者自身や家族からのニーズも高い．早期から立位・歩行練習を治療に取り入れることは，覚醒の賦活や姿勢筋緊張の改善にもつながり，患者の

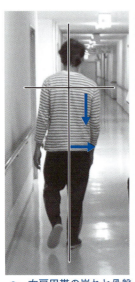
a. 右肩甲帯の崩れと骨盤の側方偏位

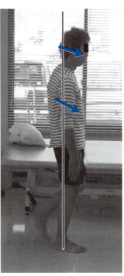
b. 体幹の屈曲と頭頸部の前傾

図1　歩行場面（右立脚中期）

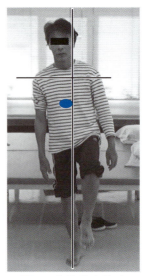
図2　右片脚立位時

モチベーションも高まる．しかし，抗重力伸展活動が不十分なまま歩行を日常的に行うこともあり，努力的な姿勢・バランス戦略での歩行となってしまうことが少なくない．

今回，脳卒中右片麻痺の症例（診断名：脳梗塞，障害名：右片麻痺，失語症，発症後90病日経過）でバランス改善と歩行の自立を目的に評価と治療を展開した．特に両肩甲骨の動的安定化と体幹の質量中心の調整を行い，歩行時における姿勢調節の改善を図ったので，以下に示す．

1．評価①—歩行観察

図1の歩行場面では，体幹および頭頸部は屈曲位で，両側肩甲骨の平衡を保てていない．右遊脚終期（TSw）～初期接地（IC）～荷重応答期（LR）にかけて骨盤は空間で平衡を保てず，右肩甲帯から右前方への姿勢の崩れが生じている．荷重応答期（LR）～立脚中期（MSt）に骨盤は右側に大きく側方偏位を起こし，体幹の質量中心は右前方に移動する．右立脚中期（MSt）に股関節，体幹の抗重力伸展活動を保てず，歩行中の効率的な推進力が得られていないと考えられる．

2．評価②—右片脚立位

右片脚立位課題では，左下肢の挙上に伴い，右股関節の外転が生じ，体幹の質量中心は右方向に偏位する．体幹は軽度屈曲位で，右方向への傾斜を認める（図2）．また，右後方へバランスを崩すことが多い．

3．介入①

右肩甲骨の可動性を確認し，胸郭と肩甲骨，上腕骨の位置が適切となるような目的で，大胸筋・小胸筋・菱形筋の柔軟性を引き出す．この時に骨盤が過前傾位とならないようバスタオルなどで骨盤の位置を調整し，体幹前面筋が不活動な状態とならないように配慮する（図3）．

4．介入②

側臥位で，右大胸筋と右肩甲骨が不安定とならないよう把持する．肩甲骨が胸郭に対して下制，内転位で安定し，体幹が支持基底面上で重心移動できるように誘導する．右肩甲帯上部から内下方に向かい圧を加えることで右腹斜筋群，脊柱起立筋群の筋活動が生じるのを確認した後，頭部を空間で保持してもら

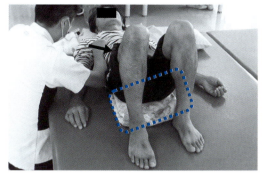

図3 肩甲帯のアライメント修正

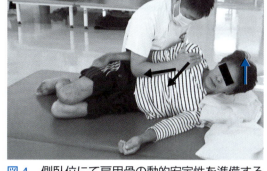

図4 側臥位にて肩甲骨の動的安定性を準備する

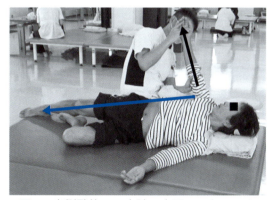

図5 半側臥位での上肢の空間コントロール

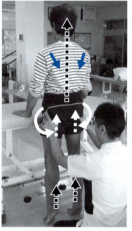

a．両足関節底屈と上方への重心移動

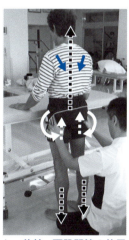

b．体幹・両股関節の伸展活動を持続した状態での両踵部の接地

図6 両肩甲骨の動的安定と体幹・下肢の抗重力進展活動の促通

う．この時，矢状面上で頭部，肩峰，上肢，骨盤が並ぶようにアライメントを整え，体幹筋群の活性化を行う（図4）．

5．介入③

右立脚期の準備として，半側臥位にて右肩甲骨・骨盤の安定化を図る．右上肢を空間でコントロールする際，右三角筋・右上腕三頭筋の筋収縮を確認し，そこから肩甲骨の前方突出を誘導し，右前鋸筋・右外腹斜筋の活性化を行う（図5）．同時に体幹および股関節の伸展・回旋方向の運動も組み合わせながら行う．

6．介入④

両肩甲骨が動的な安定を保てるよう，両手掌をテーブル上におき，骨盤が右下方に崩れないように両坐骨結節と大腿近位部を把持し平衡を保つ．そこから体幹の質量中心を高く保てるように誘導する．両足底からの床反力情報をもとに両足関節底屈を誘導し，体幹・下肢の鉛直方向への抗重力伸展活動を促す．そして，体幹・股関節の伸展活動を持続した状態で，両踵部を接地させていく（図6）．

7．介入⑤

右股関節を伸展した状態で，大腿前面と腓腹筋を把持する．腓腹筋を上方に誘導し，足関節の底屈に伴う腓腹筋・ヒラメ筋の求心性収縮を促す（図7a）．そこから踵部を接地させるように誘導し，ヒラメ筋の遠心性収縮を促通する（図7b）．治療中，骨盤と両肩甲骨

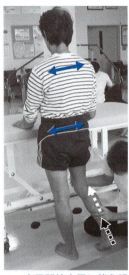
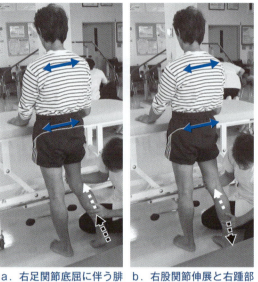
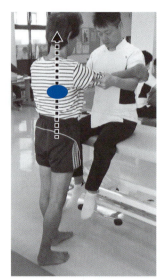

a. 右足関節底屈に伴う腓腹筋, ヒラメ筋の求心性収縮を促通
b. 右股関節伸展と右踵部の接地を誘導し, ヒラメ筋の遠心性収縮を促通

図7 ヒラメ筋の遠心性収縮の促通

図8 二足直立位からのステッピング

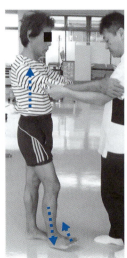
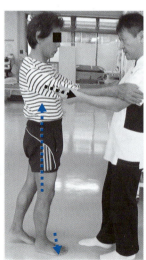
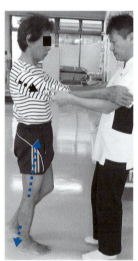

a. 初期接地（IC）　　b. 荷重応答期（LR）　　c. 立脚中期（MSt）

図9 歩行の誘導

の平衡が保たれるようにする．

8．介入⑥

介入④と⑤で得られた体幹の抗重力的な伸展活動を持続させるため，前方から両上肢をコントロールし，体幹の質量中心を高く保ちながら直立二足位をとる．そこからステップを誘導し歩行の準備を行う．特に非麻痺側左下肢を一歩前に出す時，一歩後ろに引く時の重心移動を促すが，上部体幹や頭部を左右に振らないように誘導する（図8）．

9．介入⑦

歩行介入では，歩行開始前の重心移動を誘

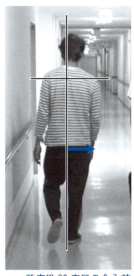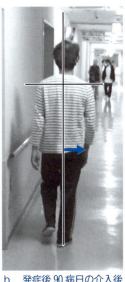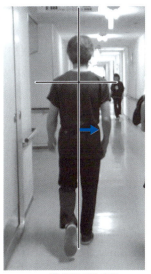

| a．発症後 90 病日の介入前 | b．発症後 90 病日の介入後 | c．発症後 150 病日 |

図 10 歩行経過

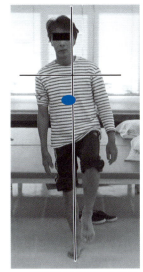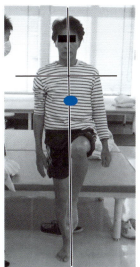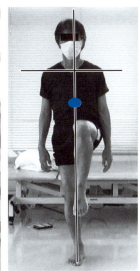

| a．発症後 90 病日の介入前 | b．発症後 90 病日の介入後 | c．発症後 150 病日 |

図 11 右片脚立位バランスの経時変化

導し，非麻痺側左下肢の一歩目からスタートする．右立脚期では，初期接地（IC）に踵部からの床反力情報に伴う，抗重力伸展活動が得られるようにしていく（図9）．荷重応答期（LR）〜立脚中期（MSt）にかけて，初期接地（IC）で得られた抗重力伸展活動を持続させながら重心移動を継続する．連続した歩行では，スピードの変化や方向転換，歩行停止を組み合わせリズミカルな歩行を目指す．また，後ろ向き歩行や傾斜地，不整地などの歩行も行う．

歩行の経過

介入初期に比べ，右立脚中期（MSt）の股関節，体幹の抗重力方向への伸展活動が得られやすくなり，骨盤の右側方向への偏位も減少した．また両肩甲骨の平衡も持続して保たれ，右立脚中期（MSt）〜立脚終期（TMs）での前方への推進力も得られやすくなった（図10）．

立位バランスの経時変化（図11）

発症後90病日の介入後では，右股関節の外転は減少し，体幹の質量中心も正中位付近に保たれるように変化した．しかし，体幹は軽度屈曲位であった．発症後150病日経過した時点では，体幹の抗重力伸展活動が改善し，体幹の質量中心も正中位で高く保つことが可能となった．

◆ 文　献 ◆

1) 大畑光司：動作（歩行）分析．原　寛美，他（編）：脳卒中理学療法の理論と技術 改訂第2版．メジカルビュー社，2016，p265
2) Perry J（著），武田　功（統括監訳）：ペリー歩行分析 原著第2版—正常歩行と異常歩行．医歯薬出版，2014，p9

76 脳卒中片麻痺患者の歩容改善に向けたアプローチ

佐藤房郎／東北大学病院 リハビリテーション部

Clinical Points
1. 遊脚と立脚の機能，そして歩行リズムを把握する
2. 課題指向的にステップを規定し荷重を促す
3. 二重課題で自動化を図る

歩容改善のためのコンセプト

　脳卒中片麻痺患者の障害特性は非対称性にあり，対称性獲得が機能改善の目標とされてきた印象がある．確かに非対称的な活動は，バイオメカニクス的にも不利益であるが，麻痺による機能的制限に対しては代償的活動が不可欠である．片麻痺患者における歩行能力の低下の背景には，筋緊張のアンバランスと運動連鎖障害があり，特有な代償的パターンを呈する．De Quervain ら[1]は，歩行速度が低下している片麻痺に共通する下肢の運動パターンを extension thrust pattern（立脚期に膝関節が伸展する歩行），stiff-knee pattern（膝関節がほぼ固定されている歩行），buckling-knee pattern（膝関節が過剰に屈曲する歩行）に分類し，筋活動との関連性を報告している．これらの運動パターンには，麻痺の重症度や痙縮，筋力低下，そして感覚障害などの問題が総合的に関与するため，改善に向けたアプローチは単純ではない．特に立脚相の改善には，麻痺側下肢の筋力増強が不可欠であるが，足部のロッカー機能が前方への重心移動に大きく影響することから，足部機能改善と運動連鎖が課題になる．また，遊脚相の改善ではフットクリアランスの問題に焦点があてられやすいが，非麻痺側の下肢機能やバランスの影響も少なくない．ところで，歩行は本来自律的な活動であり，中枢パターン発生器（CPG：central pattern generator）により制御されている．歩行能力の改善は，歩行速度や耐久性が指標とされているが，歩容は効率のよい運動パターンの指標として欠かせない．そこで本稿では，歩容を決定している要因を，足部ロッカー機能，遊脚相の運動性，そして歩行リズムから捉え，その改善に向けたアプローチを紹介する．

歩きやすさを捉える

　片麻痺の歩容は，片脚立位と近似しており，片脚立位の姿勢制御を分析すると運動パターンの意味を理解しやすい[2]．しかし，歩容改善のための情報としては十分とはいえない．

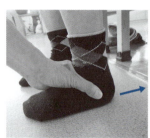
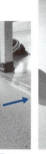
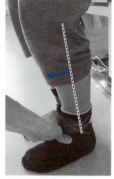
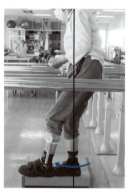
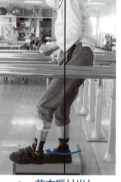
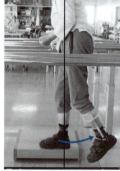

a．非荷重時の評価　　b．荷重時の評価
図1　足部のスティッフネスの評価

足部のスティッフネスを把握し，アンクルロッカー機能としてどの程度要求できるか判断する．端座位で足部を踵部離床しないように後方に滑らせた時の抵抗感を把握する．非麻痺側と比較するとわかりやすい（a）．立位では，踵部離床しない範囲で軽くスクワットしてもらい足部の可動性を確認する（b）．その際，アライメントを整えて足部を固定し，下腿三頭筋の硬さを触診しながら観察すると痙縮の影響を捉えやすい．非荷重時と荷重時の格差が大きい場合，アンクルロッカー機能の制限を示唆する

a．前方振り出し　　b．後方振り出し
図2　遊脚相の運動パターンの評価

平行棒で片脚立になり麻痺側下肢を振り子様に前後に振ってもらうと，体幹と下肢のシナジーパターン（運動連鎖）や運動範囲を捉えやすい．この症例の場合（Br. Stage Ⅲ-Ⅴ-Ⅲ，重度感覚障害），前方振り出し時に体幹は屈曲位で骨盤が後退している（a）．後方振り出し時には，体幹の前方傾斜がみられる（b）．いずれも下肢屈曲位で支持しており，足部と手部を支持点とした全身的な運動連鎖が読みとれる

　筆者は，歩きやすさを捉えるために，立脚相の重心移動に関与する足部のスティッフネス，遊脚相に関与する下肢の振り子様運動，そしてステップ運動による歩行リズムの把握を重視している．足部のスティッフネスは，端座位で足部を後方に滑らせた時の抵抗感と立位で下肢を屈曲・伸展した時の足部の可動性から捉えられ，アンクルロッカーとしてどの程度機能できるかを判断する（図1）．遊脚相の下肢の運動は，股関節屈曲がメインになり，抵抗なく振り子様に運動できることが理想である．片麻痺でこの運動が制限される主な理由には，股関節屈筋群の筋力低下，ハムストリングスの痙縮や同時収縮などが考えられる．例えば，平行棒内で片脚立位になり，下肢を随意的に振ってもらうと，非麻痺側下肢や骨盤傾斜で代償する活動に陥りやすいが，この運動パターンが遊脚時の活動を現しているともいえる（図2）．よって，力を抜いて下肢を楽に振れるか，またステップの大きさがどの程度要求できるかを把握する．歩行リズムは，自律歩行に不可欠で，歩行速度向上の一要素としても重要である．立位で自由に足踏みしてもらい，リズムを変更してみて追従できるリズムが個人の限界になる．

ステップを改善する課題指向的アプローチ

　歩行時のアンクルロッカー機能には，足関節背屈と股関節伸展との共同運動が求められる．前後へのステップポジションで体重移動しながら活性化する戦略があるが，膝関節を伸展位に保持できない患者には困難な課題になる．同様に，遊脚相についても前述した振り子様の運動が困難なケースが少なくない．そこで障害物をまたぐステップ課題は，共同運動レベルの片麻痺患者でも重心移動や下肢の振り上げを実現しやすく，姿勢制御の修正も行いやすい．例えば，麻痺側への荷重が困

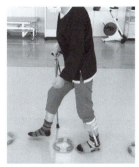 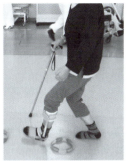

a．非麻痺側から振り出す　b．麻痺側から振り出す

図3　障害物をまたぐ課題

非麻痺側から振り出す課題では麻痺側荷重と足部内の前方への重心移動を促す（a）．足関節背屈の可動性が必要で，さらに足部伸筋群の遠心性制御と股関節伸展活動との運動連鎖が求められる．骨盤後退が起きる場合は徒手的に修正する．麻痺側からの振り出しでは股関節屈曲活動を高めるように意識する（b）．体幹が後退しないように注意する

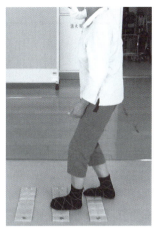

図4　ターゲットに足部を移動する課題

重錘バンドを均等に配置し，これを踏みながら対称的なステップを促す課題の例．リズムを崩さず努力性の活動に陥らないような間隔に設定するのがポイント

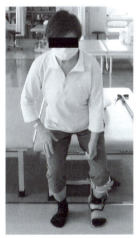 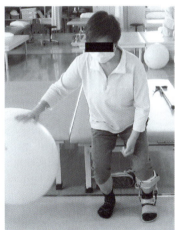 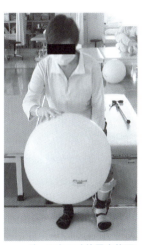

a．体幹トレーニング後のスクワット　b．ドリブルしながらのスクワット　c．ボールをつく位置を修正したスクワット

図5　二重課題によるスクワット

二重課題によるスクワットで下肢支持機能とバランス機能の向上を促す．単独課題では非対称性は少ない（a）．ドリブルを要求すると非対称性が強まる（b）．ドリブルする位置を規定して非対称性を修正する（c）．この時，安定して活動できることを重視する

難なケースに対しては，非麻痺側からの振り出し課題，遊脚相の改善には麻痺側からの振り出し課題を選択する（図3）．その際，障害物の幅と高さで難易度を調整する．さらに，ターゲットに足部を移動する課題（図4）では対称的なステップが獲得できる．

下肢の支持機能を強化する二重課題

スクワット運動は，一般的な下肢荷重連鎖

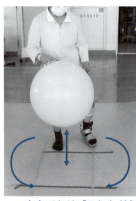 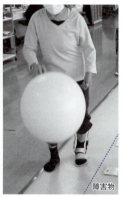

a. 定点でドリブルしながら回転　　b. 狭窄路の移動

図6　非対称性を修正しやすい二重課題

定点でドリブルしながら左右に回転する課題（a）や狭いスペースを移動する課題（b）では，ボールをつく位置が体の中心に規定され，麻痺側への荷重を促し非対称性を修正しやすい．

の強化プログラムとして用いられている．脳卒中片麻痺患者では，端座位で麻痺側股関節のアライメントが崩れ，足部への重心移動が困難になり，非麻痺側下肢を中心とした活動に陥りやすい．理学療法では，監視下で対称的な運動を展開できるが，実生活では対称的な活動よりも安定性を重視しなければならない．二重課題でのスクワットは，上肢を支持から解放し，下肢の支持機能とバランス機能の向上を促せる（図5）．二重課題により非対称性が強まることを前提に進め，安全に活動できる範囲を患者自身が気づくことを目的とする．

二重課題により自動化を図る

注意を歩行そのものから課題に移すことで歩行の自動化を促す．この時の歩行リズムが重要になる．例えば，ドリブルしながら歩いてもらうと，上肢の運動リズムと歩行リズムの同調が要求される．バランスが低下しているとドリブルのリズムが乱れやすい．また，歩行リズムが乱れたり途切れたりする場合は，随意的歩行の段階にあることを示唆する．歩行とドリブルのリズムが一定してきたら，ステップの方向に変化を与える．定点を中心に回転する課題や狭窄路を移動する課題は，非対称性を修正しやすい（図6）．さらに後退と側方移動により安定性向上を促す．ところで，課題要求により非対称性が強まることが報告されており[3]，歩行の自動化と対称性獲得は別問題として扱うべきである．Kamphuis ら[4]は，対称的荷重の獲得と，臨床的なバランス評価や転倒との関連性は低いことを提言している．歩容の改善についても，正常歩行のパターンを要求するのではなく，安定した効率のよい歩行パターンの獲得を目標にすべきと考える．

◆ 文　献 ◆

1) De Quervain, et al：Gait pattern in the early recovery period after stroke. *J Bone Joint Surg Am* **78**：1506-1514, 1996
2) 佐藤房郎：臨床における歩行分析. 理学療法学 **30**：249-253, 2003
3) Mirjam de Haart, et al：Recovery of standing balance in postacute stroke patients：a rehabilitation cohort study. *Arch Phys Med Rehabil* **85**：886-895, 2004
4) Kamphuis JF, et al：Is weight-bearing asymmetry associated with posturl instability after stroke？ A systematic review. *Stroke Res Treat* **2013**：692137, 2013

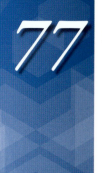

77 脊柱の機能に基づき四肢を連動させる

服部京介／板橋中央総合病院附属 アイ・タワークリニック

Clinical Points

1. 身体動作における脊柱の役割
2. 運動性・安定性の両立
3. 脊柱と四肢の連動

はじめに

　身体動作において四肢の機能を最大限発揮するためには，脊柱で生まれた力が四肢の末梢まで波及し連動していくことが重要と考える．臨床上，脊柱や胸郭のわずかな変化が四肢の機能に大きく影響することを数多く経験する．脊柱や胸郭では関節が多く存在し，分節的な動きによって初動を起こし，末梢に力を伝達しやすい構造となっている．一方で，脊柱や胸郭は，体力・自律神経機能・呼吸機能などの低下による影響を受けやすく，分節的な動きが制限されやすい．これらにより一部で可動性が低下し連動が途絶えると動作遂行のため，代償運動が他の部位で生じ，身体動作のパフォーマンスは低下する．さらに代償部位では過剰な運動によりメカニカルストレスを生じ障害をもたらす．

　あらゆる身体動作は，姿勢保持と身体各部位の相対的位置関係の変化が並行して行われる．歩行においても，ある体節が回転運動を起こせば，それと同時に他の分節で逆回転の運動が生じ，力を相殺させることで動作が成り立つ．つまり，四肢の運動に際して，脊柱では力を生み出し，四肢に伝える運動性に関与する部位と，相対的な動きにより力を相殺させる安定性に関与する部位が必要である（図1）．高いパフォーマンスを発揮するには，これらが構造的に合理的な部位で行われることが重要である．畠ら[1]は，脊椎の運動において常に同じ分節が大きな可動域を担うのではなく，肢位や運動パターンによって可動域を担う分節が異なると述べている．よって，さまざまな四肢の運動における脊柱の連動を理解することは，臨床上において大きな意味をもつと考えている．

評価・治療のポイント

　本稿では，脊柱と股関節の連動を改善させるための手段を紹介する．上肢や股関節以外の下肢においても同様の考え方で治療が可能であるので応用してもらいたい．脊柱と股関節の連動を改善するうえで，脊柱・骨盤帯・

股関節の可動域の獲得は重要となる．治療では，得られた可動域の中で連動を強めていく．

表1に股関節と脊柱の連動方向についてまとめた．股関節の矢状面と前額面上の運動では，下肢の質量移動を伴う．矢状面での運動は，胸腰椎移行部で下肢移動方向と対側への移動が生じ，それに対して頸胸椎移行部では下肢移動方向と同側への移動が生じる．前額面上の運動では，胸腰椎移行部および頸胸椎移行部で下肢移動方向と対側への移動が生じ，頭部の同側の傾きで安定性を得る．股関節水平面上の軸回旋の運動では，大きな質量の移動は生じない．その場合，股関節の回旋に伴い脊柱では，第3腰椎を中心に股関節と同側への回旋（右股関節内旋であれば，椎骨の左回旋）が生じ，それに対して第5胸椎を中心に対側への回旋が生じる．第5胸椎は，安静時の脊椎の回旋アライメントの報告[2]で胸椎のねじれの切り替えしとなる部位であり，回旋動作との関連が強いと考えている．連動するタイミングや量については，骨盤大腿リズムなどの報告を参考にしてもらいたい（表1）．

股関節の運動に伴って，前述の脊柱の連動が生じるように介入を行う．臨床上，脊柱の運動性に関与する部位だけではなく，安定性に関与する部位への介入で股関節の可動性が改善する症例も多くみられる．また，股関節の運動性に関与する部位で過剰な脊柱の動きがみられる場合は，股関節可動域制限の代償運動，あるいは脊柱の不安定性が原因である場合が多い．実際の治療では，動作のバリエーションを増加させることが重要と考える．したがって，全体の評価・考察に基づき脊柱のニュートラルポジションの獲得を目指して連動を促す部位や方向を選択することが重要である．

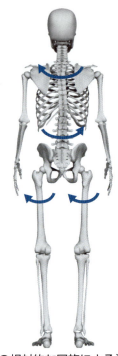

図1　脊柱の相対的な回旋による姿勢の安定化
下肢の回旋に対し，脊柱では運動性に関与する部位と安定性に関与する部位が相対的な動きをする

表1　股関節運動方向と脊柱の連動方向

	股間節運動方向					股間節運動方向	
	屈曲	伸展	内転	外転		内旋	外旋
胸腰椎移行部	後方腰椎屈曲	前方腰椎伸展	同側腰椎左側屈*	対側腰椎左側屈*	第3腰椎	対側回旋 左回旋*	同側回旋 右回旋*
頸胸椎移行部	前方	後方	同側対側側屈*	対側同側側屈*	第5胸椎	同側回旋 右回旋*	対側回旋 左回旋*

矢状面での運動では，胸腰椎移行部と頸胸椎移行部は相対的な運動が生じる．前額面での運動では，胸腰椎移行部と頸胸椎移行部は同方向への運動が生じる．水平面での運動では，第3腰椎と第5胸椎で相対的な運動が生じる．＊：右股関節の場合

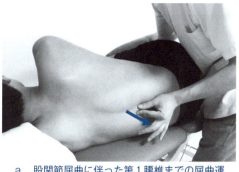 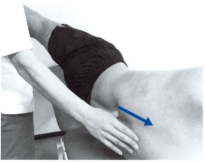

a．股関節屈曲に伴った第1腰椎までの屈曲運動（矢印は運動方向）

b．股関節伸展に伴った第1腰椎までの伸展運動（矢印は徒手的補助の方向）

図2　股関節屈曲・伸展に伴う脊柱の連動促通方法

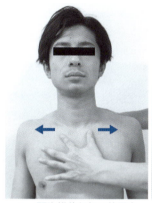 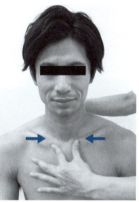 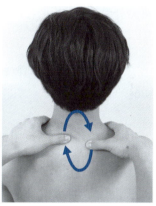

a．頸胸椎移行部の伸展を前後から徒手的操作した状態で股関節の屈曲運動を行う

b．頸胸椎移行部の屈曲を前後から徒手的操作した状態で股関節の伸展運動を行う

c．頸胸椎移行部を徒手的操作した状態で股関節の内外転運動を行う

図3　股関節動作時の脊柱安定性向上を目的とした徒手操作

図では，頸胸椎移行部を左側（第1胸椎の右側屈）へ徒手操作した状態で右股関節の外転運動を行う．矢印は徒手的操作の方向を示す

介入方法

1．股関節屈曲・伸展動作と脊柱の連動

　一側の股関節屈曲・伸展時に胸腰椎移行部まで連動が波及するかを評価する．連動が途絶える場合は，その分節での可動域改善が必要となる．次に，股関節の動きに伴った脊柱の分節的な自動運動を第1腰椎まで実施する．その際，骨盤帯で生じる連動を徒手的に補助すると効果的である（図2）．また，頸胸椎移行部を胸腰椎移行部とは反対側へ操作し，安定性を補助することで腰部や股関節の運動性が促される（図3a，b）．

2．股関節内転・外転動作と脊柱の連動

　一側の股関節外転・内転時に胸腰椎移行部まで連動が波及するかを評価する．連動が途絶える場合は，その分節での可動域改善が必要となる．内転動作の場合，股関節内転に伴った股関節内転筋・骨盤底筋・腹斜筋群（対側）の促通訓練を実施する．外転動作の場合，股関節外転に伴った股関節外転筋・多裂筋・腰方形筋の促通運動を実施する．内転・外転動

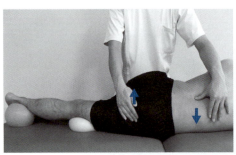
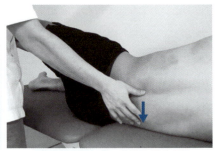

a．股関節内転に伴った胸腰椎移行部の同側運動　　b．股関節外転に伴った胸腰椎移行部の対側運動

図4　股関節内転・外転に伴う脊柱の連動促通方法
矢印は徒手的補助の方向

作は，腰椎や骨盤帯へ徒手的に連動を補助すると効果的である（図4）．また，頸胸椎移行部を胸腰椎移行部と同側へ操作し，安定性を補助することで腰部や股関節の運動性が促される（図3c）．

3．股関節内旋・外旋動作と脊柱の連動

一側の股関節内旋・外旋に伴い，腰椎の回旋が第3腰椎まで連動するか評価する．腰椎は構造上，回旋可動域が限定されている．しかし，臨床上では腰椎不安定により過剰な回旋を生じている症例を散見するため注意が必要である．ここでは，股関節の回旋可動域と第3腰椎における回旋の左右差や腰椎での代償動作を評価することが重要である．治療では，股関節内旋・外旋運動に伴う腰椎回旋運動の左右差を整えていくことに主眼をおく．腰椎の連動が不足している場合は，股関節内旋・外旋運動に伴う第3腰椎の回旋を徒手的に補助すると効果的である．また，第3腰椎とは対側へ第5胸椎を操作し安定性を補助することで腰部や股関節の運動性が促される（図5）．

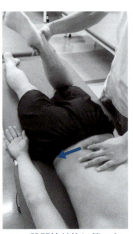
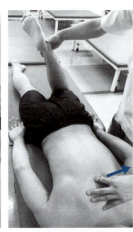

a．股関節外旋に伴った第3腰椎までの同側回旋を補助　　b．股関節外旋に伴った第5胸椎の対側回旋を補助

図5　股関節内旋・外旋に伴う脊柱の連動促通方法
矢印は徒手操作の方向を示す

◆ 文　献 ◆

1) 畠　昌史，他：MRIによる腹臥位からの体幹伸展位における脊椎および仙腸関節の可動域の解析．理学療法学　42：539-546，2015
2) Kouwenhoven JW, et al：Analysis of preexistent vertebral rotation in the normal spine. Spine (Phila Pa 1976) **31**：1467-1472, 2006

78 脊柱運動から脛骨大腿関節の回旋運動を改善させる
―身体の弯曲構造から捉えたアプローチ

小原裕次／佐藤病院 リハビリテーション部

Clinical Points

1. 身体の弯曲構造の関連性から考える
2. 脛骨大腿関節回旋と腰仙関節,頸胸椎移行部の相互関係
3. 脊柱運動から脛骨大腿関節の回旋可動域制限を改善する

脛骨大腿関節の回旋について

膝関節疾患において,回旋運動が問題になることはしばしばある.身体の弯曲構造に着目すると,脛骨大腿関節(以下,FT関節)の回旋運動と腰仙関節(以下,L5〜S1),頸胸椎移行部(以下,C7〜T1)の関係性がみえてくる.以下に,脊柱運動によるFT関節回旋運動の改善について述べていく.

身体の弯曲構造とその機能について

脊柱は,頸椎前弯,胸椎後弯,腰椎前弯という3つの生理的弯曲を有する.弯曲がない場合の脊柱と比べ,3つの弯曲をもつ脊柱は10倍の軸圧抵抗を示すという[1].二次弯曲である頸椎前弯と腰椎前弯は,発達段階で抗重力活動が活発になるにつれて形成される.つまり,抗重力位で姿勢保持・動作を効率的に行うために弯曲構造は形成されると考えられる.

骨だけでなく,筋も含めて身体全体に目を向けると,脊柱以外にも弯曲構造が見受けら

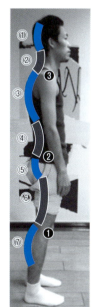

【弯曲部位】
① 後頭部後弯
② 頸椎前弯
③ 胸椎後弯
④ 腰椎前弯
⑤ 殿部後弯
⑥ 大腿部前弯
⑦ 下腿部後弯

【前弯から後弯の移行部】
❶ 脛骨大腿関節(FT関節)
❷ 腰仙関節(L5〜S1)
❸ 頸胸椎移行部(C7〜T1)

図1　身体の弯曲部位と前弯・後弯移行部

れる.上から順に,①後頭部後弯,②頸椎前弯,③胸椎後弯,④腰椎前弯,⑤殿部後弯,⑥大腿部前弯,⑦下腿部後弯といったように,前弯と後弯を繰り返すシルエットになってい

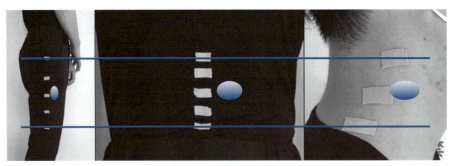

図2 圧痛箇所の例
すべて右側で大腿中央部（左図），L3 横突起周辺（中図），C4〜5 椎間関節（右図）に強い圧痛があり，本対象者の場合，大腿部の圧痛を緩和していくと腰部と頸部の圧痛も軽減する

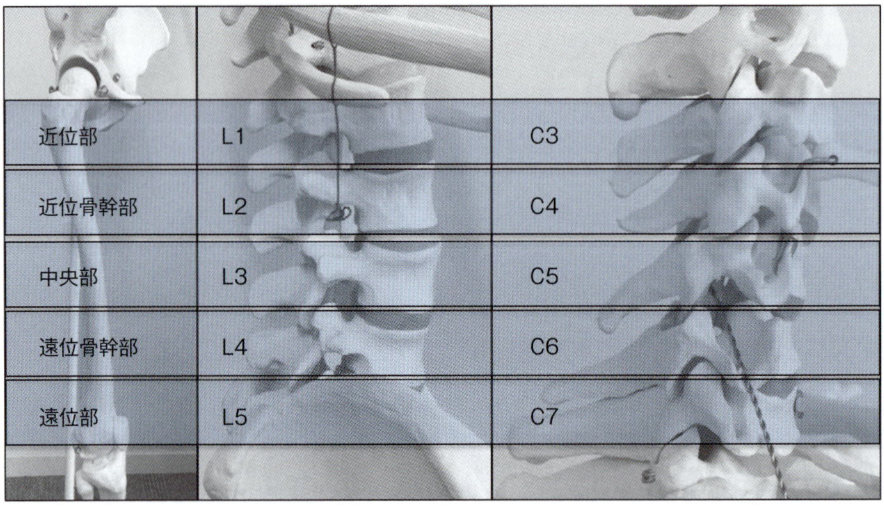

近位部	L1	C3
近位骨幹部	L2	C4
中央部	L3	C5
遠位骨幹部	L4	C6
遠位部	L5	C7

図3 前弯部の分節内高位．大腿部（左図），腰椎（中図），頸椎（右図）．

る（図1）．そこに軸圧がかかった際は，弯曲の凸側には伸張応力が生じ，凹側には圧縮応力が生じる．これらの応力に対して，複数の弯曲が形成されることで抵抗力を増大させ，一つの分節にかかる応力を分散しているものと推察できるが，臨床において同方向の弯曲部位は同時に硬さを有している場合がある．

例えば，腰椎横突起周囲に圧痛がある場合，多くは大腿外側にも圧痛があり，外側広筋を含めた大腿外側の筋膜が緩むと，腰の圧痛も緩和することをしばしば経験する．また，殿筋群が緩んでも腰の圧痛は緩和せず，大腿部が緩むと症状が緩和する場合が多いため，殿筋群は関与せず，前弯部である腰部と大腿部が関連していると考えている．

また，興味深いのは圧痛を感じている腰椎の中での高位と，大腿外側にある圧痛の大腿部の中での高位が一致することである．つまり，大腿部を五等分して各腰椎レベルにあてはめられるような場合を多く経験する．腰部と大腿部で相互関係はあるが，優先度は個別性があると思われる．そして，同じ前弯部の頸部にもあてはまり，第5腰椎〜第1腰椎は第7頸椎〜第3頸椎にあてはめられると考えている（図2, 3）．

脛骨大腿関節，L5〜S1，C7〜T1の関連性

以上のように，同方向の弯曲部位は相互に影響して，それぞれの分節の同一レベルで硬さを有する場合があると考えている．このように全身的に捉えると，①大腿部前弯から下腿部後弯へ移行するFT関節，②腰椎前弯から殿部後弯へと移行するL5〜S1，③頸椎前弯から胸椎後弯へと移行するC7〜T1，これらにも関連があるのではないかと考えた（図1）．

1．脛骨大腿関節の回旋評価

副運動の可動性を徒手的にみる．簡易的に角度計測する場合，回転盤の中心に踵をおいてもらい回旋可動域を測定する．足関節中間位からやや背屈位の座位で足部の影響を最小限にしている．図4の対象者では，左の内旋可動域が減少している（図4a，b）．つまり，左大腿部（前弯部）に対して左下腿部（後弯部）の右回旋が減少している．

2．C7〜T1の評価

頸部左右回旋時のT1に対するC7の動きを確認する．図4で左FT関節内旋可動域に制限があった対象者では，右に比べて左回旋時のC7の動きがやや少なかった．つまり，頸椎（前弯部）に対して胸椎（後弯部）の右回旋が減少していた．

3．L5〜S1の評価

腰椎の椎間関節の回旋可動域はそれぞれ1°程度[2]であるが，左右の座位における体幹回旋で第5腰椎棘突起（以下，L5）と正中仙骨稜（以下，仙骨）の動きを確認する．図4の対象者は，左回旋時に仙骨に対するL5の右方移動が少なかった．つまり，腰椎（前弯部）に対して仙骨（後弯部）の右回旋が減少していた．

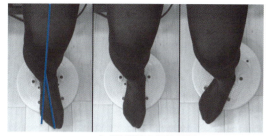

a．右FT関節の回旋評価

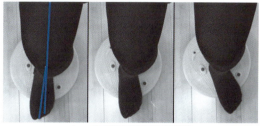

b．左FT関節の回旋評価

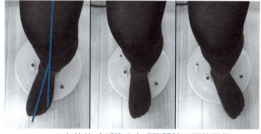

c．エクササイズ後の左FT関節の回旋評価

図4 脛骨大腿（FT）関節の回旋評価

左FT関節内旋が制限されている（b）．エクササイズ後は，内旋可動域の改善が確認できる（c）

4．解釈と仮説

以上から，図4の対象者は前弯部下端に対しての後弯部上端の右回旋が減少している状態といえる．したがって，L5に対する仙骨の右回旋とC7に対するT1の右回旋の改善が，左FT関節の内旋可動域を改善させる可能性があると考えた．

5．エクササイズ方法の確認

座位にて，肘関節伸展位で大腿遠位に上肢を支持し，頭部を正対した状態で片側肩峰をオトガイ隆起にできる限り近づけるようにして，頸椎（前弯部）に対する胸椎（後弯部）の回旋をしてもらう（図5a）．その際，肘関節は伸展位の上肢固定で行うことに注意し，

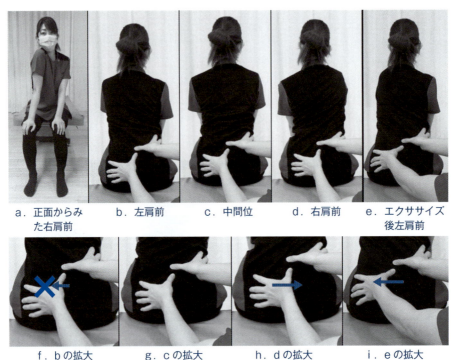

図5　頭部・上肢固定の体幹回旋評価
左肩前（b）の動きは制限され，L5に対する仙骨の動きは確認できない（f）．エクササイズ後は共に改善している（e, i）

肩を前方する側の骨盤前方回旋を促す．左肩前方（図5b）と右肩前方（図5c）では，前者のほうが可動域の制限がみられる．つまり，頸椎（前弯部）に対する胸椎（後弯部）の右回旋は制限され，その際，L5（前弯部）に対する仙骨（後弯部）の右回旋の動きは，ほぼ感じられなかった（図5f）．しかし，対側ではその反対の仙骨左回旋が生じていた（図5h）．そこで，図5b時にL5に対する仙骨右回旋を徒手的に促すように10回程度エクササイズを行う．その結果，L5に対する仙骨の右回旋の動きが改善（図5i）し，左肩前方への可動域が改善した（図5e）．そして，左FT関節の内旋可動域の改善がみられた（図4c）．

仮に，L5〜Sの動きを促すエクササイズのみで左肩前方の動作が改善しなかった場合，C7〜Th1の動きを促すことが有効な場合もある．3つの部位には相互関係があり，FT関節の回旋可動域の改善が他の2部位の回旋可動域に影響を与えることも考えられる．その個別性は，さまざまな情報を統合して優先度が決定されるべきである．

また，促したい方向がFT関節外旋であれば，逆の動きになる．本対象者はこのような結果だったが，図5aの動作は股関節開排位で前述した仙骨の動きがでる場合もあり，動き方には個人差がある．行いたい動きが促されやすい肢位を確認したうえで行うことが重要である．

◆　文　献　◆

1) Kapandji AI（著），塩田悦仁（訳）：カパンジー機能解剖学　原著第6版—Ⅲ．脊椎・体幹・頭部．医歯薬出版，2008，pp14-15
2) Bogduk N（著），齋藤昭彦（監訳）：腰椎・骨盤領域の臨床解剖学　原著第4版—腰痛の評価・治療の科学的根拠．エルゼビア・ジャパン，2008，pp78-98

79 全身の身体機能改善で投球動作とともに球速とコントロールを向上させる

小林弘幸／メディカルプラザ市川駅

Clinical Points
1. 肩関節の屈曲と外転時の動きを理解する
2. 全身と肩関節の動きをつなげる
3. 身体機能と動作を結びつける

投球動作と肩関節

投球動作は，身体各部位の全身的な運動を通じて肩関節を動かし，その力を指先からボールへ伝えていく動作である．そのため，全身の機能障害が身体で最も可動性の大きい肩関節に頻回なメカニカルストレスを与えることで，投球障害肩になることがあると考えられている．また，肩関節複合体は屈曲動作と外転動作で動態が異なる．この2つの動態を解釈することが肩関節への負担軽減，なおかつパフォーマンス向上へつながると考えられる．

肩関節屈曲と外転の全身的動態

肩関節屈曲と外転にかかわらず，上肢挙上に関しては脊柱の伸展，肩甲骨の上方回旋が必要となることが前提である．
肩関節屈曲動作は，初期に前鋸筋下部線維が収縮し，肩鎖関節を軸に肩甲骨の下角が前外方へ移動することで肩甲骨の上方回旋が生じる[1]．この肩甲骨が上方回旋することで烏口鎖骨靱帯が緊張し，鎖骨の後方回旋を促す．つまり，関節面の関係から肩鎖関節を軸とした肩甲骨上方回旋が可能となる．また，起始と停止の関係から，前鋸筋が作用することで肋骨を介して胸椎が屈曲するため，脊柱の伸展運動は相対的に腰椎が主に行うこととなる．

一方，肩関節外転動作は，初期に僧帽筋中部線維が収縮し，胸鎖関節を軸に肩甲骨が内転する．肩鎖関節が高位で胸鎖関節が低位という位置関係から，主に鎖骨の挙上を伴う肩甲骨の上方回旋が生じる[1]．また，僧帽筋中部線維が収縮することで肩甲骨内転および胸椎伸展し，相対的に腰椎は屈曲する．

これらが上肢挙上の2つのパターンであり，前額面と矢状面を考慮し，ヒトの形態的左右特性[2]を考えたうえで理学療法を展開していくと，良好な結果となることが多い．

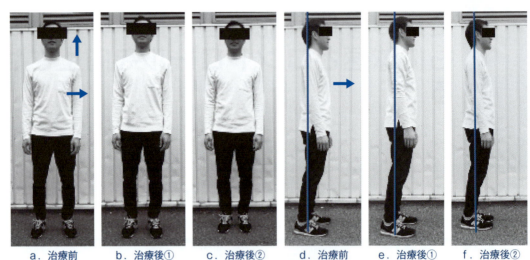

図1 立位姿勢の効果判定

前額面では足幅の減少と胸郭の左右差の軽減，矢状面では脊柱の前弯・後弯が増強し重心位置が中心に近づいた

症例紹介および評価

- 主訴：コントロールがよくなりたい．
- ポジション：高校は外野手．現在の草野球では内野手．
- 姿勢：脊柱ストレート．足部に対して頭部・体幹前方位．胸郭左偏位．左肩甲帯やや挙上位（図1）．
- 上肢挙上の動作観察：両側肩関節外転，肩甲骨内転しており可動域制限がみられる．脊柱の伸展は，腰椎ではなく胸椎で行っている．その結果として，手掌面が腹側を向いており，肩関節外転時の動態がより強調されている（図2）．
- 投球動作：コッキング期に可動域制限がみられ，肩関節ゼロポジションまで上肢挙上ができず，フットプラントからトップポジションまでの流動性がない．肘が下がったままアクセレレーション期以降を迎えるため肩関節外旋の代償動作が生じ，投球動作に再現性がなくコントロールが定まらない（図3，4；12球中1球命中．平均球速83.7 km/h）．

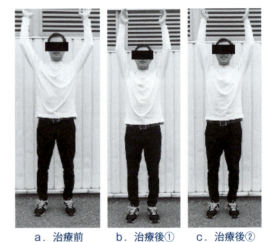

図2 両肩関節屈曲動作の効果判定

手掌面の向きが変化しているのが観察される．治療後は，肩関節の外転でなく屈曲の運動となっている．矢状面上では腰椎の伸展可動域の増大が観察された

治療内容・効果判定・考察①

矢状面上の治療として，胸椎の屈曲と腰椎の伸展を促すために前鋸筋を収縮させながら，呼気時に横隔膜の付着部である胸腰椎移行部にて腰椎伸展運動を促した．前額面上で

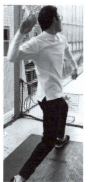 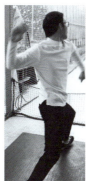 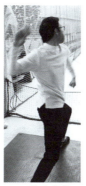

a．治療前　　b．治療後①　　c．治療後②

図3　トップポジションの効果判定

治療前後では，頭頂の位置が低くなり身体重心も背側から正中へ近づいたのが観察される．左股関節の屈曲と骨盤の前傾が確認され，胸の張りも観察される

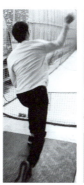 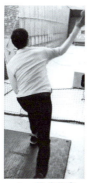 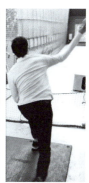

a．治療前　　b．治療後①　　c．治療後②

図4　リリース時の効果判定

治療前後で，頭頂の位置が低くなり，両肩のラインより肘が下がっていたものの改善が観察された．体幹前傾位が保たれ左足への重心移動も大きくなり，リリースポイントも前方に移動した

は，右側は肩甲骨下制位にあるため，鎖骨の挙上を主とした肩甲骨内転を伴う上方回旋が行えるよう，肩甲上腕関節伸展位にて右側僧帽筋上部・中部線維の収縮を促した．また，左側は肩甲骨挙上位にあるため，鎖骨挙上ではなく肩甲骨下角を前外方へ誘導しながら肩甲骨上方回旋が行えるよう，肩甲上腕関節を軽度屈曲・内転位にて左側前鋸筋の収縮を促した（図5）．結果は12球中4球命中，平均球速88.4 km/hであった（図3，4）．

考察として，脊柱の弯曲が増大したこと，胸郭左右差が軽減したことにより，右側肩関節複合体としての屈曲可動域が増加した．そのため肩甲骨の内転のみでなく，胸椎の屈曲および腰椎の伸展が生じることで，容易にコッキング期での上肢の動きが改善され，トップポジションまでの流動性が改善された．しかし，骨盤が後傾位で身体重心が背側にあり，リリース時の左足への身体重心移動という点では，いまだに不十分である．

治療内容・効果判定・考察②

治療として，下肢から骨盤前傾，腰椎伸展，胸椎屈曲を促すため，上肢は前方リーチし前

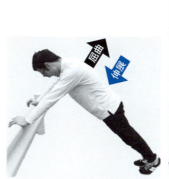 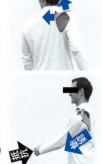

a．矢状面上の治療　　b．前額面上の治療

図5　治療内容①

矢状面上の治療は上肢前方リーチさせて前鋸筋を収縮させ，呼気時に胸腰椎移行部の伸展運動を徒手的に促した．前額面上の治療は右側の鎖骨挙上を意識しながら肩甲骨内転挙上させる．左側は肩甲骨下角を前方に誘導し前鋸筋エクササイズを行う

鋸筋収縮を促した状態にて，股関節屈曲・外旋位で大殿筋下部線維の等尺性収縮を促した（図6）．結果は12球中6球命中，平均球速97.3 km/hであった（図3，4）．

考察として，脊柱の弯曲と骨盤の前傾，股関節の屈曲可動域の増大が生じたことにより，コッキング期で胸の張りが大きくなり，

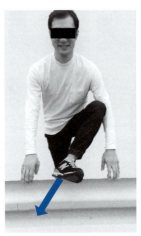 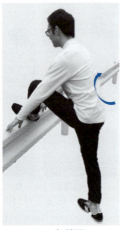

a．前額面　　　　　b．矢状面
図6　治療内容②
上肢は前方リーチさせた状態で胸椎屈曲させ，腰椎が伸展位のまま大殿筋下部線維を等尺性収縮させることで骨盤の前傾・腰椎の伸展が促せる

身体重心も背側から正中へと近づいた．その結果，ボールへ力の伝達も強くなり球速も向上したと考える．また，胸の張りが生じたことにより体幹前面筋の弾性張力が増加したため，アクセレレーション期に能動的な収縮でなく受動的な筋の収縮となるため，過度な力を入れることなく投球動作を遂行することができ，結果としてコントロールもつきやすくなったと考える．

まとめ

本症例は，上肢挙上時に肩関節外転時の動態が強調されていた．肩甲上腕関節のみでなく下肢・体幹を含めた肩関節複合体を全身的に捉え，なぜそのような挙上の動態を呈しているかを考えたうえで，両方のパターンでの動きを獲得することができれば，局所的なメカニカルストレスに陥った原因から解決でき，なおかつパフォーマンス向上にまで寄与することができるのではないかと考える．

◆文　献◆

1) 森原　徹，他：肩関節屈曲・外転における肩甲骨周囲筋の筋活動パターン―鎖骨肩甲上腕リズムに着目して．肩関節　35：715-718，2011
2) 柿崎藤泰，他：大胸筋と僧帽筋下行部線維．柿崎藤泰（編）：胸郭運動システムの再建法 第2版―呼吸運動再構築理論に基づく評価と治療．ヒューマン・プレス，2017，pp114-121

80 姿勢の変化は血行動態に影響するのか

正保　哲／文京学院大学 保健医療技術学部

Clinical Points
1. 病態の把握および術創部への影響などリスクへの配慮
2. 直立座位姿勢の確保

はじめに

呼吸に関与する筋は，頸部・体幹に存在し，その多くは姿勢制御を担っている．そのため，呼吸機能は重力の影響を多分に受け，肢位によっても変化する．姿勢アライメントが変化すると，胸郭運動に影響を与え，呼吸機能，特に吸気能力を反映する肺活量や予備吸気量に変化をもたらし，胸椎後弯角度と骨盤後傾姿勢による呼吸機能および胸郭運動の低下は，既知の事実である．

姿勢の循環血行動態への影響について考えた時，呼吸ポンプ機能の影響が考えられる．吸気時に横隔膜が下降し胸郭が広がると，胸腔内圧はさらに陰圧となり，肺，心房腔，心室腔，大静脈の拡張をきたす．これらの拡張によって心内圧と血管内圧が下がり，吸気で右房圧が低下すると心臓への静脈還流のための圧が増加する（図1）．このように深吸気により静脈還流量が増加して一回拍出量が増加

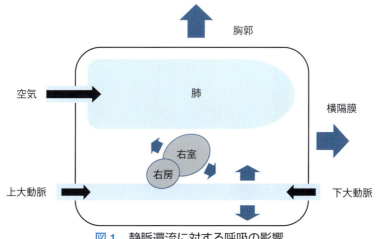

図1　静脈還流に対する呼吸の影響

する．この機能を呼吸ポンプと呼び，吸気による右房圧の低下は，前負荷の増加や一回拍出量の増加に関与するとされている[1]．循環血行動態においても，呼吸機能が関連している可能性が推測される．また，横隔膜と大腰筋はともに腰椎に起始をもち筋連結しているため，大腰筋の呼吸機能への関与も予測されるところである．

今回，深呼吸時の姿勢が血行動態に与える影響と深呼吸時の腸腰筋収縮の血行動態への影響が，呼吸ポンプ機能に関連し血行動態への変化を与えるのか，また治療としての大腰筋収縮が血行動態に変化を与えるかを検討した．

座位姿勢と腸腰筋収縮の血行動態への影響

座位姿勢は，足関節全面接地位で，股関節および膝関節90°屈曲位の端座位を直立座位とし，後傾座位とした．安静時から運動終了後5分までの一回拍出量を心機能測定装置タスクフォースモニター TFM-3040（CNSystems 社）を用いて測定した．課題は，各座位姿勢での深呼吸10回と各座位姿勢での深呼吸中に吸気に合わせた股関節屈曲による腸腰筋収縮を行った．

1．深呼吸時の姿勢変化および腸腰筋収縮運動による一回拍出量への影響（図2）

安静時と比較した一回拍出量の増加率は，直立座位での深呼吸で21.5％，後傾座位での深呼吸で8.6％，直立座位での吸気に合わせた腸腰筋収縮（図3）で20％，後傾座位での吸気に合わせた腸腰筋収縮で5.4％であり，直立座位のほうが後傾座位に比べて一回拍出量の増加率が大きく，姿勢により一回拍出量の増加に影響する可能性があると考えられる．

後傾座位による脊柱起立筋および横隔膜の弛緩が換気量低下の原因となり，また吸気機能が低下したことが，直立座位に比べて深呼吸時や吸気に合わせた腸腰筋収縮時に一回拍出量が増加しなかった要因と推測される．

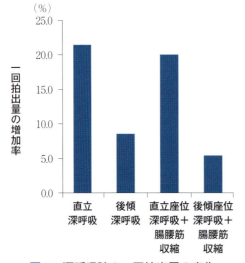

図2　深呼吸時の一回拍出量の変化

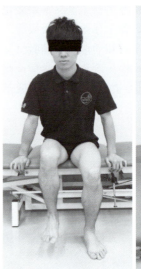 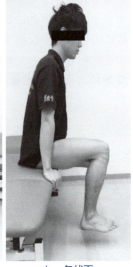

a．前額面　　　　　b．矢状面

図3　腸腰筋収縮運動

骨盤が中間位となるように直立座位をとる．吸気息に合わせて腸腰筋の収縮を行うと吸気時に収縮する横隔膜は伸張され，それにより胸腔内の陰圧が亢進し静脈血が胸腔内に流れ込みやすくなる

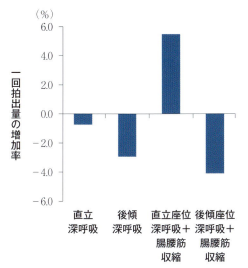

図4 姿勢変化および腸腰筋収縮運動による一回拍出量の変化

2. 深呼吸時の姿勢変化および腸腰筋収縮運動後の一回拍出量への影響（図4）

　安静時と比較した一回拍出量の増加率は，直立座位での吸気に合わせた腸腰筋収縮後で5.5％増加，他の3条件では減少し，後傾座位での吸気に合わせた腸腰筋収縮後では－4.0％であった．直立座位での吸気に合わせた腸腰筋収縮後では，運動後に一回拍出量がわずかではあるが増加する可能性があり，運動後の一回拍出量の変化においても姿勢による影響があると考えられる．

治療

　今回は，健常男性1名の計測結果からだけであるため過大解釈は慎みたいが，直立座位で吸気と同時に腸腰筋収縮運動を行うと，運動を始める前に一回拍出量を増加させ循環血流量を増やした状態を提供できると考えられる．しかし，その効果は左右各5回の腸腰筋収縮運動では安静時の5〜6％の増加にとどまり，今後，頻度や筋の収縮様式などの検討が必要である．また，心疾患のある人に関しては，前負荷の上昇が好ましくない場合もあるので病態の把握および術創部への影響などリスクへの配慮が求められる．

　呼吸ポンプ機構は，吸気機能に依存しているため，姿勢ならびに胸郭へのアプローチなど呼吸機能の改善が，一回拍出量増加の一つの手段になりうるか模索していく必要がある．

◆ 文　献 ◆

1) Klabunde RE（著），百村信一（監修）：臨床にダイレクトにつながる循環生理—たったこれだけで，驚くほどわかる！羊土社，2015，pp132-133

81 結合組織性制限の存在する関節運動の促し方

土持宏之／ワカバ整形外科・リウマチ科クリニック

Clinical Points
1. スティッフネスの程度の比較と評価
2. 促通したい関節運動面の方向とその周囲組織の誘導方向
3. 促通したい関節運動面の方向と交差する運動面の方向への関節運動

はじめに

臨床において，関節可動域の制限が筋以外の関節外の因子で構成されていると感じることは多い．筋出力によって関節モーメントを十分に発揮することができず，筋以外の受動的な組織で委ねることによって姿勢の保持や動作を行っているからである．筋周囲の結合組織の張力で関節モーメントを発揮することを繰り返すことによってスティッフネスが形成されていく．このスティッフネスによって，関節運動の軸が関節の中心から離れてしまうことも関節可動域制限の一因である．このスティッフネスの位置を評価し，周囲組織の位置関係を変化させることで関節運動の軸も変化させることができ，関節可動域制限の除去につながると考えられる．

スティッフネスの程度の比較と評価

ある物体から他の物体に力が働く時は，他の物体からある物体に対しても，反対向きで同じ大きさの力が働くことを作用反作用の法則という[1]．セラピストが触診する時，触れる強さと同じ力が触れる物体（組織）からセラピストに作用する．触れている対象の組織を識別する際，その組織に触れる強さを調節し，組織からの反力の程度の違いを認識して識別しているのだと筆者は解釈している．例えば，身体内部を触診する時，セラピストの触れる力を大きくした時は，より硬い組織である骨からの反力でそれが骨であることを認識する．骨よりもより柔らかい組織を触れる場合は，力を小さくすると対象組織からの反力を感じることができる．触れている組織からの反力よりも大きい力で押してしまうと，対象組織は押す力によって動かされてしまうため，反力を感じることができず，認識しにくい．このように触診する際の押す（触れる）力を点で触れることにより組織を識別し，範囲を広げて隣接する関節に他動的な動きを加えて，組織間の滑走を促す．つまり，全体に動きを加えることで形状を認識し，組織を識別するのである．

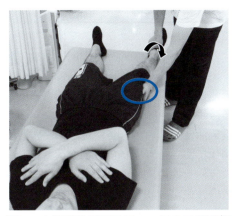

図1 大腿遠位部のスティッフネスの評価
スティッフネスが存在し，評価して比較したい部位が大腿遠位部，大腿近位部，腰部とある場合，組織を誘導する一方の手を距骨におき，もう一方の手を大腿遠位部におく．距骨周囲の組織を誘導し，大腿遠位部に抵抗感が感じる範囲まで誘導する

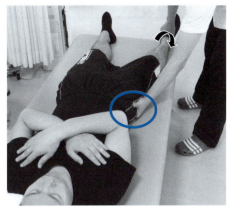

図2 大腿近位部のスティッフネスの評価
大腿近位部に評価するほうの手を移動し，先ほどと同程度に距骨周囲の組織を誘導する．仮に大腿近位部に抵抗感を感じなかったとすると大腿遠位部のスティッフネスの程度のほうが大きいということになる．大腿近位部に抵抗感を感じた場合は，距骨周囲の組織の誘導範囲を小さくしていき，大腿遠位部とのスティッフネスの程度の違いを認識する

この方法を応用し，スティッフネスの存在を識別するために，身体の一部分に外部から張力を加えて，それによって抵抗感を感じる部位がどこに存在しているかを評価する．

具体的な方法としては，セラピストの一方の手を距骨や手根骨，仙骨など筋などの軟部組織が少ない部位におき，もう一方の手を評価したい部位におく．そして，誘導する部位の周囲の組織の張力を感じる程度の強さで触れ，水平面方向にできるだけ小さい範囲で組織を誘導する．評価する対象の部位の抵抗感を感じる程度で誘導したあと，評価の対象部位を変えて先ほどと同程度の誘導をし，抵抗感が存在するのかどうかを新たに評価する．後者に抵抗感が存在しない場合，前者のほうが治療対象部位となる．逆に，後者に抵抗感が存在する場合，誘導する範囲を小さくしていき，抵抗感が存在する最小の誘導範囲を確認する．この場合，後者が治療対象部位となる．この方法を比較したい部位で相互に2カ所ずつ繰り返し行い，それぞれの部位の抵抗感を全体で比較する．誘導する組織の範囲ができるだけ小さくても，抵抗感を感じる部位が治療対象部位となる．例として大腿遠位部，大腿近位部，腰部の3カ所での比較を図1～3にあげる．今回，腰部と下肢に関して例をあげたが，筆者は身体のどの部位に対しても同様の評価を行っている．また，評価部位が動作観察など他の評価で導かれた治療対象部位と合致するかどうかを必ず評価したうえで，治療対象部位を判断している．

促通したい関節運動面の方向とその周囲組織の誘導方向

筋節間の位置と筋と筋周囲の組織の位置関係で，筋の収縮しやすい環境が決定されると考えられる．結合組織など受動的な組織で関節モーメントを発揮することを日々繰り返してしまうと，結合組織の張力によって筋組織との位置関係も変化していってしまうと考えられる．

筋収縮時，周囲の結合組織は相対的に筋の収縮方向の反対側に動くと考えられる．促通したい筋収縮の周囲にスティッフネスが存在するとこの動きが生じづらくなり，筋出力を

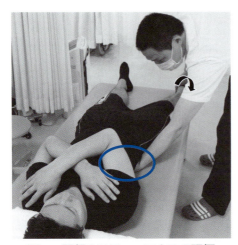

図3 腰部のスティッフネスの評価

大腿遠位部と大腿近位部の比較で大腿遠位部に抵抗感があったと仮定して，大腿遠位部と腰部を比較する．一方の手で腰部に触れた状態で距骨周囲の組織の誘導を大腿遠位部に抵抗感が感じた程度と同じ範囲で誘導する．この際，腰部に抵抗感を感じなければ大腿遠位部のスティッフネスの程度のほうが大きいことになり，治療の対象部位となる．腰部に抵抗感を感じた場合は，距骨周囲の組織の誘導範囲を小さくしていき，大腿遠位部とのスティッフネスの程度の違いを認識する．大腿遠位部よりも距骨周囲の組織の誘導範囲が小さくても抵抗感が存在することが理解できる．このように3カ所それぞれの部位で前述の評価を繰り返し，距骨周囲の組織の誘導範囲をできるだけ小さくした際に抵抗を感じる部位が治療対象部位となる

発揮できない状態になると筆者は考えている．筋収縮を促したい部位の周囲に存在するスティッフネスの程度を触診し，同程度の力で筋収縮の方向と反対の方向に誘導した状態で筋の収縮を促す，もしくは筋長や張力からの入力を利用して適切な位置での弛緩を促すアプローチによってもスティッフネスの変化や，筋と周囲組織との位置関係も変化すると考えられる．

誘導する方向としては，筋線維方向に沿って収縮を促したい方向と反対方向（つまり，起始から停止の方向）に誘導する．または，収縮を促したい筋の拮抗筋を弛緩させる目的で拮抗筋の周囲を筋線維の停止から起始の方向へ誘導する．背臥位など開放性運動連鎖の状態で行い，スティッフネスを感じながら微弱な力で誘導する．筋線維方向に沿って誘導するが，促したいのは関節運動であるので，筋単体というよりは関節運動に関わる筋と筋周囲組織の位置関係を変化させるように行う．

股関節と腰部を例にあげ，図4〜9に示す．他関節に関しても同様の法則が成り立ち，誘導の方向を決めている．その際，スティッフネスの評価から誘導する大きさを決めることが重要である．

促通したい関節運動面方向と交差する運動面方向への関節運動

筋周囲の組織を誘導したのみでは，スティッフネスを変化させるのに十分ではない．誘導した状態で筋収縮を促す，または他動的に動かすことで筋長や張力に変化を与え，受容器からの入力を促し，適切な位置での弛緩を促すことでスティッフネスの状態が変化し，筋と周囲組織の位置関係も変化する．

筆者は関節運動を促す際，前述した組織の誘導を行った状態を保持し，関節をまたぐ一方の骨を関節方向に軽く圧迫を加え，関節周囲の組織にたわみをつくった状態で促通したい関節運動面の方向と交差する運動面の方向へ他動的に繰り返し関節運動を行うアプローチを行っている．

筋は関節運動面と同方向に必ずしも走行しているわけではなく，三次元に走行している．筋間周囲組織も同様の要素を含んでいると考えられ，矢状面，前額面，水平面のどの方向にも制限となりうると考えられる．促通したい関節運動面の方向と交差する運動面の方向へ動かすことで，促通したい関節運動面の方向以外の平面の制限が除去され，それによって筋と周囲組織の位置関係も変化し，スティッフネスが改善していくのである．

具体的に，股関節の外旋と腰椎の右回旋を例にあげる．両方ともに背臥位にて行う．右

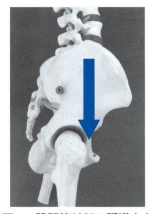

図4 股関節外転の誘導方向

股関節の外転であれば，中殿筋周囲でスティッフネスを感じる部位を起始から停止の方向へ誘導する

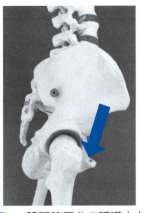

図5 股関節屈曲の誘導方向

股関節の屈曲であれば，鼠径部周囲の腸腰筋周囲の組織を起始から停止の方向へ誘導する

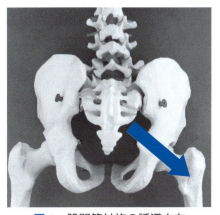

図6 股関節外旋の誘導方向

股関節の外旋であれば，大殿筋と外旋6筋の間の部分でスティッフネスを感じる部位を起始から停止の方向へ誘導する

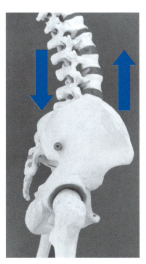

図7 腰椎屈曲の誘導方向

腰部の場合，一つひとつの筋周囲の分離が困難であれば，スティッフネスを感じる部位を中心に促通したい関節運動の方向と反対方向に誘導するとよい．その際，誘導する力の程度は触れた時に返ってくる程度と同程度になるように注意する．腰椎の屈曲の場合，腹壁の前面筋の収縮というよりも腰椎背面の拮抗筋の弛緩のほうが効果的である場合が多い．腹直筋の収縮を促すのであれば，スティッフネスを感じる部位を起始から停止方向へ誘導するのであるが，腰椎背面に制限を感じる場合は拮抗筋を弛緩させることになるので停止から起始の方向（つまり頭側から尾側方向）に誘導する．反対に腰椎の伸展を促す場合は，腰椎の背側のスティッフネスを感じる部位を尾側から頭側の方向へ誘導する

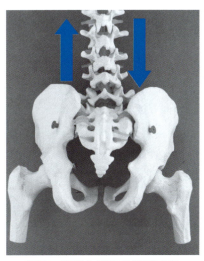

図8 腰椎左側屈の誘導方向

腰椎の左側屈を促す場合，腰椎の左側を尾側から頭側へ，腰椎の右側を頭側から尾側へ誘導する．反対に腰椎の右側屈を促す場合，図の矢印とは反対方向になり腰椎の右側を尾側から頭側へ，腰椎の左側を頭側から尾側へ誘導する

股関節の外旋を促す場合，仮にスティッフネスが存在する部位が右梨状筋や右大腿方形筋周囲であった場合，該当する部位を筋の起始から停止の方向へセラピストの左手で誘導した状態で保持する．右下肢全体を足部から保持し，大腿骨頭が臼蓋に近づくように遠位から軽く圧迫を加える．その状態で右股関節へ他動的に内転・外転運動を20°程度の範囲で繰り返し行う（図10）．セラピストの左手で保持している組織が緩んでくるのが感じられ

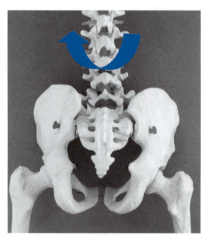

図9 腰椎左回旋の誘導方向
腰椎の左回旋を促す場合，スティッフネスを感じる部位を中心に腰椎周囲の組織を右回旋するように誘導する．反対に腰椎の右回旋を促す場合，図の矢印とは反対方向になりスティッフネスを感じる部位を中心に腰椎周囲の組織を左回旋するように誘導する

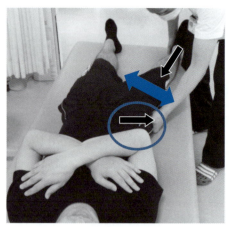

図10 股関節外旋の促し方
スティッフネスが存在する部位が右梨状筋や右大腿方形筋周囲であった場合，該当する部位を筋の起始から停止の方向へセラピストの左手で誘導した状態で保持する．例えば，右下肢全体を足部から保持し，大腿骨頭が臼蓋に近づくように遠位から軽く圧迫を加える．その状態で右股関節の内転・外転を20°程度を他動的に動かす

るので，十分に緩んだと感じられれば終了とする．スティッフネスの程度にもよるが，通常20～30回程度繰り返すとよい．内転・外転を繰り返している時に，保持している左手に組織の滑走が感じられるので，その際に集約してきた組織はその場にとどめるよう軽く保持しておくと効果が得られやすい．

腰椎の右回旋を促す場合，患者の両下肢をセラピストの下肢にのせた状態で，またセラピストの右手を仙骨下におき，骨盤全体を1cm程度浮かせたまま仙骨全体から腰椎方向に軽く圧迫を加えて保持する．左手で腰椎周囲のスティッフネスの存在する部位を中心に保持し，誘導する程度に注意しながら全体的に左回旋し保持する．セラピストの下肢と右手を使用して5°程度の幅で腰椎の左右側屈を繰り返す（図11）．この際もセラピストの左手に腰椎周囲の組織の滑走が感じられるので，集約してきた組織をその場にとどめておくよう保持しておくと効果は得られやすい．20～30回程度繰り返すとセラピストの左手で保持している組織が緩んでくるのが感じられるので，十分に緩んだと感じたら終了とする．

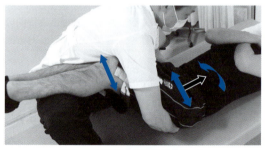

図11 腰椎右回旋の促し方
患者の両下肢をセラピストの下肢にのせた状態で，セラピストの右手を仙骨下におき，骨盤全体を1cm程度浮かせたまま仙骨全体から腰椎方向に軽く圧迫を加えて保持する．左手で腰椎周囲のスティッフネスの存在する部位を中心に保持し，誘導する程度に注意しながら，全体的に左に回旋し保持する．セラピストの下肢と右手を使用して5°程度の範囲で腰椎の左右側屈を繰り返す

◆ 文　献 ◆

1) 望月　久，他：力のつり合いと運動の法則．望月　久，他（編）：PT・OT ゼロからの物理学．羊土社，2015, p74

82 身体内らせん圧を利用した問題点の抽出と臨床

中野洋平／伊東整形外科 リハビリテーション科

Clinical Points
1. 上半身中心と各質量中心のつながりをみることで，全身システムとしての視点をもつ
2. 手部・足部の運動パターンから上半身中心へ与える影響
3. ヒトの基本的な動きのパターンを8つに分類

はじめに

抗重力位において人は，位置エネルギーをしやすいよう重心より上に頭部を位置し，身体を効率的に動かす構造となっている．頭部と重心の間に存在するのが上半身質量中心[1]」であり，運動は「上半身質量中心」と「床反力」がどのような関係性をもち「重心」を移動させるかにより決定する．

基本概念

立位において床反力は，足部，下腿，大腿を通じて上半身質量中心を圧力（床反力）により押し上げ，それに対し，頭部と上肢帯は床反力に対応した押し下げる圧力が存在する．その結果，上半身質量中心より上部を押し上げて重力下での動作保証を行う（図1）．上半身質量中心は，各個人により「前方向」に位置したほうが床反力を利用できる身体と，「後方向」に位置したほうが床反力を利用できる身体が存在する．さらに細分化する意

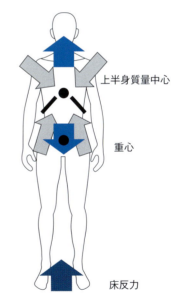

図1 床反力と重心と上半身質量中心の関係性

味で，手部および足部を前側，後側，内側，外側の4つに圧する部位を区分し，どのように圧を提供することで上半身質量中心をコントロールできるかで個別性を判断する．また身体内では，らせん状に圧を利用することに

より，前側・後側・内側・外側の均衡姿勢を保つことに対してエネルギー効率が増し，上方への身体の押し上げる力も効率化できる．そのため，身体らせん圧を利用し，全身的なつながりとしてみることで，疼痛など身体の不具合が生じている場合，一部分のみをみるのではなく，全体的に考慮し，身体評価を行うことができ，問題点の根本的部位の発見が容易となると考えた．

身体らせん圧力の通過線

1．足部のらせん圧パターン（図2）

1）足部前方・内側

足部（前方・内側）→足部質量中心（前方・内側から後方・外側）→足関節包内圧（後方・外側陽圧）→下腿質量中心（後方・外側から前方・内側）→膝関節包内圧（前方・内側）→大腿質量中心（前方・内側から後方・外側）→股関節包内圧（後方・外側陽圧）→骨盤帯：〔腸骨（上後腸骨棘）：前傾（後方・外側）〕→下位胸郭（前方回旋），上半身質量中心（前方位）．

2）足部前方・外側

足部（前方・外側）→足部質量中心（前方・外側から後方・内側）→足関節包内圧（後方・内側陽圧）→下腿質量中心（後方・内側から前方・外側）→膝関節包内圧（前方・外側陽圧）→大腿質量中心（前方・外側から後方・内側）→股関節包内圧（後方・内側陽圧）→骨盤帯〔仙骨（上関節突起）：前傾（後方・内側）〕→下位胸郭（前方回旋），上半身質量中心（前方位）．

3）足部後方・内側

足部（後方・内側）→足部質量中心（後方・内側から前方・外側）→足関節包内圧（前方・外側陽圧）→下腿質量中心（前方・外側から後方・内側）→膝関節包内圧（後方・内側陽圧）→大腿質量中心（後方・内側から前方・外側）→股関節包内圧（前方・外側陽圧）→骨盤帯〔腸骨（上前腸骨棘）：後傾（前方・外側）〕→下位胸郭（後方回旋），上半身質量中心（後方位）．

4）足部後方・外側

足部（後方・外側）→足部質量中心（後方・外側から前方・内側）→足関節包内圧（前方・内側陽圧）→下腿質量中心（前方・内側から後方・外側）→膝関節包内圧（後方・外側陽圧）→大腿質量中心（後方・外側から前方・内側）→股関節包内圧（前方・内側陽圧）→骨盤帯〔腸骨（恥骨結合）：後傾（前方・内側）〕→下位胸郭（前方回旋），上半身質量中心（後方位）．

2．手部らせん圧パターン（図2）

1）手部前方・内側

手部（前方・内側）→手部質量中心（前方・内側から後方・外側）→手関節包内圧（後方・外側陽圧）→前腕質量中心（後方・外側から前方・内側）→肘関節包内圧（前方・内側陽圧）→上腕質量中心（前方・内側から後方・外側）→肩関節包内圧（後方・外側陽圧）→肩甲帯〔肩甲骨（外側縁側）：前傾（後方・外側）〕→上位胸郭（後方回旋），上半身質量中心（前方位）．

2）手部前方・外側

手部（前方・外側）→手部質量中心（前方・外側から後方・内側）→手関節包内圧（後方・内側陽圧）→前腕質量中心（後方・内側から前方・外側）→肘関節包内圧（前方・外側陽圧）→上腕質量中心（前方・外側から後方・内側）→肩関節包内圧（後方・内側陽圧）→肩甲帯〔肩甲骨（内側縁側）：前傾（後方・内側）〕→上位胸郭（後方回旋），上半身質量中心（前方位）．

3）手部後方・内側

手部（後方・内側）→手部質量中心（後方・内側から前方・外側）→手関節包内圧（前方・外側陽圧）→前腕質量中心（前方・外側から後方・内側）→肘関節包内圧（後方・内側陽圧）→上腕質量中心（後方・内側から前方・外側）→肩関節包内圧（前方・外側陽圧）→肩甲帯〔鎖骨（鎖骨端）：後傾（前方・外側）〕→上位胸郭（前方回旋），上半身質量中心（後方位）．

4）手部後方・外側

手部（後方・外側）→手部質量中心（後方・外側から前方・内側）→手関節包内圧（前方・

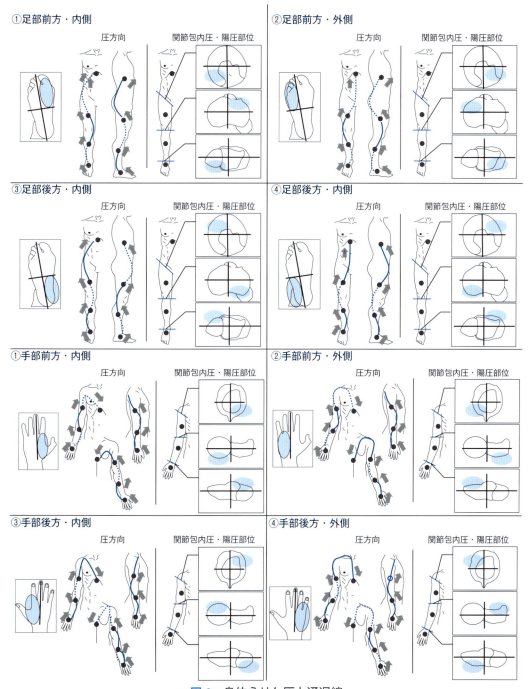

図2 身体らせん圧力通過線

内側陽圧）→前腕質量中心（前方・内側から後方・外側）→肘関節包内圧（後方・外側陽圧）→上腕質量中心（後方・外側から前方・内側）→肩関節包内圧（前方・内側陽圧）→肩甲帯〔鎖骨（肩峰端）：後傾（前方・内側）〕→上位胸郭（前方回旋），上半身質量中心（後方位）．

3．頭部圧パターン

1）頭部後方位

頭部（後方位）→頸部（伸展）→頸椎前弯→

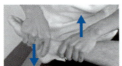 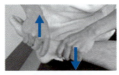 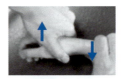 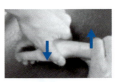

足部①・②：　　　足部③・④：　　　手部①・②：　　　　手部③・④：
距腿関節前方滑り　距腿関節前方滑り　橈骨手根関節背側滑り　橈骨手根関節掌側滑り

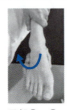 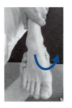

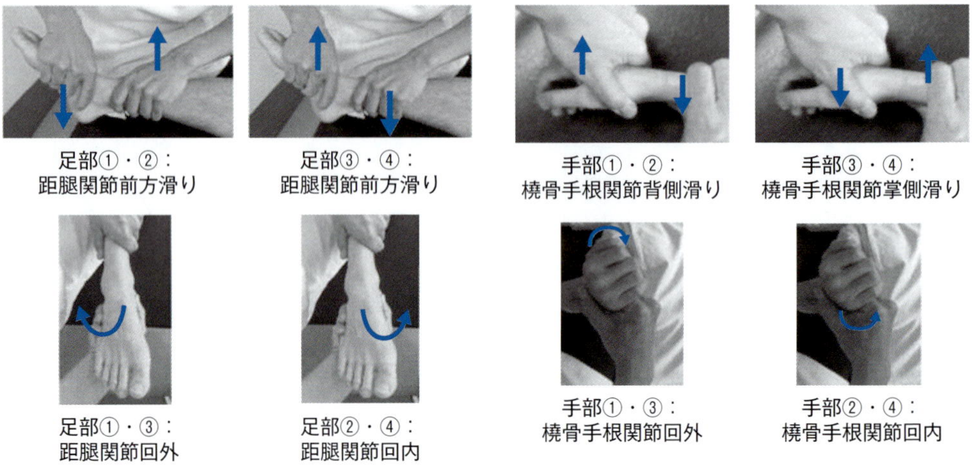

足部①・③：　　　足部②・④：　　　手部①・③：　　　　手部②・④：
距腿関節回外　　　距腿関節回内　　　橈骨手根関節回外　　橈骨手根関節回内

図3　足部・手部の評価方法

上位胸郭（後方回旋），上半身質量中心（前方位）．

　2）頭部前方位

　頭部（前方位）→頸部（屈曲）→頸椎後弯→上位胸郭（前方回旋），上半身質量中心（後方位）．

　左右非対称動作時（回旋要素が加わる動作）は，頭部パターンも4つになるが，今回は左右対称動作（解剖学的姿位）の条件のみでの記載のため2パターンとしている．なお，上位胸郭は第1〜6肋骨，下位胸郭は第7〜10肋骨である[2]．

評価方法

1．足部前後方向の評価

　距腿関節の後方向に可動性が大きい場合，図3の足部①と③とする．前方方向に可動性が大きい場合，図3の足部②と④とする．

2．足部内側・外側の評価

　足関節中間位から回内の可動範囲が大きい場合，図3の足部①と②とする．足関節中間位から回外の可動範囲が大きい場合，図3の足部③と④とする．

3．手部前後方向の評価

　橈骨手根関節の背側への可動性が大きい場合，図3の手部①と③とする．掌側への可動性が大きい場合，図3の手部①と②とする．

4．手部内側・外側の評価

　前腕90°回外位を開始姿位とし，橈骨手根関節の回外の可動性が大きい場合，図3手部①と③とする．回内の可動性が大きい場合，図3の手部②と④とする．

5．頭部の評価

　図3の足部①と③，手部①と③の場合，頭部後方位とする．図3の足部②と④，手部②と④の場合，頭部前方位とする．

6．統合評価

　足部・手部・頭部パターンを統合し，Ⅰ〜Ⅷの8つの動作パターンにカテゴリー分類する（図4）．上半身質量中心前方パターンと後方パターンは同時に存在しない．例えば，足部らせん圧パターンが上半身質量中心前方（図3の足部①と②）であれば，手部らせん圧パターンも上半身質量中心前方（図3の手部①と②）となり，頭部後方位パターン（図3の頭部①）となる．つまり，図3の足部①

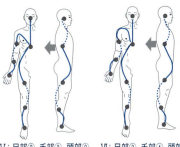
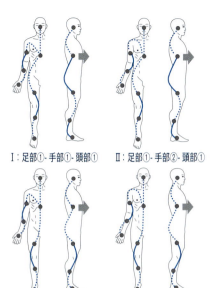
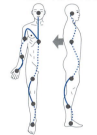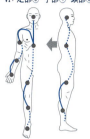

a．上半身質量中心の前方パターン　　　　b．上半身質量中心の後方パターン

図4　らせん圧の8パターン

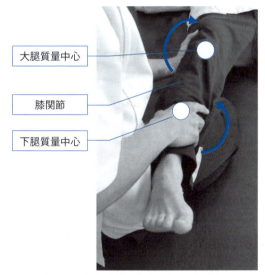

図5　介入方法例―足部タイプⅠ

および手部③は存在する可能性はきわめて低いと考えられる．

臨床応用

距骨下関節・橈骨手根関節の徒手誘導評価によりⅠ～Ⅷタイプを決定する．評価したタイプの圧力通過線を徒手的に再現し（図5），動きの滞る部分を治療部位とする．次に皮膚・筋膜・筋の深層度組織の評価を行い，問題が生じている部位に対し，圧力通過線の感覚入力を行う．関節部分であれば，関節内陽圧部位に対して徒手的に圧力入力を行う．解剖学的姿位で身体調整を行うことで，左右非対称性動作など，応用的に動作獲得へつなげることが容易となりやすい．

まとめ

個々のセラピストが，身体の部位のみをみるのではなく全体システムとして，かつ三次元的にみることが臨床では重要な要素となると考えられる．

◆ 文　献 ◆

1）山嵜　勉（編）：整形外科理学療法の理論と技術．メジカルビュー社，1997
2）柿崎藤泰：胸郭の機能障害と理学療法のポイント．理学療法　32：580-588，2015

83 バランスボールを使用して身体の連動性（調節）を高め，運動療法につなげる

永田慎伍／船堀整形外科

Clinical Points

1. 支持基底面内における体幹の可動範囲および圧力を与えた時の姿勢制御・上半身質量中心・身体重心から評価と治療を行う
2. バランスボールの弾性力を活かす
3. 体幹の連動性向上を図る

はじめに（背景）

日本整形外科学会による2012年整形外科新患調査では，下肢32.2%，脊椎・脊髄31.9%，上肢26.2%[1]と部位別にみても大きなばらつきはない．整形外科外来においては，慢性疼痛患者を対応することは多く，対象者自身が痛みを誘発するような姿勢や動作をしている特徴があると，筆者は据えている．

セラピストは，原因を探るためにさまざまな検査・評価を行い，仮説を立て，姿勢調節や運動療法を行う．しかし，疼痛改善の即時効果が得られても，数日後には痛みが戻る経験がある．疼痛改善が長期的にえられない要因の一つとしては，姿勢調節を行っても痛みを抱えたままの日常生活をもともと送っていたため，すでに痛みがある動作を獲得しているためであると推察する．身体の各部位を局所的にみる必要性はもちろんのこと，身体全体も評価し，痛みがない動作を獲得するところまでを提供する必要性がある．また，対象者自身に身体の状況を理解してもらい，さらに体感してもらうことが必要であると考えた．そこで身体認知を高める方法としてバランスボールを使用し，身体の連動性を高めることを考案した．バランスボールの弾性力を利用することによって，疼痛を伴わず運動することが可能となりやすく，動作を体感できる．また，器具の補助作用を用いた動作を体感することによって，その後の動作獲得へつながると考えた．

本稿は，姿勢調節と運動療法をつなげることを想定し，運動をより効率的に行えるための過程を紹介する．全身運動の治療法は多種多様であるが，複雑な運動は対象者が動作を理解することが難しく，獲得することが困難である．そのため，①支持基底面内における体幹の可動範囲，②圧力を与えた時の姿勢制御，③上半身質量中心，④身体重心の4つの視点から評価し，バランスボールを利用した対象者に導入しやすい治療について述べる．

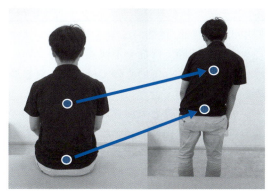

図1 立ち上がり動作時の開始肢位と終了肢位
上半身質量中心と身体重心の移動距離が離れるほど，エネルギー消費が多くなり，効率的な動きができなくなる

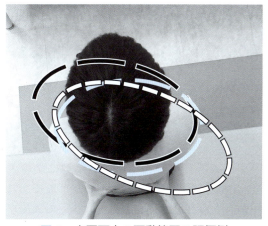

図2 水平面上の可動範囲の評価例
色点線が上部体幹，黒点線が下部体幹，白点線が骨盤帯の支持基底面内における体幹の可動範囲を表した評価例である．上部体幹を動かした場合，身体が倒れないように他の部位が釣り合いをとっているため，部位別での評価を行う

評価方法

セラピストは，対象者に安楽座位をとってもらい後方から評価を開始する．評価の視点は，支持基底面内における体幹の可動範囲と圧力を与えた時の姿勢制御の2点である．この2点については，上半身質量中心（第7～8胸椎)[2]，身体重心（仙骨のやや前方）の位置関係を評価し，関係性を立ち上がり動作で示す．座位姿勢から立位姿勢になる過程では，上半身質量中心・身体重心の距離が大きく変動すると体幹の連動性が低下し，活動しなくてよいはずの関節・筋が過剰に働くため，非効率的な動作になる（図1）．評価部位は，体幹を上部体幹，下部体幹，骨盤帯に分け，各部位の可動範囲を確認し，効率的な部分と非効率的な動作を評価する．非効率的な動きとは，疼痛を回避するために生じている動き，また床反力が伝わらずに動作の滞りを指す．そして，対象者の身体状況と問題となっている動作を念頭におき，今後の日常生活動作へのつながりを意識して評価する．

支持基底面内における体幹の可動範囲を評価

はじめに対象者の体幹部の可動範囲（矢状面，前額面，水平面）を評価する．評価する部位は，上部体幹，下部体幹，骨盤帯の3点であり，静的評価の後に動的評価を一つずつ実施する．上部体幹は肩甲帯，下部体幹は下部胸郭，骨盤帯は骨盤より操作を行う．セラピストは，誘導に至らない程度の弱い力で他動的に体幹部を動かし，各部位の可動範囲を評価する（図2）．この時，無理に動かさずに痛みが出現しない範囲で実施する．また，セラピストが手から感じられた抵抗感や身体の反応速度も評価する．肩甲帯，体幹部，骨盤帯の相対的位置は，平衡を保っている．水平面上において，部位別に可動範囲を評価し，他部位との連動性について上半身質量中心と身体重心の関係を評価する（図2）．

圧力を与えた時の姿勢制御を評価

セラピストが圧力を与えた時の姿勢制御の評価方法を述べる．セラピストは，対象者の両側の肩甲帯に手をおき，一側ずつ評価する．評価方法は，肩甲帯から同側の寛骨および反対側の寛骨に対して垂直の圧力を加え，セラ

ピストの手で床反力を感じる（図3）．また，圧力を加えた際に上半身質量中心および身体重心をポイントに上部体幹，下部体幹，骨盤帯が，どのような姿勢制御（身体の反応速度や連動性）をとっているかをみておく．

治療の開始肢位

座位姿勢にて介入する．対象者に坐骨とベッドの接触を認知してもらい，可能であればマットなどを床に敷き裸足の状態で実施す

る．セラピストがポジショニングを行うのは，肩甲帯，骨盤帯，足部の3つである．ポジショニングをする際，疼痛や不快感を出さないように無理に動かしていくのではなく，対象者の動かせる範囲で行う．

骨盤帯は，寛骨と大腿骨が機能的に関節の適合性がよく自由度の高い状態とする．骨盤は中間位，両側坐骨を認識可能であり，股関節内旋・外旋中間位，股関節の他動運動では抵抗感を感じにくく，動かしやすい位置とする．足部は，踵骨，母指球，小指球の3点が床面に接地し，可能な範囲で均等に圧を感じられる状態にする．深く座ると足底に圧がかかりづらくなるため，少し浅めの座位とする（図4）．肩甲帯に関しては，ゼロポジション（肩甲棘と上腕骨がほぼ直線に結ばれる線）に誘導する．

骨盤帯・足部のポジショニングを行った後，バランスボールを把持させてから肩甲帯をセッティングする．また，バランスボールは軽く寄りかかる程度と指示をする．前述の関節だけでなく身体に余計な筋収縮が入らないようにポジショニングには配慮する．

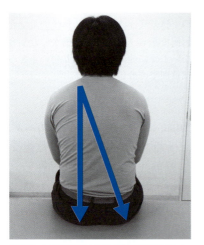

図3 肩甲帯から同側の寛骨および反対側の寛骨に対して垂直の圧力を加え身体の反応速度や連動性を評価する

治　療

評価にて支持基底面内における体幹の可動範囲，圧力を与えた時の姿勢制御を確認した

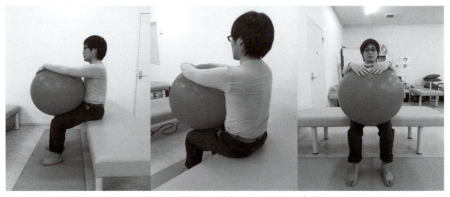

図4 骨盤帯・足部・肩甲帯は，機能解剖学上の関節適合性，動きの自由度が高いポジションを探る

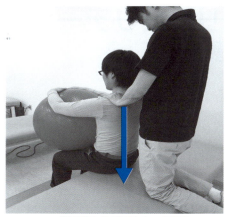 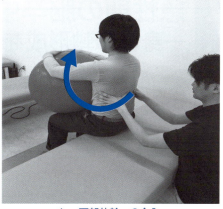

a. 肩甲帯から垂直方向への圧力　　b. 下部体幹への介入

図5　治療の介入例

評価で動きが減少しているところにバランスボールの弾性力を活かしながら，他動的に動かし運動の広がりを促す．また，介入が困難な際は，動きの大きいところから徐々に範囲を広げる．最終的には，対象者が動きを獲得するまで実施する

後，治療の開始肢位にセッティングし治療を開始する．各部位の動きが減少しているところをセラピストが他動的に動かし，バランスボールの弾性力を活かしながら運動を広げていく（図5）．この時，セラピストは動きの大きい範囲から介入し，徐々に可動範囲を広げていく．また，一定の方向に動かすだけでなく，小刻みな刺激を入力することや，動きに強弱をつけることで，さまざまな感覚入力を促していく．

対象者には，可動範囲が少なかった部位を認識させ，自動運動が可能になるまで繰り返す．セラピストと対象者が動きを獲得できたのかを共通認識した時点で治療を一旦終了し，問題となっていた動作を行う．さらに再評価をし，必要であれば再度治療を行う．

◆ 文　献 ◆

1) 日本整形外科学会：整形外科新患調査2012概要報告．(http://www.joa.or.jp/jp/media/comment/pdf/investigation_2012.pdf) 2017年8月30日閲覧
2) 福井　勉：力学的平衡理論，力学的平衡訓練．山嵜　勉（編）：整形外科理学療法の理論と技術．メジカルビュー社，1997，p174

84 急性期の脳卒中リハビリテーション
—身体の軸形成を意識して

中村浩明／東京北医療センター リハビリテーション科

Clinical Points

1. ニュートラルな骨軸で立つアライメント
2. 非麻痺側，麻痺側をそれぞれ分けて考え，非麻痺側から整える
3. 質を踏まえた，量の運動学習

急性期の脳卒中リハビリテーション

　急性期の脳卒中患者は意識障害を伴い，従命指示も自分で意図した随意運動および動作も困難なことが多い．そのため，セラピストの他動的介入が必要となり，セラピストの介入が，患者の運動学習として記憶され，予後に多大な影響を及ぼすとも考えられる．脳卒中治療ガイドライン2015[1)]でも，発症後早期より積極的な早期の座位，立位，装具を用いた早期歩行が強く勧められ，早期より介入することで機能転機を良好に保つとの報告もある．また，不動・廃用症候群予防，能力低下の回復を促すためには，訓練の量や頻度を増やすことが強く勧められている．特に下肢機能や日常生活動作の改善には，実際の動作を繰り返す課題反復練習が有効とされている．
　しかし，闇雲に介入量を増やすだけではなく，質を担保した介入が，患者にとってよい運動学習として記憶され，今後の機能転機にも大きな影響を及ぼすとも考えられる．急性期の脳卒中リハビリテーションにおいて，筆者が念頭においていることは，①ニュートラルな骨軸で立つアライメントの獲得，②非麻痺側と麻痺側をそれぞれ分けて考え，非麻痺側からの調整，③質を踏まえた量の運動学習が必要と考えている．

ニュートラルな骨軸で立つアライメント

　ニュートラルな骨軸で立つアライメントとは，重心線に一致した直立姿勢を保持し，筋活動やエネルギーが最小であるという状態のことである．反対に，このアライメントが獲得できない人は，筋活動やエネルギーが過剰活動になってしまっていると考えられる．その過剰な身体活動が，脳卒中患者においては，麻痺の増悪，姿勢筋緊張の増悪，痙性を助長させてしまっている印象がある．そのため，リハビリテーションの介入初期よりニュートラルな骨軸で立つアライメントの獲得を目指して介入を行っている（図1）．

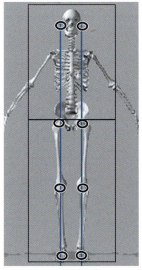
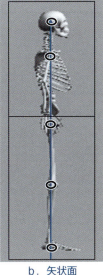

a. 前額面　　　b. 矢状面

図1　ニュートラルな骨軸で立つアライメント
a：足関節，膝関節，股関節，坐骨結節，耳垂を通る線を意識する
b：外果前方，膝関節前方，大転子，肩峰，耳垂を通る線を意識する

非麻痺側と麻痺側をそれぞれ分けて考え，非麻痺側からの調整

　急性期の脳卒中患者では，自身のニュートラルな骨軸で立つアライメントの定位がわからず，非麻痺側の身体でもうまくコントロールができず，自分自身が思うように身体を使えない症例が多い．そこで，非麻痺側の身体を意識させ，ニュートラルな骨軸で立つアライメントに整え，非麻痺側である身体が楽に動作を行えることが大切である．非麻痺側をしっかり調整し，身体の定位，ニュートラルな骨軸で立つポジションが獲得できることで，基本動作も日常生活動作も飛躍的に改善する．また，非麻痺側の身体が認識できることではじめて麻痺側の身体への注意が向けられることを経験する．そのため，急性期では非麻痺側と麻痺側を分けて考え，まずは非麻痺側が楽に使えるように調整することが大切と考えられる．

質を踏まえた量の運動学習

　中村ら[2]は，学習により一定場面における経験が，その後の同一または類似した場面での行動，あるいは行動の可能性において変容をもたらすとしている．また，運動学習の判定には，運動技能が利用され，技能とは，最大の正確さと最小のエネルギー消費または最短の時間と最小のエネルギー消費によって，相当な最終結果を引き起こす能力としている．ゆえに，急性期の脳卒中患者においても，技能という質を踏まえた正しい運動パターンを数多くの類似した場面において反復練習することが必要である．

理学療法戦略

　急性期の脳卒中リハビリテーションでは，まずはニュートラルな骨軸で立つアライメントの獲得を目指し，支持基底面と重心の関係から運動の範囲を徐々に広げていく．動作の各相ごとで，ニュートラルな骨軸で立つアライメントに始まり，そしてニュートラルな骨軸で立つアライメントで終了することを意識させることがポイントである．また，非麻痺側，麻痺側で分けて評価および治療を行い，患者の身体の定位を獲得させる．特に急性期では，非麻痺側から身体を整え治療を行ったほうが効果的である．患者の身体の反応をみながら，麻痺の増悪や姿勢筋緊張の増悪がないか確認しながら質を保ち，数多くの量の反復練習を行う．

実際の理学療法（例：左片麻痺患者）

1．方法①─非麻痺側および麻痺側の側臥位

　非麻痺側および麻痺側での側臥位を促し，接地面側の身体のアライメントと非接地面側の身体アライメントを整える．接地面側の身

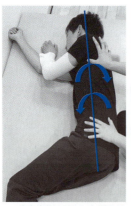 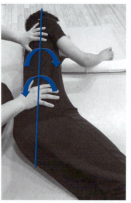

a．非麻痺側を下にした側臥位　　b．麻痺側を下にした側臥位

図2　矢状面状でのニュートラルな骨軸を意識した非麻痺側および麻痺側での側臥位練習
a：矢状面上での坐骨結節，下部体幹，肩峰，耳垂の線を意識した非麻痺側を下にした側臥位練習
b：矢状面上での坐骨結節，下部体幹，肩峰，耳垂の線を意識した麻痺側を下にした側臥位練習

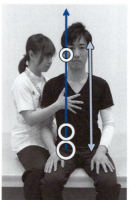 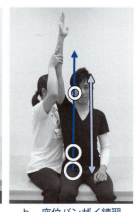

a．座位練習　　　　　b．座位バンザイ練習

図3　非麻痺側からの座位練習，座位バンザイ練習
a：非麻痺側の坐骨結節，下部体幹，耳垂を通る線を意識しながら端座位の促通を行う
b：非麻痺側の坐骨結節，下部体幹，耳垂を通る線を意識しながら端座位での上肢運動の促通を行う

体を中心にし，骨軸上のアライメント形成を意識しながらニュートラルを獲得するよう練習する．その際，姿勢筋緊張の増悪がないことを確認し，少しずつ非接地面側の身体の運動範囲を広げ，終了時は，またニュートラルな状態に戻るよう促通する（図2）．促通を行った後は，端座位の安定が獲得しやすい．

2．方法②—非麻痺側の身体から誘導の端座位練習

非麻痺側においても，端座位の支持または保持が困難なことは多い．そのような時は，セラピストは非麻痺側に座り，セラピストの体を支持面として利用し，患者の身体の促通を行う．この時も，非麻痺側のニュートラルな骨軸で立つアライメントを意識し，また座位で坐骨での支持も意識して支持基底面と上半身質量中心の位置関係を考慮し，抗重力運動と体幹活動の活性化を図り，運動範囲を広げていく（図3）．

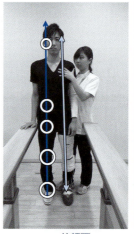 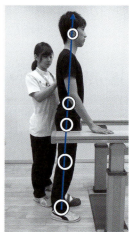

a．前額面　　　　　　b．矢状面

図4　非麻痺側下肢から体幹で支持する立位練習
a：非麻痺側の足関節，膝関節，股関節，坐骨結節，下部体幹，耳垂を通る線を意識しながら立位の促通を行う
b：非麻痺側の外果の前方，膝関節前方，大転子，下部体幹，肩峰，耳垂を通る線を意識しながら立位の促通を行う

3．方法③—非麻痺側へ支持を促す立位練習

急性期では，覚醒レベルが悪く，座位保持

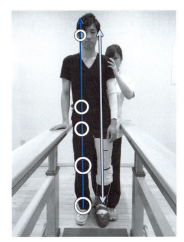

図5 歩行時も立位姿勢の連続と考え，ニュートラルな骨軸で立つアライメントを確認する

足関節，膝関節，股関節，坐骨結節，下部体幹，耳垂を通る線を意識しながら歩行の促通を行う

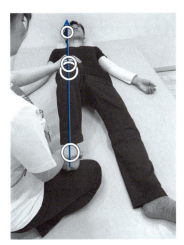

図6 荷重感覚を意識し踵を突き出すようにキッキング動作を行う

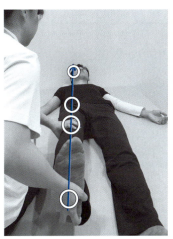

図7 荷重感覚を意識し踵を突き出すように下肢を介助誘導し，下肢から体幹のプレーシングを促す

が獲得できていない患者でもバイタルが安定していれば，積極的に下肢装具を使用し，立位姿勢をとることが多い．非麻痺側のニュートラルな骨軸で立つアライメントでの立位肢位を積極的にとることで，覚醒の促し，アライメントの修正，非麻痺側の廃用症候群予防，麻痺側の足底・下肢・体幹からの感覚入力，筋の促通・活性化が図れる．非麻痺側下肢で支持できる立位が獲得できれば，非麻痺側下肢・体幹の筋の活性化につながり，姿勢のバランス反応もみられ座位姿勢の安定化，基本動作および日常生活動作の活動範囲も画期的に改善することをよく経験する（図4）．

4．方法④—非麻痺側へ支持を促しながら歩行練習

歩行動作は立位姿勢の連続であると意識しながら誘導介助を行う．立脚期ごとに，非麻痺側および麻痺側でのニュートラルな骨軸で立つアライメントを確認し促通を行いながら介入する（図5）．

5．方法⑤—ベッド上での運動

意識障害が回復し，覚醒レベルが上がるにつれ，従命指示動作が可能となれば，非麻痺側および麻痺側とも，ニュートラルな骨軸で立つアライメントを獲得するため，ベッド上での足底からの荷重感覚を意識したキッキング動作や介助誘導下での下肢のプレーシングなど，積極的な促通を図る（図6, 7）．

◆ 文　献 ◆

1) 日本脳卒中学会（編）：脳卒中治療ガイドライン2015　協和企画，2015，p271-318
2) 中村隆一，他：基礎運動学 第6版　医歯薬出版，2010，p447-478

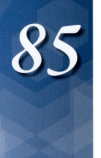

85 動作獲得のために身体環境を整える

具志堅　敏／文京学院大学 保健医療技術学部

Clinical Points

1. 身体環境を整える
2. 疼痛側の胸郭可動性の改善
3. 体幹の伸展活動を促し，立位・歩行動作の改善につなげる

体幹の伸展活動と胸郭の可動性

重力の影響下で生活しているわれわれにとって，重力に抗するための体幹の伸展活動は，日常生活を送るうえで欠かせない．通常であれば，座位や立位姿勢にて頭頂部から鉛直方向へわずかな外力をかけると，瞬間的に体幹の伸展活動を確認することができる．このような反応は，左右の肩甲帯からのわずかな外力によっても確認することが可能である．

一方，ヒトの特性としてなんらかの侵害刺激に対しては，体幹や四肢を固定したり屈めることで痛みから身体を守ろうとする傾向がある．理学療法の対象となる患者においては，身体のいずれかに疼痛を有している場合が多く，体幹においては筋を過剰に緊張させて動きを少なくしていることが多い．このため，疼痛側においては体幹の伸展活動が抑制され，結果的に胸郭の可動性が乏しくなった者を多く経験する．このような身体環境での動作は，下肢や体幹の特定部位への物理的ストレスを高めてしまうことが考えられる．

このため，臨床場面においては疼痛を有する部位への理学療法だけでなく，疼痛の影響でもたらされる身体環境全体に眼を向け，動作獲得に結びつける必要があると考える．そこで本稿では，①体幹の伸展活動，②胸郭の可動性の2つの観点からの評価およびアプローチ方法の一例を紹介する．

体幹の伸展活動の評価とアプローチ

肩甲帯から左右交互にわずかな外力を鉛直方向にかけ，その時の体幹の反応を比較する（図1）．疼痛がなく，胸郭の可動性が左右で保たれていれば，外力をかけた直後に左右とも体幹の伸展活動を同程度感じることができる．

端座位にて両上肢を外転させ，骨盤を把持し，左右に重心を移動する．この時，なるべく両上肢が水平線上を移動するように指示し，重心の移動距離と抵抗感を確認する（図2）．体幹の伸展活動が減弱している側では，

重心の移動距離が短くなる場合がある．また，重心の移動距離は保たれているが，上肢の移動が水平線上ではなく斜め下方となる場合もある．

図2の運動は，体幹の伸展活動を促すトレーニングにもなりうる．この目的で運動を行う場合は，両上肢の移動距離の違いを患者自身に確認させ，無理なく動ける範囲で繰り返し運動を行い，徐々に運動範囲を拡大していく．

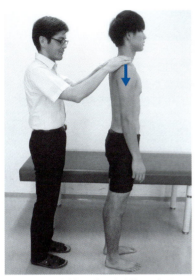

図1　体幹の伸展活動の確認
肩甲帯から左右交互に矢印方向へわずかな力の圧を加え，その時の体幹の反応を感じとる．一般的には瞬間的に伸展活動が感じられ，その活動の大きさに左右で差を感じない

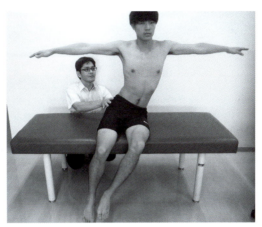

図2　体幹の伸展活動の評価・アプローチ
端座位にて，骨盤中間位および両上肢を外転位に保持させる．セラピストは後方より骨盤を把持し，左右へ重心移動を誘導する．この時の重心の移動距離，運動を誘導した時の抵抗感，患者の上肢位置などから体幹の伸展活動を評価する．体幹の伸展活動を促すためのアプローチとして実施する場合，両上肢の移動距離の違いなどを患者自身に確認させ，無理なく動ける範囲で運動を数回繰り返し，運動範囲を徐々に拡大していく

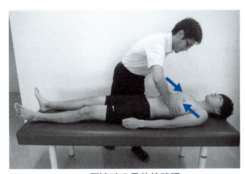
a．圧迫時の柔軟性確認

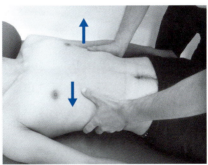
b．胸郭の回旋誘導

図3　胸郭の可動性評価
a：両側の肋骨弓に手掌をあて矢印方向へ圧迫を加え，抵抗感を確認する．可動性が低下している側では抵抗感を強く感じる
b：両側の肋骨弓に手掌をあて，一方を背側方向，他方を腹側方向に回旋誘導した時の抵抗感を感じる．可動性が低下している側を腹側方向に誘導しようとすると強い抵抗感を感じる．図は右側を背側へ，左側を腹側へ誘導しているところである

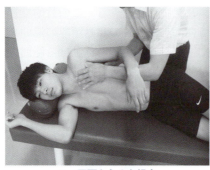 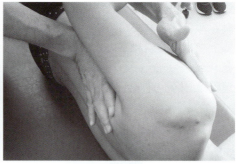

a. 正面からみた場合　　　　　　　　　b. 手元の様子

図4　胸郭の可動性改善のためのアプローチの例

胸郭の可動性が低下している側が上側となるように側臥位をとらせる．軽く圧迫した時の抵抗感が最も強い部位に対して手掌をあて，1秒間に4〜6回程度のごく軽い振動刺激を10〜15秒程度加える

胸郭の可動性評価とアプローチ

両側の肋骨弓に手掌をあて圧迫をしたり，左右交互に回旋誘導することで，胸郭の可動性を評価する（図3）．可動性が低下している側では圧迫した時の抵抗感が大きく，また背側から腹側方向へ回旋誘導した時の抵抗感を強く感じる．

図4は，アプローチの一例である．可動性が低下している側を上側となるように側臥位をとらせ，圧迫した時の抵抗感が最も強い部位に，1秒間に4〜6回程度のごく軽い振動刺激を10〜15秒程度を1セットとして数セット実施し，胸郭の可動性改善を図る．

実際の臨床において

股関節や膝関節などに疼痛を有する症例では，疼痛側の体幹は反対側に比べて伸展活動が減弱し，同側の胸郭可動性が低下している症例を経験することが多い．このような場合，疼痛部の治療に加え，身体環境を整える目的で，まずは胸郭の可動性改善を試みる．その後，体幹の伸展活動を促し，立位・歩行動作の獲得（改善）へとつなげていく．

86 患者のさわり方の秘訣

荒木　茂／石川県立明和特別支援学校

Clinical Points
1. 手の接触と間
2. 虫様筋握り
3. アイスクリームグリップ

はじめに

　理学療法士は，患者の身体を徒手で操作して動かす仕事である．患者にしてみれば，痛みのある部分や麻痺した手足を他の人に触られることは恐怖であり，信頼関係がないと任せられない．患者に最初に触れた時に不快感を与えてしまうと，その後の信頼関係が得られない．理学療法士にとっては，さわり方の技術というのは非常に重要なことであるが，あまりにも基本的なことなので実習でも教えられないことが多いのではないだろうか．

　ある時，患者に「筆者と実習生のさわり方が全然違う」といわれたことがある．実際に実習生と交代してやってみると，実は簡単なことであるが，その違いに気がついた．

　また，同じような違いを耳鼻科に受診した際に気がついた．その時，舌圧子で喉の検査を受けたが，ベテランの医師と新人の医師ではまったく違った．新人の医師に検査されると嘔吐反射がでやすいが，ベテランの医師ではあまりでない．この違いは患者でないとわからない．

　喉の奥をみるために舌圧子で舌根部を圧迫して押さえるが，ベテランの医師は舌圧子を舌にそっと置き，その感覚に慣れてからゆっくりと押さえる．これ対して新人の医師は，ぱっと置きぱっと押さえる．このスピードの微妙な違いが嘔吐反射をでやすくするものと思われる．つまり，舌圧子にそっと舌に置き，感覚に慣れる1秒ちょっとくらいの差が患者の反応を変える．

　これは，理学療法士の触診や徒手的治療にも共通するテクニックとなる．例えば患者にさわる際，いきなり圧迫したり動かすのではなく，理学療法士の手がなじむ，わずかな時間を入れることで患者の受ける印象が変わってくる．理学療法士が経験を積むことで自然に身につくことかもしれないが，この違いを説明できれば，新人でもすぐにできるようになるに違いない．

　もう一つ重要なことは，理学療法士が患者の四肢を動かす場合の手の使い方である．徒手理学療法の勉強をしている人は，講習会な

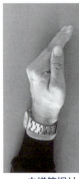 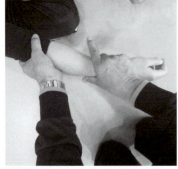 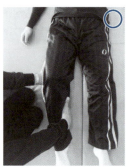 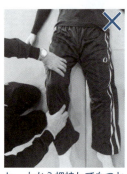

a．虫様筋握り　　b．アイスクリームグリップ

図1　手の握り方

a：中手指節関節で屈曲し，指先に力が入らないようにして握る
b：手掌全体で把持し，接触面を大きくして握る．指先には力を入れない

a．下からすくうようにもつとあまり不快感を与えない　　b．上から把持してもつと指先に力が入り不快感を与える

図2　患者の上下肢の持ち方

どで最初に必ずといっていいほど指や四肢の持ち方について教えられる．しかし，初歩的なことなので日ごろの臨床では，あまり話題にならないが，患者に与える影響が非常に大きい重要なことである．実習生には，最初に必ず教えなければいけない．すなわち，徒手理学療法では，「虫様筋握り（図1a）」「アイスクリームグリップ（図1b）」といわれている手の使い方である．

虫様筋握り

上肢や下肢を他動的に持ち上げる場合（図2a）のように，遠位および近位指節関節伸展位，中手指節関節屈曲位で指尖に力が入らないように手掌全体で均等に圧がかかるように，また肢の下からすくい上げるようにして持つと不快感がない．例えば，豆腐を壊さないように手ですくい上げる感覚で持つ．これに対して図2bのように持つと患者は治療者の指の圧に不快を感じる．

アイスクリームグリップ

これは指や上・下肢に対して長軸方向に牽引を加える場合などに用いられる握り方である．アイスクリームのコーンを持つように手掌全体で接触し，均等に圧がかかるように把持する（図1b）．筆者は，示指を少し伸展することで余分な力が入らないようにしている．これらの持ち方は，少し練習するとすぐにできるようになるが，ついつい忘れがちなので無意識にできるようになるように習慣化しなければならない．

四肢を操作する時の注意

これも体験してみるとわかることであるが，患者の下肢や上肢を動かす場合，セラピストは自分の重心移動で動かすのが基本である．しかし，セラピストが自分の足をステップして動かしてしまうと患者は不安定感を感じる．患者の四肢を動かしている間は，セラピストは足の位置を広くとり重心移動でコントロールできるように配慮しなければならない．このセラピストの下肢の位置は，経験により自然と身体で覚えていくものであるが，新人には教えないと気がつきにくい．

手の置く位置は，患者の上肢では上腕部および前腕部，下肢では大腿部および下腿部の重心を考慮して釣り合いのとれるところに置く．そして，動かす関節に不快なモーメントがかからないような位置をみつけるように練習しなければならない．

87 がん患者をみるための心得

田仲勝一／香川大学医学部附属病院 リハビリテーション部

Clinical Points
1. がん患者になぜ理学療法が適応かを知る
2. 骨転移の理学療法のポイントは曲げない，ねじらない，急がない
3. 集学的がん治療の理学療法士の役割を知る

　2010年の診療報酬改定でがん患者リハビリテーション料が設けられて以来，がん患者へのリハビリテーションは普及しつつある．しかし，がん患者を対象とした卒前教育はほとんど行われておらず，卒後教育においても，施設認定のための「がんのリハビリテーション研修会」は全国各地で開催されているものの，理学療法士ががん診療のために研鑽する機会は，そう多くない．がん患者の5年相対生存率は60％を超え，2015年には担がん患者数は500万人以上となり，今後，理学療法士ががん患者と向き合う機会は，さらに増加すると考えられ，他の疾患と同様にがん患者に対しても質の高い理学療法を提供する必要がある．本稿では，そのポイントをあげ，理学療法士の視点でがん患者をみていくこととする．

がん患者になぜ理学療法が適応か

1．高齢者に多い

　高齢社会においてがんの罹患率は増加傾向にあり，治療成績は向上し（生存率の向上），がん患者数は増加している．したがって，高齢がん患者に接する機会も増加している．しかし，高齢者特有の運動機能障害に加えて，長期入院や安静臥床により，容易に廃用症候群をきたすおそれがある．手術症例の周術期は理学療法士のみでなく，看護サイドの離床の意識も強いが，抗がん剤治療や放射線治療では，離床の意識が弱く，吐き気や倦怠感，骨髄抑制などの副作用が加わると，さらに臥床傾向が強くなる．そこで，高齢者の運動機能障害や臥床による廃用症候群の予防を行うためにも理学療法の介入は重要である．

2．がんそのものによる運動機能障害

　がんによる運動機能障害は，全身性に影響するものと局所性に影響するものがある．全身性のものは，食欲不振や倦怠感，低栄養，体重減少，活動性低下，体力低下などがある．局所性のものは，脳腫瘍や転移性脳腫瘍による麻痺症状や高次脳機能障害，嚥下障害，転移性骨腫瘍による疼痛，病的骨折，脊髄性麻

表1 パフォーマンスステータス（PS）（文献1)より引用）

0	無症状で社会生活ができ，制限を受けることなく発病前と同様にふるまえる
1	軽度の症状があり，肉体労働が制限受けるが散歩，歩行，軽作業や座業はできる
2	歩行，身の回りのことはできるが，ときに少し介助がいることもある．軽労働はできないが，日中の50％以上は起居している
3	身の回りのある程度のことはできるが，しばしば介助がいり，日中の50％以上は臥床している
4	身の回りのこともできず，常に介助がいり，終日就床している

全身状態を表す指標の一つで，患者の日常生活の制限の程度を示す

痺，四肢体幹の運動制限，肺癌や肺転移による呼吸機能障害や呼吸困難感，局所リンパ節転移による末梢神経障害などがある．がんそのものの治療は，理学療法では不可能だが，がんで起こる運動機能障害は理学療法の適応となる．

3．がん治療によって起こる運動機能障害

がん治療で起こる運動機能障害にも，全身性のものと局所性のものがある．全身性のものは，悪心，嘔気，食欲不振による低栄養や体重減少，貧血，脱水，倦怠感による活動性低下や体力低下などがある．局所性のものは，周術期の呼吸器合併症，乳がん術後や四肢の広範切除術後の局所拘縮，局所リンパ節転移によるリンパ浮腫，頸部リンパ節郭清術後の副神経麻痺，頭頸部がん術後や放射線治療後の嚥下障害，抗がん剤の副作用による末梢神経障害，心筋障害，肝障害，腎障害，放射線治療後の脳症，脊髄症，肺臓炎，瘢痕拘縮などがある．これらの障害は，理学療法の介入によって，症状の改善あるいは軽減が可能であり，理学療法の適応である．

4．ADL低下をきたしやすい状態である

先に述べてきたように，がん患者の高齢化や，がんそのもの，またはがん治療によって長期臥床や運動機能障害が起こりやすいことからADL低下を生じやすい状態にある．がん患者では，全身状態の指標であるパフォーマンスステータス（PS：performance status；表1）の維持は，がん治療継続のためにも重要であり，PSを低下させないための介入も必要となる．

がん患者に対する理学療法評価のポイント

がん患者に対する評価は，他の疾患と同様にカルテや主治医，担当看護師などからの情報収集と身体症状の評価を行う．

カルテからは，家族構成や職歴，原疾患の病状（進行度の分類を表すTNM分類や臨床病期を表すステージ）や併存疾患，合併症の有無，画像所見，血液データ，ADLや食事摂取の状況などの一般的な情報と，積極的もしくは緩和的治療，best supportive careなどの治療方針は，必ず確認しておく．特に患者家族へのインフォームドコンセントの情報は，治療方針のみでなく，患者側からの心配事や不安なことなども表出されていることがあり，理学療法介入の参考となる．可能であれば，主治医や同席した看護師からも直接情報を得ておくとより有用な情報となる．

身体症状は，血圧，脈拍，SpO_2（動脈血酸素飽和度），発熱，呼吸数などのバイタルサインや，疼痛，悪心・嘔気，腹満感・便秘の有無などは評価しておく．

血圧は，がん自体で変化はないが，薬理作用によるものや電解質異常，脱水など，さまざまな原因で変化するおそれがある．

脈拍は，心毒性の強い抗がん剤治療や貧血，脱水や発熱，疼痛なども影響する．安静時で

も100回/分を超えている場合もあり，歩行などの低負荷の運動でも容易に上昇することがある．

SpO₂は，原発肺癌や転移性肺腫瘍の浸潤，肺炎，気道狭窄や胸水，肺塞栓，がん性リンパ管症や放射線肺臓炎などで低下する．

発熱は，感染症の場合は38度を超えることが多く，CRP（C反応性タンパク）とWBC（白血球）が上昇するが，腫瘍熱の多くは37度台の発熱とCRPの上昇で，WBCは上昇しないことが多い．がん性疼痛のために日常的にNASIDs（非ステロイド性抗炎症薬）を使用している場合は，マスクされることもある．

呼吸数は発熱，疼痛増強時，呼吸不全や呼吸困難感の増悪などで増加し，オピオイドの過剰投与では減少する．

がん患者の疼痛は，がん性疼痛として内臓痛，体性痛，神経障害性疼痛があり，がん治療後は手術後の術後疼痛，放射線治療後の疼痛，化学療法後の疼痛がある．がん性疼痛は痛みの部位や強さだけでなく，1日のパターン（日中続く持続痛と，一過性に痛みが強くなる突出痛がある）や増悪・緩和因子も評価しておく．

悪心・嘔気，腹満感は，抗がん剤の副作用やオピオイド導入時，腸閉塞や通過障害，便秘などで出現する．

視診や触診も重要な評価で，顔色や表情，浮腫，皮疹，皮下出血などの皮膚症状も確認する．抗がん剤の副作用で皮疹が出現する場合もあれば，帯状疱疹や蜂窩織炎などの感染症で皮膚症状が出現する場合もある．また，栄養状態の不良であれば皮膚が脆弱になり，理学療法士が把持するだけで創をつくることもある．血小板が減少すれば皮下出血をきたしやすく，強い刺激では関節内出血などを起こすこともあり，運動の負荷量には十分に注意する．

体重は，がん患者の栄養状態を反映する重要な指標となる．栄養状態が不良となれば体重は減少するが，低ALB（アルブミン）血症などで全身性浮腫が出現すれば増加することもある．また，抗がん剤投与中は水分補給と輸液の影響で増加することもあるため，尿量の確認も必要となる．

エネルギー摂取量は，経口摂取量のほかに経管栄養量と経静脈栄養量から割り出されるが，理学療法士が単独でこれらを把握するのは難しく，管理栄養士の助言も聞いておくとよい．

CRP，ALB，HGBなどは栄養状態の指標となる．しかし，注意しておきたいのは疾患の活動性や治療の侵襲度，臓器障害の程度，抗がん剤や感染症の影響を受ける．栄養状態の評価は，これらの値と体重の推移やエネルギー摂取量と合わせて総合的に判断する必要がある．

転移性骨腫瘍（骨転移）に対する理学療法のポイント

骨転移は，理学療法士ががん患者を診療するうえで避けてはとおれない病状である．骨転移は，脊椎，骨盤，長管骨近位部に好発し，罹患部の疼痛を契機に発見されることが多い．がん患者が四肢近位部や体幹に痛みを訴える場合には，骨転移を疑う必要がある．骨転移が進行すれば，長管骨の病的骨折や脊椎では脊髄損傷による麻痺を起こすこともある．理学療法士には，このような骨関連事象を予防しつつ，患者のADLの維持向上が求められる．

理学療法介入時の注意点は，患者に骨転移があることが伝えられているか，骨折のリスクは説明されているかを確認し，されていなければ主治医から患者にリスクの説明を行ってもらう必要がある（転移についての説明は家族の希望でされていないこともあり，どのようにリスクの説明をするかは主治医と検討する）．また，整形外科医が診療に参加していれば，安静度や荷重量の指示がなされるが，整形外科医が参加していない場合は，あいまいとなっていることが多い．主治医の指示を

仰ぎ責任の所在を明確にしておくことが重要である．

骨転移に対する理学療法評価は，先の評価ポイントと同様であるが，骨転移は複数個所に認める場合が多く，動作指導の際に負担をかけないようにするために画像所見で具体的な部位を把握しておくことが重要となる．

がん疼痛の治療目標は，夜間痛の消失，安静時痛の消失，体動時痛の消失である．夜間痛や安静時痛の対処方法は薬物治療や放射線治療が基本となる．体動時痛は骨転移に伴うことが多く，理学療法が適応となる．つまり，体動時痛を出現させない動作指導が必要となり，そのポイントは，①曲げない（脊椎），②ねじらない（脊椎や長管骨），③急がない（ゆっくり動く）の3カ条である．体動時痛を出現させることなく動作指導ができるのは，理学療法士の専売特許ともいえる．理学療法士が指導できなければ，このような患者はベッド上で臥床傾向となり，ひいてはADLの低下につながることになる．患者の状態からどのような方法で起き上がれるか，歩行補助具を使用すれば歩行可能かなど，理学療法士の役割は重要である．

集学的がん治療として理学療法士の心得

がんの三大治療は，①手術療法，②化学療法，③放射線治療からなる．このうち手術は，これまで理学療法との関わりも多く，例えば，呼吸器や消化器外科手術前後の周術期理学療法，骨軟部腫瘍切除後の理学療法，脳腫瘍摘出後の理学療法などである．一方で，化学療法中や放射線治療中には，ほとんど関われていないのが現状であろう．しかし，先にも述べたように化学療法や放射線治療でも運動機能障害を併発することがあり，理学療法士の役割は決して少なくない．さらには，運動機能障害の予防も重要となる．理学療法士が常に運動機能に関わることで，その障害を最小

集学的がん治療

がんの三大治療
①手術療法，②化学療法，③放射線治療

・緩和ケア（緩和ケアチーム）
・精神的ケア（精神科医，臨床心理士）
・栄養管理（栄養サポートチーム，管理栄養士）
・看護ケア（看護師），服薬指導（薬剤師）
・口腔ケア（歯科医，歯科衛生士）
・地域支援（地域連携室，MSW）
・リハビリテーション（PT，OT，ST）

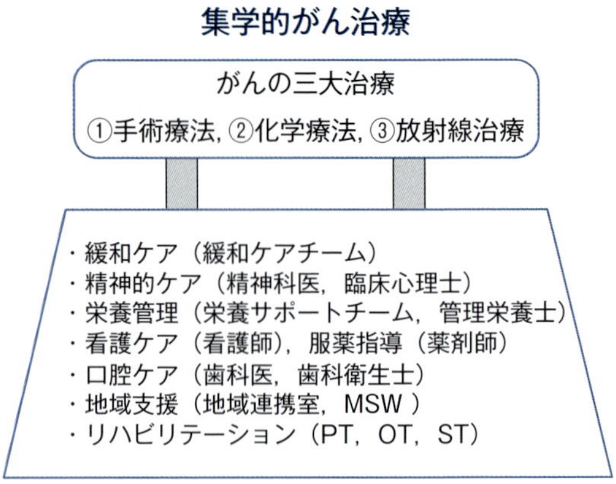

図1　集学的がん治療における理学療法の役割
がんの三大治療を支える屋台骨で，さまざまな領域の職種と共に患者を身体的，精神的，社会的，スピリチュアルに支える

限にとどめることができるかもしれない．運動機能を適切に評価し治療介入することで，患者のADLやQOLに大きく貢献することができる．すなわち，理学療法は緩和ケアや栄養管理など，さまざまな領域の職種とともに，患者が三大治療を受けるための屋台骨として患者を支えていく役割がある（図1）．

おわりに

理学療法士は，なぜがん患者の診療を難しく感じるのだろうか．例えば，わが国で変形性膝関節症による運動機能障害に対する理学療法は，これまで50年以上かけて受け継がれてきた伝統がある．しかし，がん患者の運動機能障害に対する理学療法には受け継がれてきた伝統がない．ならば，がんの理学療法はこれから蓄積していけばよい．本稿がその一助になれば幸いである．

◆ 文　献 ◆

1) パフォーマンスステータス（PS）：http://www.jcog.jp/doctor/tool/C_150_0050.pdf（2017年7月23日閲覧）
2) がん情報サービス：http://ganjoho.jp/public/qa_links/dictionary/dic01/Performance_Status.html（2017年4月30日閲覧）

88 患者のセルフマネジメントを継続させるための行動目標設定

矢野雅直／副島整形外科クリニック リハビリテーション科

Clinical Points

1. 行動目標をセラピストと患者で共有する
2. セルフマネジメントの効果判定を患者に伝える
3. 簡単な運動指導を絞って提供する

セルフマネジメントがなぜ必要になるのか

わが国は，2025年までに団塊の世代が75歳以上になり介護・医療費などの社会保障費が急増することが懸念されている．さらに2040年にかけては，団塊ジュニア世代が65歳に到達することや，死亡者数はピークを迎えること，人口減少が始まることが予測されている．今後，社会全体の課題として，元気な高齢者を増やすこと，限られた働き手で生産性の高い支援体制を構築していくことが必要になる．

当面の課題として厚生労働省は，2025年を目途に，高齢者の尊厳の保持と自立生活の支援の目的のもとで，可能な限り住み慣れた地域で，自分らしい暮らしを人生の最期まで続けることができるよう，地域の包括的な支援・サービス提供体制（地域包括ケアシステム）の構築を推進している．すなわち，「自助（自発的な行動）」「互助（相互支援）」「共助（制度化された相互扶助：社会保険制度など）」「公助（国の支援）」という考え方と，それぞれの相互関係をセラピスト側が理解して患者対応を行っていくことは，患者負担や社会保障費の負担軽減に必要になってくる．特に「自助（セルフマネジメント）」は，健康で自分らしく暮らしていきたいという気持ちと，実際に健康管理を行い，自立した生活を送ることができるように，自分自身を大切にしながら生活を行うという心構えと行動変容が大切である．

医療におけるリハビリテーションでは，運動器疾患で150日，脳血管疾患などで180日のリハビリテーション上限日数が設けられた．上限日を超える生活期では，患者自身の自己管理，つまり自助（セルフマネジメント）が大切になってくる．また，個人の状態や家族背景によっては共助（介護保険の利用）も推進されている．セラピストが患者の動作・運動に特化したセルフマネジメントを適切に指導していくことは，今後さらに重要になってくると考えている．

セルフマネジメントがなぜ継続できないのか

　セラピストは，患者に自宅などで行える自主訓練の指導をすることがある．患者の中には，継続して実践できる人とできない人が存在する．できない人は，やり方を覚えていない場合と，やり方は覚えているが何か理由をつけて実施できていない場合がある．やり方を覚えていない場合に対しては，運動課題のレベルや運動方法が簡単であること，また運動指導の種類について再考する必要がある．理由をつけてできていない場合に対しては，患者の行動目標が定まっていないことや効果が実感できていないことが考えられる．行動目標に対しては，患者とともに再度，治療目標やセルフマネジメントの目的を確認し合うことと，セルフマネジメントの阻害因子を問診して，それに対して継続できるような環境設定や即時効果の実感，適切な運動指導方法を提供する必要がある．また，効果を実感できていない場合には，再来時に運動方法の確認と前回との動作の比較を伝え，向上していれば褒めることも重要であると考える．

セルフマネジメントの部位を適切に判断する

　運動器では，外傷性疾患の保存例や手術後後療法，非外傷性疾患の過用症候群や誤用症候群を対象とすることが多い．外傷性疾患の場合，一次障害に対しては組織の治癒過程を考慮しながら理学療法を実施する．マネジメント部位は，一次障害からすでに影響を受けている二次障害や今後影響を受ける可能性のある部位を予防的に対象とするほうがセルフマネジメントによる危険性は低い．また，非外傷性疾患の過用・誤用症候群の場合は，反復動作によって局所に機械的ストレスが蓄積されることで発症することが多い．
　症状がある部位に対しては，炎症所見など

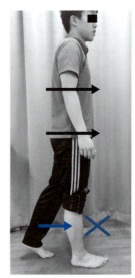

図1　足関節背屈制限時の代償動作
　足関節背屈可動域制限によって立脚中期にかけて下腿前傾が不足する現象が出現する．前方への推進力を，体幹前傾や骨盤前傾，水平面での骨盤回旋で代償することが多い印象がある．その代償の結果により，同側股関節伸展制限や体幹・骨盤帯の非対称性が出現する

を判断してセルフマネジメントが安全に実施可能な時期であるかを判断することも必要であるため，医師と相談することも大事となる．
　症状を日常生活の反復した動作の結果と捉える場合，その引き起こしている原因を日常生活動作の中からさらに紐解いていく作業が必要となり，導かれた原因こそがセルフマネジメントにおいて，特に重要になる．反復動作時の習慣的な癖，動作する時の環境設定，心理状態なども関連することがあるため，より詳細な問診から適切なマネジメント部位を判断していく．

上肢・下肢の疾患におけるセルフマネジメント

1．下腿遠位端骨折後のセルフマネジメントの一例

　足関節背屈可動域制限では，歩行時の立脚中期以降に通常みれる下腿前傾が出現しな

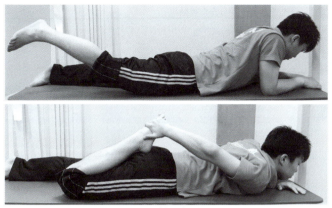

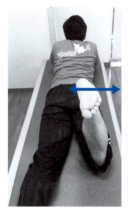

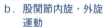

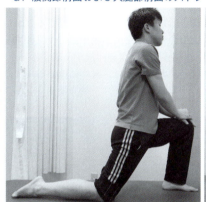

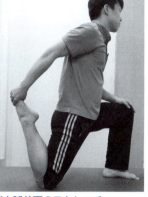

a．股関節前面および大腿部前面のストレッチ

b．股関節内旋・外旋運動

c．膝立ち位での股関節前面および大腿前面のストレッチ

図2 股関節の伸展制限を予防・改善する運動

　下肢外傷後の免荷期間や部分荷重期には股関節屈曲位をとる生活動作が多くなることが推測される．股関節屈曲拘縮による伸展制限が生じると，歩行時に立脚中期以降の歩容障害も出現することが多い（腰椎前弯での代償動作や外傷による一次性の足関節背屈制限に加えて二次的に影響を及ぼす）

a：腹臥位で，床面から上前腸骨棘が浮かないように意識して股関節伸展運動を行う（上図）．また，膝関節屈曲を自身で行うことで，股関節前面および大腿前面の筋群をストレッチする（下図）

b：日常生活では，腹臥位で膝関節屈曲運動や股関節内旋・外旋運動しながら読書などの作業も腰部に負担がない範囲で勧める

c：患側は膝立ち位，健側を前方に出して患側の股関節伸展を促すことで股関節前面をストレッチする（左図）．また，患側の股関節内転を加えて大腿筋膜張筋や膝関節屈曲して大腿前面の筋群もストレッチする（右図）

い．そのため，体幹前屈や骨盤の外傷側への回旋，股関節屈曲の拘縮などが出現することを多く経験する（図1）．

　行動目標として，足関節の治療のみでは，今後跛行の残存や体幹代償による腰痛出現の可能性がある．そのため，足関節背屈の改善に伴い，歩行時には股関節伸展可動域が必要となる．また，腰痛予防として腰椎の可動性を維持する必要もある．

　方法は，股関節や骨盤帯の運動を推奨する（図2，3）．また，足関節や足部に対して損傷部位の治癒過程を考慮し，安全かつ簡単な運

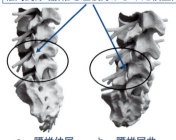
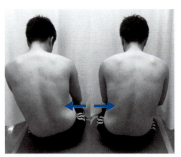

a．腰椎伸展　　b．腰椎屈曲　　c．腰椎後弯位での左右への重心
（腰椎前弯）　　（腰椎後弯）　　　　移動

図3　腰部-骨盤帯への二次的代償を予防・改善する運動

　腰椎回旋可動域は，頸椎，胸椎に比べて骨関節の構造上小さい．腰椎上関節突起と腰椎下関節突起による椎間関節は，腰椎伸展（腰椎前弯）増強によってさらに関節が狭小化する（a）．それに対して，腰椎屈曲（腰椎後弯）では関節がやや離開する（b）．腰椎後弯位で骨盤帯を左右に軽く揺らすことで椎間関節の可動性を引き出すことで拡大することができる．また後弯位（後方重心）であれば，腰椎側屈に伴う同側回旋が出現する（c）．なお，圧迫骨折や易骨折性などの脊椎疾患の既往や疑いがある場合は，医師に確認して実施する

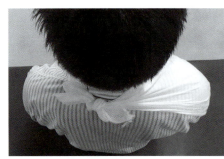
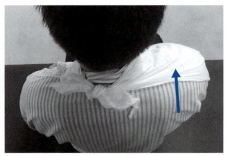

a．良好な固定状態　　　　　　　　b．不安定な固定状態

図4　三角巾の固定でみられる代償例

　三角巾の装着初期は，看護師やセラピストが実施するため，安定した肢位を保持できているが，生活動作（寝返り，起き上がり，歩行など）に伴い固定が偏ることがある．特に上肢が不安定な固定状態であると，患部の筋緊張を増加させることがある．また，不安定な状態が続けば組織の治癒を阻害することや疼痛，姿勢偏位にも関連してくる．そのため，患者自身が上肢の固定状態について意識することや，固定によって出現する頸部や体幹の柔軟性低下に対してセルフマネジメントできるようになることが好ましい

動は適宜セルフマネジメントさせる．

2．腱板断裂術後のセルフマネジメントの一例

　腱板断裂術後は，装具や三角巾固定を実施する．適切な固定方法を指導することは前提であるが，固定が不安定であると，肩関節をはじめ肩甲骨・頸部の周囲筋群に異常な筋緊張亢進を呈すことも多い（図4）．

　行動目標は，上肢固定による頸部や体幹などの可動域の維持である．また，再建された腱板部の組織回復を阻害しないために，牽引や圧迫などの機械的ストレス回避と肩関節周囲筋群のリラクセーションによる血流の確保が必要である．

　方法は，頸部や脊椎運動に伴う肩甲骨運動，

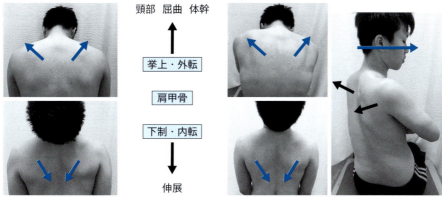

a. 頸部・体幹屈曲・伸展運動に伴う肩甲骨の動き　　b. 体幹回旋に伴う肩甲骨の動き（体幹右回旋：左肩甲骨外転，右肩甲骨内転）

図5　頸部・体幹の運動に伴う肩甲骨の運動

　肩甲骨は，胸郭上に浮遊する骨であり，鎖骨（肩鎖靱帯，胸鎖靱帯）を介して体幹（胸骨）と連結しているため，胸郭の形状に沿って運動する．さらに胸郭は，脊椎と肋骨，胸骨の関節によって12対のリングがある．つまり，胸郭は柔軟な可動域があることで肩甲骨も広い可動性を有していることにもなる．その一部に支障が出ると，他の部位による補償機能が柔軟に発動していることも推測できる．体幹の支障が，肩甲骨を介して肩関節にも影響を及ぼす．また，その逆もある

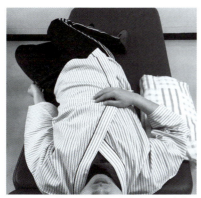
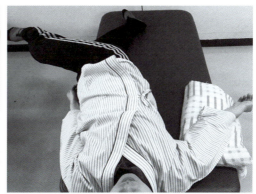

a. 肩関節のストレスを考慮した愛護的ストレッチ　　b. 肩関節前面も含めたストレッチ

図6　背臥位での下肢・骨盤帯を介した体幹回旋

　術後疼痛や知覚異常が残存する場合には，患部の運動で疼痛増強することもある．患部（肩や肩甲骨）を床面に固定して，体幹や骨盤の運動を行うことで肩甲骨に付着する筋のストレッチを行うことができる．まず，臥位で両膝を立て，健側に傾けることで骨盤帯の回旋，また腹斜筋および前鋸筋への愛護的な伸張刺激を行う(a)．aでストレッチ感が消失すれば，患側の下肢全体を健側に伸ばすことで，さらに強く伸張刺激を行う(b)．また，患者の状態に合わせて肩関節外転位や外旋位を加えて大胸筋や小胸筋，肩関節前面の筋群に伸張刺激を加えることができる

肩関節から遠位に付着部をもつ筋群への伸張刺激を推奨する（図5,6）．修復腱板の時期に合わせて適宜，患者に説明を行い変更していく．

新ブラッシュアップ理学療法
―新たな技術を創造する臨床家 88 の挑戦

発　　　行	2017 年 10 月 22 日　第 1 版第 1 刷Ⓒ	
編　　　集	福井　勉	
発　行　者	濱田亮宏	
発　行　所	株式会社ヒューマン・プレス	
	〒 244-0805　神奈川県横浜市戸塚区川上町 167-1	
	電話 045-410-8792　FAX 045-410-8793	
	https://www.human-press.jp/	
装　　　丁	宗利淳一	
印　刷　所	三報社印刷株式会社	

本書の無断複写・複製・転載は，著作権・出版権の侵害となることがありますのでご注意ください．

ISBN 978-4-908933-10-3　C 3047

JCOPY　<(社)出版者著作権管理機構　委託出版物>

本書の無断複製は著作権法上での例外を除き禁じられています．複製される場合は，そのつど事前に，(社)出版者著作権管理機構（電話 03-3513-6969, FAX 03-3513-6979, e-mail：info@jcopy.or.jp）の許諾を得てください．

症例動作分析

動画から学ぶ姿勢と動作

著 隈元 庸夫

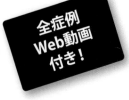
全症例Web動画付き！

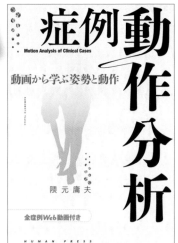

多数の症例動画で
臨床眼・分析能力がアップ
間違いなし!!

臨床現場では重要な評価法の一つである動作分析．現在，数多くの動作分析に関する書籍が世に出ているが，本書の3大特徴は，①実際の症例をもとに寝返り・起き上がり・起立・着座・歩行動作を熟練のセラピスト視点から動画と静止画でポイント解説，②健常者と症例の対比で動作比較が可能，③豊富な写真と動画分析から導かれた治療戦略を掲載．

本書は，初学者にとって臨床現場での精度向上を目的に，技術の習得・研鑽ができる自己学習も叶えた21世紀版のテキストである．

B5判　256頁　2017年　定価（本体6,000円+税）　ISBN 978-4-908933-09-7

Contents

第Ⅰ章　姿勢・動作分析

姿勢・動作分析とは
1. 行為－「社会的」な意味で説明される
2. 動作－「能力的」な意味で説明される
3. 運動－「機能的」な意味で説明される

姿勢・動作分析の目的
1. 「獲得」が姿勢・動作分析の目的の場合
2. 「手段」が姿勢・動作分析の目的の場合
3. 「予防」が姿勢・動作分析の目的の場合

姿勢・動作分析の手順
1. 準備として姿勢・動作分析を行う「条件」を確認する
2. 姿勢・動作観察と分析を行う

姿勢・動作分析で用いられる基礎用語
1. 姿勢と動作
2. 身体の基本面と関節運動の表し方
3. 姿勢・動作分析におけるキーワード

第Ⅱ章　姿勢・動作とは

背臥位
1. 定義
2. 部位別における動作の要素
3. 姿勢観察のポイント

寝返り
1. 定義
2. チェックポイント
3. 動作パターン
4. 動作の相分け
5. 部位別における動作の要素
6. 活動制限と機能的制限の評価

起き上がり
1. 定義
2. チェックポイント
3. 動作パターン－背臥位→on elbow→on hand→長座位パターン
4. 動作の相分け
5. 部位別における動作の要素
6. 活動制限と機能的制限の評価

座位
1. 定義
2. 部位別における動作の要素
3. 姿勢観察のポイント
4. 機能的制限の評価

立ち上がり
1. 定義
2. チェックポイント
3. 動作パターン－座位→中腰位→立位パターン
4. 動作の相分け
5. 部位別における動作の要素
6. 活動制限と機能的制限の評価

立位
1. 定義
2. 部位別における動作の要素
3. 姿勢観察のポイント
4. 機能的制限の評価

歩行
1. 定義
2. チェックポイント
3. 動作パターン
4. 動作の相分け
5. 歩行分析で用いられる用語
6. 部位別における動作の要素
7. 運動学的分析のキーワード
8. 歩行の理念型
9. 機能的制限の評価

第Ⅲ章　症例動作分析の実際

軽度弛緩性麻痺を有する片麻痺
1. 立ち上がり起立－矢状面
2. 立ち上がり着座－矢状面
3. 立ち上がり起立－前額面
4. 立ち上がり着座－前額面
5. 寝返り－背臥位から腹臥位
6. 寝返り－腹臥位から背臥位
7. 起き上がり－背臥位から端座位
8. 歩行－矢状面
9. 歩行－前額面
10. 階段昇降－昇段
11. 階段昇降－降段

中等度痙性麻痺を有する片麻痺
1. 立ち上がり起立－矢状面
2. 立ち上がり着座－矢状面
3. 起居動作としての立ち上がり起立－矢状面
4. 起居動作としての立ち上がり着座－矢状面
5. 歩行－矢状面
6. 歩行－前額面

重度痙性麻痺を有する片麻痺
1. 寝返り－背臥位から腹臥位，腹臥位から背臥位
2. 起居動作としての寝返り－背臥位から腹臥位，腹臥位から背臥位
3. 起き上がり－背臥位から長座位（水平面）
4. 起き上がりの逆動作－長座位から背臥位（水平面）
5. 起き上がり－背臥位から長座位（前額面）
6. 起き上がりの逆動作－長座位から背臥位（前額面）
7. 起き上がり－背臥位から端座位
8. 歩行－矢状面
9. 歩行－前額面

重度痙性麻痺を有する片麻痺
1. 歩行－装具あり（前額面）
2. 歩行－装具あり（矢状面）
3. 歩行－装具なし（前額面）
4. 歩行－装具なし（矢状面）

パーキンソニズムを有する片麻痺
1. 寝返り－背臥位から腹臥位，腹臥位から背臥位
2. 起居動作としての寝返り－背臥位から腹臥位，腹臥位から背臥位
3. 起き上がり起立－背臥位から端座位（矢状面）
4. 起き上がり起立－背臥位から端座位（前額面）
5. 立ち上がり起立－矢状面
6. 立ち上がり着座－矢状面
7. 立ち上がり起立－前額面
8. 立ち上がり着座－前額面
9. 歩行－矢状面

運動失調症
1. 立ち上がり起立－前額面
2. 立ち上がり着座－前額面
3. 立ち上がり起立－矢状面
4. 立ち上がり着座－矢状面
5. 歩行－矢状面
6. 歩行－前額面

軽度の変形性膝関節症
1. 歩行－前額面
2. 歩行－矢状面

その他の5つの症例
1. 軽度弛緩性麻痺を有する片麻痺
2. 軽度痙性麻痺を有する片麻痺
3. 中等度痙性麻痺を有する片麻痺
4. 中等度の変形性膝関節症
5. パーキンソン病

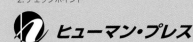

〒244-0805　神奈川県横浜市戸塚区川上町167-1
TEL：045-410-8792　　FAX：045-410-8793
ホームページ：https://www.human-press.jp/

胸郭運動システムの再建法 第2版
呼吸運動再構築理論に基づく評価と治療

Web動画付

Web動画で繊細なテクニックと
その効果までが鮮明にわかる最新作

B5 320頁 2017年 ISBN：978-4-908933-06-6　定価（本体6,000円+税）

編集　柿崎藤泰

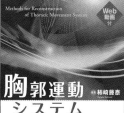

第2版では，日進月歩で進化している本手技の中核をなすポジショニングの大幅な変更や高齢者における予防や症例に対するアプローチを追加．さらには最新の研究データに裏打ちされたメカニズム解明から治療応用までを豊富なカラー写真と動画で，前書を超えて理解可能とする．特に呼吸器官である胸郭を運動器官として捉え，今までの盲点を突き，破綻した呼吸や姿勢活動を再建する，新しい知見と臨床技術が獲得できる真の実践書である．

Contents

第Ⅰ章　胸郭運動システムとは
1. 胸郭運動システム
   - 胸郭運動システムの概念
   - 胸郭運動システムの異常
   - 胸郭運動システムの再建

第Ⅱ章　胸郭運動の特徴
1. 胸郭の機能的特徴
   - 胸郭の機能的特徴
2. 胸郭の3つの運動パターン
   - 上下の関係をもつ胸郭運動
   - 左右の関係をもつ胸郭運動
   - 対角線の関係をもつ胸郭運動

第Ⅲ章　胸郭運動システムの概要
1. 胸郭のアライメント
   - 胸郭表面でみられる「うねり」形状
   - 胸郭アライメントの評価方法
2. 肋椎関節の可動性
   - 可動性を決定づける要因
   - 機能的意義
   - 肋椎関節の柔軟性の高まりによって起こる筋機能低下の一例
3. 骨盤運動と胸郭運動の関係
   - 胸骨から仙骨までの配列
   - 寛骨と仙骨の連鎖
   - 胸郭に対する骨盤の回旋－屈曲向上メカニズムと伸展向上メカニズム

第Ⅳ章　胸郭運動システムの再建にかかわる中心的要素
1. 下位胸郭の内方化
   - 下位胸郭の内方化（wrapping action）とは
   - 2種のwrapping action
   - 左内腹斜筋と外腹斜筋のtask switching
2. 胸郭形状と腰方形筋との関係
   - 左腰方形筋の運動関与と胸郭のニュートラル化
   - 左腰方形筋の活動が胸郭のニュートラル化を引き起こすメカニズム
   - Wrapping actionにおけるtask switchingと左側腰方形筋の運動関与
   - 腹臥位での左側下位胸郭と浮遊肋に対するアプローチ
   - 側臥位での左側下位胸郭と浮遊肋に対するアプローチ
3. 胸郭形状をニュートラルにするためのポジショニング
   - 目的
   - 背臥位での胸郭形状のニュートラル化

第Ⅴ章　機能解剖学的視点からの胸郭と体幹筋の関係
1. インナーユニット（主に横隔膜）
   - 胸郭運動システムにおけるインナーユニット（主に横隔膜）の役割
   - 臨床上で観察されるインナーユニットの病態
   - 評価
   - 胸郭運動システムの再建につながる考え方
2. 広背筋と下後鋸筋
   - 胸郭運動システムにおける広背筋と下後鋸筋の役割
   - 臨床上で観察される広背筋と下後鋸筋の病態
   - 評価
   - 胸郭運動システムの再建につながる考え方
3. 腰方形筋
   - 胸郭運動システムにおける腰方形筋の役割
   - 臨床上で観察される腰方形筋の病態
   - 評価
   - 胸郭運動システムの再建につながる考え方
4. 腰部多裂筋
   - 胸郭運動システムにおける腰部多裂筋の役割
   - 臨床上で観察される腰部多裂筋の病態
   - 評価
   - 胸郭運動システムの再建につながる考え方
5. 大胸筋と僧帽筋下行線維
   - 胸郭運動システムにおける大胸筋と僧帽筋下行線維の役割
   - 臨床上で観察される大胸筋と僧帽筋下行線維の病態
   - 評価
   - 胸郭運動システムの再建につながる考え方
6. 前鋸筋と外腹斜筋
   - 胸郭運動システムにおける前鋸筋と外腹斜筋の役割
   - 臨床上で観察される前鋸筋と外腹斜筋の病態
   - 評価
   - 胸郭運動システムの再建につながる考え方
7. 腹部前面4筋
   - 胸郭運動システムにおける腹部前面4筋の役割
   - 臨床上で観察される前鋸筋および外腹斜筋の病態
   - 評価
   - 胸郭運動システムの再建につながる考え方
8. 脊柱起立筋群（表在筋）
   - 胸郭運動システムにおける脊柱起立筋群（表在筋）の役割
   - 臨床上で観察される脊柱起立筋群の病態
   - 評価
   - 胸郭運動システムの再建につながる考え方
9. 頸部筋群
   - 胸郭運動システムにおける頸部筋群の役割
   - 臨床上で観察される頸部筋群の病態
   - 評価
   - 胸郭運動システムの再建につながる考え方
10. 肩関節周囲筋群
    - 胸郭運動システムにおける肩関節周囲筋群の役割
    - 臨床上で観察される肩関節周囲筋群の病態
    - 評価
    - 胸郭運動システムの再建につながる考え方
11. 菱形筋と上後鋸筋
    - 胸郭運動システムにおける菱形筋と上後鋸筋の役割
    - 臨床上で観察される菱形筋と上後鋸筋の病態
    - 評価
    - 胸郭運動システムの再建につながる考え方
    －右側肩甲骨内転運動

第Ⅵ章　胸郭運動システムの再建を行うための糸口
1. 肩と胸郭の関係
   - 定型的な胸郭形状と肩甲骨アライメント
   - 相反する肩甲骨アライメントを産生する理由
   - 肩甲骨周囲筋の特徴的な動き
   - 肩甲帯からの理学療法介入のポイント
   - 肋骨回旋テスト
   - 肩甲骨アライメントおよび肩甲胸郭関節の評価
2. 足部と胸郭の関係
   - 足部と上下の関係をもつ胸郭運動
   - 足部と対角線の関係をもつ胸郭運動

第Ⅶ章　パフォーマンスの向上
1. スポーツ
   - 胸郭運動システムの再建がスポーツに与える影響
   - 前額面
   - 矢状面
   - 水平面
2. 呼吸
   - 呼吸パフォーマンスの概念
   - 胸郭運動システムからみた呼吸パフォーマンスの概論
   - 胸郭運動システムを考慮した呼吸評価
   - 胸郭運動システムを応用した理学療法の実際
3. 高齢者の転倒予防
   - 胸郭運動システムにおける高齢者の転倒予防
   - 臨床上で観察される高齢者の特徴とその評価
   - 胸郭運動システムを応用した理学療法の展開

第Ⅷ章　胸郭運動システムを用いた臨床例
1. 頸椎側屈動作により左上肢痛と痺れを呈する頸椎椎間板ヘルニア症例
2. 変形性肩関節症を呈しリバース型人工肩関節置換術を施された症例
3. 伸展向上メカニズムを用いた立ち上がり動作の改善
4. 腹横筋・多裂筋機能不全を呈した非特異的腰痛例
5. 胸椎後弯位の悪化により腰椎部に圧潰ストレスが加わった第5腰椎圧迫患者に対する症例
6. 歩行時に左股関節の疼痛を呈する腰部脊柱管狭窄症
7. 膝関節のコントロールに対する理学療法の一考察
8. 胸郭と足部の関係から展開する膝関節痛を呈する症例
9. 歩行時の転倒リスク軽減を目的とした治療戦略
10. 座位姿勢の悪化により呼吸パフォーマンスの低下を呈するCOPD症例

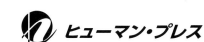

〒244-0805　神奈川県横浜市戸塚区川上町 167-1
TEL：045-410-8792　　FAX：045-410-8793
ホームページ：https://www.human-press.jp/

エキスパート理学療法 1

バイオメカニクスと動作分析

いまの臨床技術・知識で本当に満足していますか？

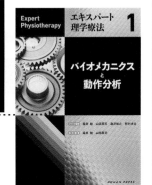

シリーズ監修 福井 勉　山田英司　森沢知之　野村卓生
責任編集 福井 勉　山田英司

B5判 244頁　2016年　定価（本体4,500円＋税）　ISBN 978-4-908083-12-9

　バイオメカニクスは，物理学的法則を利用し，生体にどのような力が作用するのかを明らかにする学問であり，理学療法においても，さまざまな身体運動についてバイオメカニクス的に分析が行われている．動作分析は，理学療法評価の中でも重要項目であり，歩行分析を代表とし，臨床的に多く用いられている．しかし，バイオメカニクス的に分析された研究結果は，臨床現場での動作分析に十分に応用されているとはいえないのが現状である．

　本書では，バイオメカニクスに関する研究結果を，臨床でどのように応用し，効果的に利用するか，その具体的な理論と方法を示す．そして，逆に臨床での疑問を解決するために，どのようなバイオメカニクス的な手法を用いることが適切なのか，その可能性を示すことにより，研究と臨床の橋渡しを目的とした書である．また，肩関節や股関節などの関節運動のみでなく，疾患特異的な動作，計測方法，あるいはスポーツ動作への応用など，分野を問わず，さまざま視点から捉えた内容となっている．

　記念すべき第1弾として刊行される本書が，今後の臨床応用と発展に少しでも役立ち，また本シリーズを通して自分自身の理学療法ロードマップを作ってほしい．

目次

第Ⅰ章　バイオメカニクスと動作分析の現状
1. バイオメカニクスと動作分析①
2. バイオメカニクスと動作分析②

第Ⅱ章　バイオメカニクスと動作分析の実際
1. Plantar heel painに関するバイオメカニクスと臨床展開
2. インソールに対するバイオメカニクスと動作分析
3. 足部のバイオメカニクスについて
4. 足底-踵骨滑動機構からみた動作分析
5. 変形性膝関節症におけるlateral thrustのバイオメカニクスと動作分析
6. 歩行のバイオメカニカルな解析に基づく変形性膝関節症患者の理学療法アプローチ
7. 高位脛骨骨切り術後の歩行の特徴と理学療法
8. 変形性膝関節症の歩行のバイオメカニクス
9. 変形性股関節症の進行過程と動作分析―臨床と研究の相互作用
10. バイオメカニクスからみた股関節機能と評価
11. 肩関節の理学療法における新たなコンピュータシミュレーション
12. 肩関節の病態に関連するバイオメカニクスと動作分析―何を分析し，何を目指すべきか？
13. 頸部運動療法のバイオメカニクス的解釈
14. 胸郭と上肢運動に対する動作解析装置を用いた臨床応用
15. スポーツ動作に対する動作改善のコンディショニング―バイオメカニクスの観点から
16. 傷害予防に基づいた効率的なゴルフスイング動作の指導とバイオメカニクス
17. 野球用語を動作的に考える―「手投げ」「下半身を使って投げる」とは？
18. 動作における運動協調性
19. 動作のタイミングと力学的解釈
20. 脳卒中片麻痺者の立ち上がり動作に対する動作分析装置を用いた臨床応用
21. 運動連鎖からみた脳卒中片麻痺と理学療法
22. サッカーチームでの動作分析に基づくコンディショニング
23. 運動器疾患理学療法のバイオメカニクス的分析
24. 加速度計を用いたバイオメカニクス的解析

ヒューマン・プレス
〒244-0805　神奈川県横浜市戸塚区川上町167-1
TEL：045-410-8792　　FAX：045-410-8793
ホームページ：https://www.human-press.jp/